U0067242

Foundations of Psychodrama
History, Theory, and Practice

心理劇導論

歷史、理論與實務

Adam Blatner◎著

張貴傑◎總校閱

張貴傑、孫丕琳、李文心、陳靜美、陳俊光
林慈玥、曾立芳、梁淑娟、吳月霞、林瑞華◎譯

Foundations of Psychodrama
History, Theory, and Practice
by Adam Blatner

Copyright © 2000 by Springer Publishing Company, Inc.
All right reserved.

Springer Publishing Company, Inc.
536 Broadway
New York, NY 10012-3955

Acquisitions Editor: Bill Tucker
Production Editor: Janice Stangel
Cover design by James Scotto-Lavino

00 01 02 03 04 / 5 4 3 2 1

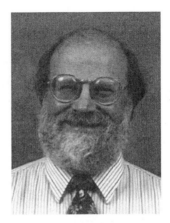

Adam Blatner, M. D., T. E. P.是美國精神科醫師中唯一獲得心理劇、社會計量及團體心理治療協會認可的心理劇訓練師。他有超過三十五年的臨床經驗,專精於兒童及成人精神的領域,也是美國精神科醫師協會的成員之一。Blatner 博士是許多心理劇書籍、大量篇章及期刊論文的作者,最近剛獲得 J. L. Moreno 終身成就獎的榮耀。

　　一九五九年,Blatner 博士在加州大學柏克萊分校取得了學士學位(宗教的文化觀點),並於舊金山的加州大學醫學院拿到醫師學位。他所接受的特別訓練包括在 Palo Alto 的史丹佛大學(Stanford University)醫學中心擔任成人及兒童精神科住院醫師,及在洛杉磯 Cedars-Sinai 醫學中心的兒童與家庭精神科擔任研究員。之後,

曾在英國擔任美國空軍醫院兒童精神科醫療主任一職。
一九七二年他回到舊金山灣區並開始進行臨床及醫療實
務的工作。從一九八七年到一九九四年期間，Blatner博
士也在Louisville大學醫學院擔任副教授。目前他住在德
州中部，每天過著書寫及教導統整實務心理學。他的網
站是：www.blatner.com/adam/

譯者簡介

張貴傑

總校閱、翻譯章節：中文版序言、附錄、第四及第二十章（部分）

【現職】

玄奘大學社會福利系專任助理教授

諮商心理師（92特考及格）

【學歷】

彰化師大輔導與諮商博士

【經歷】

台北市開平高級中學副校長

孫丕琳

翻譯章節：第十、十一、十二章

【現職】

銘傳大學前程規畫處輔導教師

【學歷】

美國加州聖荷西州立大學諮商員教育碩士

李文心

翻譯章節：第七、九章、索引、附錄

【現職】

宜蘭戒治所公職臨床心理師

【學歷】

政治大學心理系

【經歷】

大理高中兼任諮商師

開平高中人文發展中心兼任諮商師

陳靜美

翻譯章節：第一、二十、二十一章

【現職】

無

【學歷】

東吳大學社會工作學系（準）碩士

【經歷】

台北市士林地區青少年心理衛生中心社工督導

財團法人台北市光智社會事業基金會總幹事

財團法人友緣社會福利基金會社工員

陳俊光

翻譯章節：第二章（部分）、三章

【現職】

新光醫院精神科主治醫師

【學歷】

台灣大學醫學系

林慈玥

翻譯章節：第十六、十七章

【現職】

諮商心理師（92 特考及格）

台北市建國高級中學輔導教師

【學歷】

高雄師範大學輔導研究所碩士

曾立芳

翻譯章節：序曲、序幕、第八、十八、十九章

【現職】

台北市開平高中輔導教師

【學歷】

美國印第安那大學諮商碩士

【經歷】

中原大學輔導教師

梁淑娟

翻譯章節：第十三、十四章

【現職】

諮商心理師（92 高考及格）

嘉南藥理科技大學幼兒保育系講師

【學歷】

國立彰化師範大學輔導與諮商學系博士候選人

吳月霞

翻譯章節：第五、六、十五章

【現職】

諮商心理師（92 特考及格）

中央大學諮商中心專任諮商教師

【學歷】

美國北德大博士研究三年（主修家婚）

林瑞華

翻譯章節：第二章

【現職】

台北市大安社區大學主任

佛光大學人類學系兼任講師

玄奘大學社會福利系兼任講師

【學歷】

東華大學民族發展研究所碩士

原序

　　《心理劇導論》（*Foundations of Psychodrama*）最早的兩個版
本是在一九八〇年代中期私下編纂，以作為我的另一本著作《心
靈的演出──心理劇技巧實用守則》（*Acting-In: Practical Applic-*
ations of Psychodramatic Methods）的理論補充（在 1996 年由 Spring-
er 出版社出第三版）。Springer 也在一九八八年出版了《心理劇
導論》的第三版。為了 Springer 出版社不斷更新出版品的原則，
也為了提供心理劇技巧背後的理論基礎，我幾乎是整本書全都改
寫了，增加了一些素材，也刪減了一些原有的內容。我試著以更
有邏輯組織的方式去呈現書中的概念，從比較廣泛的概念，到比
較特別、精準的應用。

　　從上一個版本到現在已經經過了十二年，在這段時間裡，無
論是在書籍和期刊上，都有更多介紹心理劇的文章。因為我有在
臨床上的工作經驗，因此便試著重整、發展更深度的心理劇主體
理論，以及其他由此衍生的次理論以及哲學架構。這更運用了我
在過去三十五年來，從事心理治療、教學，以及作為精神醫師顧
問等角色所累積的臨床經驗。

XIV 　　我從許多的老師及同儕身上得到不少幫助，Marcia Karp 引領我進入這個領域，Irv Yalom 支持著我這一路上的探索，Adele von Rüst Deeths（之後改名 McCormick）是我的第一個老師；在 St. Louis 的 Lew Yablonsky、Leon Fine、Barbara Seabourne 和我分享了他們自己寫作上的實用原則。Ursula Springer 和幾位出版社的同事支持著我的工作，讓我得以成為除了 Moreno 之外，第一位以文字推廣心理劇價值的作者。當然，還有讓我深受啟發的 Zerka Moreno，我想要將本書獻給她，以及其他許多在這個領域裡曾給我友誼及支持的朋友們。

　　特別要在此一提的是，完成自發性、想像力，以及遊戲性等章節，是深具力量並且永不止息的啟發過程。在做心理劇的過程裡，總是會發生一些奇妙的事情，而且這些對我們的日常生活深具意義。自發性和創造力已經成為靈性成長的重要概念，至此我才終於了解 Moreno 的神學，這些概念十分令人振奮，因為其中蘊涵了療癒的無限可能。

　　就像 Moreno 將 Zerka 視為他的支柱，我的妻子 Allee 支撐著我完成了幾個較早的版本，而且她的名字也同列為作者。雖然，近幾年來，她仍然每日不間斷地與我討論，她卻覺得自己參與的程度已不足以再將她同列為作者。然而，我仍要在此謝謝她所帶給我的啟發，而且從一九七五年開始，她已經成為我生命故事中不可或缺的一部分。

Adam Blatner, M. D.
一九九九年於德州喬治城

中文版序言

　　自從一九七三年首次出版《心靈的演出》（*Acting-In*）及一九八四年的《心理劇導論》（譯者註：即本書）以來，Moreno的心理劇方法持續在國際心理治療界被普遍地使用，估計全世界大約有上萬個專業人士採用這個取向進行他們的治療工作。這本書已經被翻譯成西班牙文、葡萄牙文、韓文及土耳其文，也經過三次的更新版本。這本書最近一次在二〇〇〇年的時候於美國再次更新，因著讀者的鼓勵，我仍然堅持增加了大量的參考資料。而我的另一本書《心靈的演出》也已經在台灣出版了。

　　心理劇在治療及諮商中有功效是由於它呈現出更寬廣的治療形式。除了說話外，當事人被鼓勵運用想像、直覺及身體活動的統整；這就等同於把電影及收音機等擺在一起形成電視一般，更拓展多重媒體互動的影響力量。

　　過去十年，心理劇在其他領域的發展也比心理治療界加速，諸如教育、商業、宗教及平日的生活。這些當然都能和當年Moreno在最初的首要著作《誰該生存》（*Who Shall Survive*, 1943）的原有圖像並存：「一個真實的治療程序應該和全人類的目標是一致

的。」這個意思是指一個治療方式必須是有效能地協助人們在前面所提及的領域脈絡，使他們變得更能自我覺知。在公眾的生活裡，諸如政治、與犯罪相關的工作、訓練警察及社區大樓等，在在需要精練能力去處理人們的工作者。雖然心理劇可以以「古典」形式運用，我卻特別想要促進與其他治療取向或團體工作進行統整，並且我也想鼓勵在社會學界及心理學界的人們，能一起正確地覺知這個工作方式勝過強調它的使用。

　　最後，最新的相關資訊可以從隨後附上的網站裡查到。我期待能夠把新書、其他網站、國際研討會的通知都編列成表。在中國的專業人士覺得我寫的書很有用，這讓我覺得很榮幸，我也希望能與他們保持通信，期待他們造訪我的網站，並持續和國際心理劇的社群保持互動。

Adam Blatner, M.D.

Texas, USA

國際網站: www.blatner.com/adam/

總校閱序

　　接下校閱及翻譯的工作之後，生活的忙碌並未稍歇。眾多
AGG（百葉窗：是一個行之有年的心理劇導演練習團體）好友們
分工把這本書完成，這樣的歷程經歷了我拿到博士學位；靜美由
跚躕懷孕到生下小孩；俊光已經換到新的醫院；文心考上公職心
理師轉移陣地到宜蘭；眾多好友們也都考上台灣第一遭的諮商心
理師證照。其中許多人棄筆，許多波折，直到現在大家看到這本
中文版的書。

　　在翻譯的過程中，本書的作者 Adam Blatner 博士平均每月都
會和我互通電子郵件，一方面督促翻譯的進度，當然最重要的一
方面是想要和台灣的同好們藉著他兩本書的中文版出版有進一步
的交流。Adam 不只一次詢問我在台灣是否有夥伴願意加入國際
心理劇的社群裡，我想在國內努力學習求知若渴的同好很多，也
就告訴 Adam 心理劇在台灣發展的情況。有興趣加入國際心理劇
社群的夥伴們可以逛上 Adam 的網站和他聯絡。或者，現有許多
國際知名心理劇大師如龔鉝博士（AGG 的恩師）、Dorothy 先後
前來台灣授課，或許都可稍稍滿足國內專業社群的需要。熱情的

Adam 當然也為這本書的中文版寫序，更在書後附上更新後的書目資料，這在原文版可是沒有的。

在書中不斷可以看到 Moreno 的身影，雖然無法親炙大師，但他的太太 Zerka 兩度來台時，都有機會進一步親自感受大師風範。尤其第二次來台因為 AGG 是主辦人身分更有機會分享 Zerka 私下像老奶奶平易近人的一面。這本書 Adam 獻給了 Zerka，我想對 AGG 夥伴來說也意義匪淺。值得一書。

這本書為心理劇的理論背景做了非常詳盡的介紹，而這部分在其他的相關書籍中是比較少見的。心理劇容易被視為沒有自己理論的技術，但 Adam 讓學習者很容易的就了解 Moreno 的思維脈絡，學理哲思歷程，更不加掩飾地把 Moreno 的性格精采地描繪出來。在看完本書之後對心理劇會有整體的概念，包括心理劇的常用名詞、衍生概念及方法都可以進一步地釐清與理解。

這本書在實務工作中能夠協助提升關於心理劇的知識，而作者 Adam Blatner 博士清晰及易於理解的表達讓學習者及讀者與這本書更容易親近學習。期待這本書的出版能夠提供國內心理劇的學習者有效的資源。

譯者群大都不是翻譯的專業工作者，還是會擔心其中不通順的字句及誤解，翻譯真是一項專業，還期待先進不吝給與指正。

張貴傑
誌於台北映心齋
2004/02/07

給 Zerka 謝詞

充滿感謝並深深尊敬地
獻給 Zerka Toeman Moreno
因為她保存了心理劇的精髓，
加上深刻的洞察
並能把這些傳遞給其他人

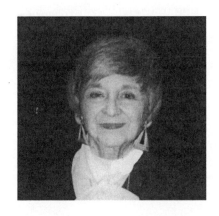

目錄

圖次

1

基本元素：概要

心理劇是一種探索心理和社會問題的方式，它的參與者不使用簡單的敘述，而以扮演日常生活中相關事件來進行探索。這正如序幕裡所提過的，這個取向的範疇是超出於心理治療的臨床脈絡。有關心理劇的基本概念，可由瀏覽《心靈的演出》（*Acting-In*）或是本書末尾參考書目中所載的相關書籍；熟悉心理劇可對讀者閱讀本書有所助益。

心理劇中所探索的問題或情境，含括了新近及久遠的過去、現在或未來；演出中所顯現出來的不單只是外顯行為，重要的是還包括了事件中的*心理層面*（psychological），像是一些未說出的想法和感覺、未呈現的衝突、扮演幻想中他人可能的感覺和思考、未來可能性的預見，以及其他觀察問題的方法。

更重要的是，心理劇的演出必須是提供增加*自我反思*（self-reflection）的機會，這使得心理劇和劇場形式的演劇產生區別。心理劇意謂著具有矯正或解放的取向；例如，運用鏡照的技術，將流暢的一幕中斷，就像導演可能在拍片途中喊「卡」，然後將主要演員拉到一旁，觀看別人代替自己的角色所重演的鏡頭。

1

2

「你看了之後覺得應該會如何發展？」導演可能會問。「這樣的情境，你還可以有什麼其他的反應？」

一、澄清誤解

　　有時，新聞記者會將有著豐富情感和複雜事件的電影、戲劇作品、小說或真實生活中的新聞事件，稱為「心理劇」，這是一種誤稱；因為心理劇在本質上要求相當程度的反思，以及聚焦於修改舊習慣或反應模式的建構式歷程。心理劇不僅包含人性的悲劇或呈現自身摻雜愚蠢的「戲劇化」（dramatic）呈現，還有一種讓人更具有創造力去管理自身生活的方式。

　　同樣地，在化裝舞會或某些如「地牢與龍」（Dungeons-and-Dragons）的骰子與紙板遊戲，及電視和網路遊戲裡所裝扮的，和「角色扮演」（role playing）也有所混淆。有時候，玩家們在遊戲進行中，會扮演他們幻想中角色的身分，有些地區性雜誌也明擺著提供與性幻想主題相關的扮演廣告；我們已經知道，坊間對「角色扮演」一詞有這些運用，但此書中我們主要討論的重點在於，有關更多問題解決的形式，以及主要衍生自心理劇的各類角色扮演。

二、構成要素和專有名詞

　　正如之前提及的，心理劇是用來探索心理社會問題的實驗方法，但不同於自然科學的實驗裝置，在心理劇中，戲劇手法和參與者自身行為就已經是實驗工具。

Moreno 因為人們複雜的身分地位變換，選用了編劇法的用語；他也曾說過，心理劇不只是心理治療。因此，取代了病人一詞，聚焦於問題演出的人被稱作「主角」（protagonist），催化演出行動的人稱為「導演」（director），協助扮演配角的人稱作「輔角」（auxiliaries），現場其他目睹劇情的人們稱為「觀眾」（the audience）；至少在演出階段，心理劇探索的場地被稱為「舞台」（the stage）。

● 主角

「主角」這個詞是指個人尋求解決問題、獲得啟發，或發展代替行為模式的角色；這也是一般演出中角色扮演的原則，在此原則下，個人的經驗會成為團體的聚焦所在。有趣的是，在演出中，主角也可能交換角色，扮演和他進行會心的角色；藉由替身扮演，表現出隱藏、原始、隱而不宣的想法和感覺；然後再以鏡照的技巧抽離此幕，並以協同導演和協同編劇的身分。為了更進一步地探索，會再以其他方法轉換身分。

在時間較長的心理劇團體歷程中，主角可能不只一位，心理劇也不只一齣。有時一個有關團體領導者議題的發生，甚至連領導者本人都可能成為努力解決自己和其他一個或多個團員之間議題的主角。在這種情況下，協同導演或任何一個有能力去扮演角色的團體成員，都可能成為導演去澄清並解決這個議題。

Moreno 挑戰傳統「病患」（patient）與「醫師」的觀念，套用了「系統理論」（systems theory）的方針，認為團體裡的每個人都是治療或幫助其他人的代理人。他也看過成員中沒有被認為是「神經病當事人」（neurotic），或其他病理症狀者的團體，同

樣會產生人際互動和團體關係功能異常的情形。

在社會劇中，主角可能扮演更普遍的角色，代表的不只是他自己，而是全然的角色，諸如醫師和病患、警察和少數團體成員、男人和女人在約會的場景等等（見第二十章）。有時在這樣的演出中，不同的團體成員可能流暢地擔任及卸下角色，輪流在短暫的幾分鐘裡成為主角。

● 導演

導演需要嫻熟協助探索歷程的方法，在心理劇或角色扮演的過程中，擔任精心安排者的角色。導演通常是團體的領導者，或當事人的治療師，有時當治療者成為觀眾的一份子時，來訪的顧問便需要代替導劇。團體中可同時有協同導演或助理導演來幫助各種不同組成的角色。總之，導演的角色是複雜且涵蓋許多能力的（Karp, 1996; Bradshaw-Tauvon,1998）。

● 輔角

主角如果能夠直接與其他人互動，他們經驗中的情境便會更加栩栩如生，互動也會更為自然；而輔角可能扮演場景中其他的角色，或甚至是部分的角色，像是內在未表達的感覺（替身），或無生命的物體。當主角踏出場景，利用鏡照技術重新審視時，輔角甚至要扮演主角的角色（Holmes,1998）。在 Moreno 的著作中，他使用輔助自我（auxiliary ego）一詞，但是在最近幾年裡，這個詞彙已經被縮短且簡化了。某些導演則只用「配角」一詞。有些心理劇導演使用訓練過的輔角，這種專業人員在團體裡的角色，是在演出中協助導演。

4

● 觀眾

在心理劇中，那些不在舞台上擔任主角、導演或輔角的成員，都稱作觀眾。一般而言，心理劇是以團體的方式呈現，人數通常在六到二十名之間，但是偶爾會有較小或較大的團體（Moreno 的公開說明會通常都有上百的參與者）。團體中，觀眾除了負有見證者的功能，還可參與後來的分享（以下會討論這點）；而輔角的來源通常選自觀眾，所以不時會被賦予實際的角色去扮演，就如同希臘的「合唱團」一樣。通常，擔任觀眾的成員在演劇之前或之後的演出，都曾是或將是主角或輔角。

● 舞台

在房間裡留一個特定的區域，一個「彷彿」的範圍，不和持續互動的團體混雜一起，更有助益於演出。事實上，Moreno 曾為心理劇設計一個特殊形式的圓形三階梯舞台，這樣人們就可以只需要用一、兩步就可以站上舞台——比普通的戲劇舞台更容易進場。舞台的頂端大約是十二呎寬，是一個建築應用到心理學上的例子（Enneis,1952）。如果某個場所常常被使用作為心理劇的演劇地點，是需要建造這樣一個伴隨著特殊燈光，和具備一些容易取得小道具的舞台（Casson,1998）。

事實上，大多數心理劇的演出都在較不正式的環境裡進行——像是團體室、桌椅可以移動的空討論室、大辦公室，或是在約至少八十平方呎的空間等等；只要「舞台夠大」，簡單地整理這個空間，且標明它們的功能，就可以算是一個暖身，所以，不必為缺少配備或沒有正式設備而感到受限與束縛。

5

以上是 Moreno 所考慮到的五個基本要素，此外筆者再增加兩項：

● 心理劇技巧

在心理劇中被大量應用到的技巧大約有十種，也有幾種測驗和其他技巧偶爾會被用到的；而技巧的變化和精煉的程度會使得技巧的種類倍增。一些普遍的技巧包括了：

角色交換	替身	靜止動作
重演	鏡照	行動式社會計量
鏡子	空椅	自我的多重部分
獨白	角色訓練	附加現實景

這些技巧及其他元素將在本書接近尾聲的部分，以概略的詞彙做更多的描述（見第二十二章）。

● 步驟

在心理劇的開始、中間和結束，都有特殊的相關活動：

暖身

暖身的目標包括：提升團體凝聚力、信任導演、對主角的興趣和關懷、團體裡的安全性、分辨團體成員中議題急迫性的技巧，和團體動力（Blatner, 1996; Taylor, 1998）。

演劇

應用心理劇方法主要的演出階段。

分享

在心理劇演出之後，團體成員被鼓勵告知主角和其他成員，演出是如何地觸動他們、使他們回想起自己生活的觀點。此刻是不允許成員對主角做心理動力分析的；團體成員可以做的是，「告訴我們，在你的生活中，有什麼反映了你剛剛所見證的心理劇。」至於扮演輔角的成員可以分享在角色扮演中的感受，就如同分享卸下角色後，他們自己真正的感覺（Ruscombe-King, 1998）。

6

這些階段是根據團體的狀況而具有彈性的，有時候，分析的計量或「歷程分析」（processing）是接著分享之後實施的；在訓練中的團體，這也是對導演和扮演輔角部分提出的再評估（Jefferies, 1998）。分享可能精簡、可能漫長；在某些團體中，連相對而言較簡短的演出，只要過程能夠允許更多程度的自我揭露，也會觸發廣泛的分享，因此，這個階段必須給與適當的時間限制。有人可以就剛剛發生的事對一個演出做暖身，同樣地，有些團體可能會針對第一個演出主題所演化的一連串不同主角，做心理劇的演出。

三、專有名詞──選擇最貼近的字眼

對許多人而言，「心理劇」一詞的語意具有負向內涵，暗示著瘋狂、歇斯底里行為、精神分析和極端的情緒。角色扮演則是常被坊間使用的、較中性的同義字（見第二十章）；但對某些人而言，因為角色扮演一詞被做作或輕率地運用，無論如何也具有

爭議性。基於這個原因，我們有些臨床背景的同事，在企業或教育中運用心理劇，寧願選擇使用如「表演法」、「經驗建構化」、「行為模仿」、「演出」等等不同的詞彙替代之。

為了要簡化語言和減少之前提及基本要素裡使用詞彙的誇大感，因此有些人用「主要演員」、「主要角色」來取代「主角」，用「輔助角色」來代替「輔角」；對於「觀眾」，他們則簡單地說「群眾」。對於「導演」這個與「獨裁者」發音有點相近，又和電影製作、影院相關的字，有些具臨床背景的人偏好以「催化者」、「團體領導者」、「指揮者」、「指導」，或是「治療者」、「諮商師」替代。

最後，在此書中將非常明顯地看到，「病患」的用字也改變為「當事人」或「團體成員」；這個改變反映出一個現實，那就是大多數的心理治療是由非心理學家所從事的，而心理劇的方法也常常在非臨床背景下被使用。

四、典型的演出

對心理劇特性最大的評價是，能夠在一個可能被演出的心理治療中，考慮到各種不同場景的變化。接下來的簡介將提供一些例子。

Janet 是一位想要釐清自己對家庭互動情結意義的主角；首先她設定外在場景。在這個例子中，在雙親家的餐廳裡用完早餐，接著是家庭相聚的假日。導演讓 Janet 從群眾（觀眾），裡挑了幾個人出來擔任輔角和場景中其他的家庭成員；之後，為了要示範家庭成員在情境裡的行為——誰具攻擊性、誰是討好者、誰是

打岔的人，及其他的模式，導演要求 Janet 對其他的家庭角色做簡短的角色交換。

當 Janet 進入場景又加上事件的重演，就會引發她所感覺到的困惑與衝突，Janet 也會被提醒將之視為現在正在發生的情境，並去扮演。導演幫助 Janet 避免向觀眾敘述「發生」了什麼事，而是假設就在當下，去「演出」那個情境；重點在於憶起場景中人們之間的直接經驗和直接衝突，以此方式更有效地喚起潛藏的感覺。

演出的其中一項優點就是，展示出來的非語言動作和說出來的字句，會比冗長而詳細的敘述或面質，附帶更多的訊息。（單單使用語言模式易傾向於太模糊或充滿了概論；如果很詳細，便顯得有點冗長且無聊；但是演出可以使它全部變得生動。這就有點空間讓好奇心產生，導演和演員是如何讓這個即席的演出生效的！）

下個階段就是使用替身或鏡照，以不同的輔角表演這靜止且重播的一幕；這就像電影中加上了「旁白」，揭露的不只是那些說出來的，還包括那些從未公開說出的話！在這個場景中，包含了尚未說出的想法，以及對他人可能有什麼想法或感覺的幻想。

階段性地，導演可能「卡」掉演出，並且把主角拉到一旁做簡短的旁邊會談，這是一種「時間上的暫停」，去重新考慮之前所做的簡短場景。這個重新評估角色的心理劇本質活動，在精神分析中被稱為「觀察自我」（the observing ego），或在靈性實務的「目擊者」（the witness）。在這個插曲中，主角希望訴求的約定方向要被澄清。理想上，這樣的選擇是相互決定的，這裡的重點在於，導演不應該假設主角要走多深或要走哪個方向；這也

是一個重建主角、導演和群眾之間關係的時刻。

　　只要問題被澄清，就可能探索到更多的事實；但主角對問題所抱持的期待、信念或態度，有可能會不切實際或是極端嗎？這可能就有待證實了。不過之前的狀況和場景的演出，就是為了尋求更仔細地分析、澄清這些態度是如何被建立的。

　　心理劇的演出有許多可能的方向，如同下了一半的棋局有很多可能的走法。一個設定在未來時間裡的場景，可以探索微妙的期待或未說出的目標。場景藉著欲加深了解動機的觀點，也可能被重演。角色交換可以找出投射，並藉以發展出對他人行為更準確的感覺。而在產生了如是避免帶入意識的感覺時，一種情感的強烈發抒可能會隨著過程產生（見第十一章）。

　　另一項技巧包含了演出最正向的結果，這幫助主角發現並確定他深層的渴望。這些「修復的」（reparative）場景可能在遙遠的過去或未來，且通常包含了主角清楚地做出正向的確認、維護自我和要求，或需要、渴望的行為；及表現出被養育、保護或圓熟有幫助的評論。這些動作將可能出現，並取代心理上殘酷或濫用的行為。

　　當主角 Janet 更加感覺到什麼才是她真正所要的時候，可能會引導出一個可以發展她更主動成熟、確認所需能力的場景，這就是「角色訓練」（role training）；它包含了直接要求或磋商的練習。有時候，練習不同的角色是有助益的，同樣地，「隨他去」（letting go）也有助於主角去接受；有時候，重要他人就是不願意或不能給與主角渴望的其他互惠行為或支持，而從這裡，主角可以去尋找有誰是有能力給與這樣幫助的人。所以，單單有直覺還不夠，有些新型態行為的整合，應該是包括在全部歷程中

9

的。

接下來，團體和 Janet 一起做有助益的分享——但不是做聰明的說明。無論如何，有幫助的是「賦予意義」，因此寧願成員們描述的是藉著演出中的觸動，而引發自己生活中所發生的事。

其他典型的心理劇例子，可以參閱《演出的心靈》或這個領域中的其他書籍。

五、其他的演出種類

探索性的心理劇有許多可能的種類：

· 演出夢境，讓輔角扮演生物和非生物的元素。當主角和這些圖像互動或角色交換時，就可能有新的意義浮現。
· 對不期待事件的排練或減敏感。
· 用社會計量的方法，找出在團體中代表尊重被關心的關係（見第十九章）。
· 探索道德或倫理的兩難情況，扮演不同的可能假設，且關心事件中陷於真實困境的人，去感覺他們不輕易承認的感覺。
· 和某人的「至高力量」衝突和對話；將宗教形象、祖先、神話的本質、古老且有智慧的自己，或其他的人格形式具體化。
· 在缺損上著手，利用「附加現實景」（surplus reality），和往生的或因某種原因不可接近的人相聚（見第九章）。
· 利用心理劇的方法伴隨著創意的藝術方式，做自我表達。
· 對正向的自我認同、增加表達能力，或對於更佳的自我控

制力做角色訓練。

· 發展其他人際及問題解決的技巧（見第十二章）。

六、摘要

10　　本章描述的是一些有關心理劇的基本元素或議題，以及一些在傳統療程裡常見的例子。心理劇組成的元素，也可能被應用於許多類型的目的，對團體裡需要的一群人進行幫助。

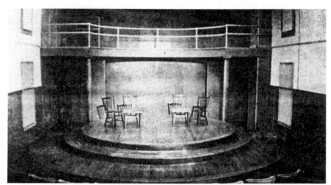

在紐約 Beacon 最初的心理劇舞台（New York, 1936）

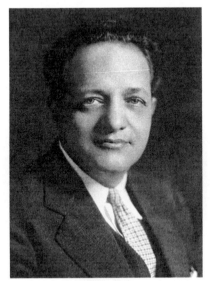

J. L. Moreno, M. D., 1939.

2

歷史I：
Moreno 和其初期形式

　　心理劇是由 Moreno 醫師（Jacob Levi Moreno, 1889-1974）創始的。他自一九二一年開始探究關於即興劇場（impromptu theatre）的做法（他常說這就是心理劇誕生的時候），但古典心理劇使用的技術大部分是在一九三六年到一九四〇年代早期逐漸發展出來的（在劇作家中，「theatre」通常用來指戲劇活動、戲劇、劇場，而「theater」則用來指建築物、劇院）。

　　雖然 Moreno 的方法確實是原創性的——沒有證據顯示，他知道更早以前整合戲劇和治療的嘗試，但利用戲劇協助治療的普遍性想法則絕非獨創。民俗治療、巫醫及傳統儀式中，經常採用與戲劇有關的元素（Favazza & Faheem, 1983; Fryba, 1972; Harmeling, 1950）。

　　在 Moreno 之前，也有其他醫師在治療精神疾病時使用劇場。在十九世紀初，歐洲有兩位精神醫學先驅 Johann Christian Reil 和 Philippe Pinel，就分別寫作了關於在治療中運用戲劇歷程的文獻（Mezurecky, 1974; Porter, 1998）。之後，也有兩位俄國精神科醫師探討了如何結合戲劇和心理治療；一九〇八到一九一七年間，13

Vladimir Iljine 在基輔發展了一個「治療劇場」（therapeutic the-atre）；一九一五到一九二四年間，Nikolai Evreinov 在聖彼得堡從事相關的工作和寫作（Jones, 1996）。然而，這些嘗試並未獲致如 Moreno 的方法一樣，被持續地提倡和組織。

一、Moreno 思維的範疇

Moreno 之所以值得注意，除了是他創造心理劇方法之外，也因為他：
- 開創了最早的即興劇場團體之一。
- 在一九三二年創造了「團體心理治療」（group psycho-therapy）這個詞，而且在接下來的幾十年中，積極地推展各種模式的團體心理治療。
- 為應用社會心理學發展了一個重要技術，稱為「社會計量」（sociometry）。
- 鼓舞了心理治療中許多不同形式的創新嘗試。
- 是首先寫作討論角色理論的作者之一，而角色理論是整合個人和社會心理學的門徑。
- 寫作討論哲學甚或神學的觀念。
- 以一般內科醫師的身分工作，後來卻成為精神科醫師，並設立自己的療養院。
- 大量寫作，出版專業期刊，組織專業學會，並且有跨國教學。

將這些乍看起來不同類別活動統合的是一些觀念基礎上的整

合，這些觀念包括創造力、自發性、會心（encounter）、戲劇、想像力，以及其他主題，這些都將在稍後討論。對 Moreno 而言，理論化是不夠的——他也付諸行動，發展許多可用於診斷、研究、治療的科學技術。

很幸運地，在本書前一版付梓後，有更多完整的傳記出版了（Marineau, 1989; Hare & Hare, 1996; Moreno, 1989），因此本章只會就某些重要部分進行概述。Moreno 的一生可分成三個階段：出身和早期活動；古典心理劇的初期發展；將其方法精益求精並做推廣，每一階段大約各占其八十五年生涯的三分之一。

二、早期的經驗

Jacob Levi 在一八八九年五月十八日出生於羅馬尼亞的布加勒斯特（Bucharest），他是六個孩子（三男三女）中的老大〔成年早期時，他開始將舊姓 Moreno 當作中名（middle name），1925 年移居美國後，他改名為 Jacob Levi Morcno。為了維持一致性，提到他時，本書將使用在歷史上最廣為人知的姓氏，即 Moreno〕。他是西葡系猶太家族（Sephardic Jewish）的後裔（Sephardic Jews 指的是十五世紀末被迫從西班牙移民至環地中海其他地區的猶太人）。值得一提的是，Moreno 在他的部分著作中，誤稱自己是一八九二年出生在一艘航行於黑海的船上。根據城市年鑑中的出生紀錄更正這份資料（Bratescu,1975）。

Moreno 是在家中被放縱且懷有理想的長子，因而發展出近乎自戀的自信心。他曾接受當地一位重要拉比（rabbi，猶太導師）的教導，也曾目睹附近希臘正教教會的遊行，從此開始對上

14

帝產生興趣，這也導致一件 Moreno 所稱的生命中決定性事件的發生。大約四歲半時，Jacob 與鄰居孩子們一起在家裡的大地下室玩耍。當時他父母全都外出，Jacob 建議大家玩扮演上帝和天使的遊戲，而他自願扮演上帝。首先，他們開始用房子裡的椅子來建造天堂，在大桌子上用椅子堆成金字塔型，把椅腳綁在一起，最後再協助 Jacob 坐上靠近天花板的塔頂。完成以後，其他的孩子就繞著這建築物，像天使擺動翅膀般地擺動他們的手臂。其中一個孩子叫喚 Jacob 參加他們的假想飛行，因為 Jacob 已完全融入遊戲中，他直接從寶座上跳下來，跌斷了手臂。

Jacob 並未因這明顯的誤判而覺得羞恥或失敗，反而更肯定自己的意志。如果現實無法提供機會，讓我們經驗到所有我們所能想像到的，那麼現實將會屈服於心靈的慾望。我認為：他直覺地掌握了「藉想像扮演讓心靈超越現實」這領域的可能性，當他長大成人時，透過健康的昇華作用，他創造了附加現實（surplus reality）的概念（將在第九章中討論），也創造了心理劇作為實現的工具（Blatner, 1996）。

當 Moreno 六歲時，隨著家人移居奧地利的維也納。他原本是使用羅馬尼亞語和拉地諾語（Ladino，希伯來字體的西班牙語分支，就像 Yiddish 是希伯來字體的德語分支一樣），但在維也納時他學的是德語（Johnson, 1959）。

在青春期中期，Moreno 開始積極研讀哲學、聖經和各種宗教經典，包括基督教和猶太教，乃至於 Kabbalah 這支猶太神祕主義傳統（Moreno, 1989, p. 30）。齊克果（Kierkegaard）的作品已享盛名而且讓他印象深刻，神祕主義者史威登堡（Swedenborg）的作品亦同。此外，歌德（Goethe）、杜思妥也夫斯基（Dostoevsky）、托爾斯泰（Tolstoy）和美國詩人惠特曼（Walt Whitman）的文學作品，也對這個年輕人深具影響。

　　還在中學的時候，他對自己的宗教使命的想法非常入迷，他在接下來的幾年裡找到一些好朋友，創造了非正式的組織「會心教派」（religion of encounter）。他們租了間房子，以便提供無家可歸及避難者暫時的棲身之處。他們共同遵守非正式的宗教儀式。Moreno 描述他們的情況：「我們都蓄著山羊鬍，未曾杵著不動，走著、走著、走著，當停下來時，便與沿路所遇到的每位夥伴握手並且交談。我們都很窮，但卻能分享我們所共同擁有的貧窮」（Moreno, 1972, p. 208）。Moreno 認為，他企圖證明並把想法置入行動中，來超越許多所閱讀過的作者的想法。

　　約莫一九〇八年，在當時另一個有趣的事是，在維也納附近的公園裡和孩子們說故事及玩遊戲，當孩子們被鼓勵跟著故事裡的主題做即興創作時，他們的活力及聰明也跟著增長。當他有這樣的發現後，Moreno 一度也為孩子設立小的劇場（Marineau, 1989, p. 39）。這樣的經驗為他後來自發性及創造力的觀念植下種子。

　　一九一〇年左右，Moreno 開始有系統地闡述他對於上帝、劇場及相關議題的哲學性想法。這些想法被以類詩詞、類劇本一樣的拼湊形式「匿名地」寫下（Meiers, 1945）。此時他的宗教靈感持續湧出，並也寫了幾本小冊子，諸如《邀請進入會心》（*Invitation to an Encounter*）──這是他次使用會心這個詞，從他時常引用的特別一段節錄：

　　兩個人的相遇：眼睛對眼睛、面對面
　　當你靠近我時，我將扯下你的眼睛

> 將它們換成我的
>
> 而你也會扯下我的眼睛
>
> 將它們換成你的
>
> 然後，我將用你的眼睛看著你
>
> 而你也會用我的眼睛看著我

16 　　（有時候，讀這首詩的讀者會因為他用類似「扯下……眼睛」等不適當的選字，而引起可怕的想像。我想這是很容易理解的，因為他實在過於戲劇化。至於重點，當然就是後來所謂的「角色交換」，這會增強會心的確實性。）

　　在一九一一到一九一七年那段期間，Moreno 是維也納大學的醫學院學生。他的部分職責是需要協助精神科全體職員的主管，但其實他並不認同這個取向。同樣地，他明瞭佛洛依德的工作成果，但卻認為這取向無法協助當事人創造新的抱負及目標。Moreno 看到的這部分正嚴格挑戰精神疾病的治療方式。下面有關他態度和舉止的例子，可以從他時常陳述的軼事中發現：

> 我只在一個機會遇見過佛洛依德醫師。一九一二年，當時正在維也納大學精神科工作，我參加過一次他的演說。佛洛依德醫師剛結束一個精神感應夢的解析。當他的學生交作業時，他問我在做什麼？「啊！佛洛依德醫師我將在你停下來的地方開始。你與人們在你布置過的辦公室相遇，我與他們在街上或他們的家相遇，在他們自然的周圍附近。你分析他們的夢；我試著給他們勇氣再夢一次。我教導人們如何去扮演上帝。」佛洛依德醫師很困惑地看著我（Moreno, 1946, pp. 5-6）。

在醫學院的時候，Moreno 有兩次現在所稱的社會文化治療經驗。一九一三年，在維也納，他獲悉政府對娼妓的剝削及煩擾。他開始協助她們組成自助團體。兩年後，他在難民營得到精神醫師的工作，不久之後，一些爭論出現在他的心裡，他發現人們如果能自由地選擇想跟誰一起住或工作，便會減緩病徵。回顧他的想法，正就是後來成為發展社會計量法的初期形式（Moreno, 1989, p. 66）。

維也納仍然是世界上的文化重鎮之一。除了 Moreno 的醫學訓練及難民營工作之外，他仍有足夠的時間參與劇場，並能結合地方知識與藝術。Moreno 提到，哲學家 Henri Bergson 有關創造力的作品在這段時期變得很流行，這對他造成影響。

一九一七年醫學院畢業後，Moreno 在維也納近郊 Bad Voslau 開業行醫。當時他對精神病學並沒有特別的興趣。對 Moreno 來說，這是一個豐富及動盪不安的時期。一九一八年初，他協助創辦及編輯一份文學期刊《魔鬼》（*Daimon*），其中包括一些在這領域知名作家的文章（Treadwell & Treadwell, 1972）。

在一九一九年左右，他撰寫主要神學的說明，以詩的形式呈現在他想像中上帝想說的話，並用此時此刻的方式陳述。這些內容很快地在他改過名字的文學期刊中出版，隨後出版成書《父親的談話》（*The Words of the Father*），後來也翻譯成德文（Moreno, 1971b）。他宣稱寫過許多這樣的詩來述說幾乎發狂的靈感——他真的把這些寫在牆上。他首先整理並用匿名方式出版，到後來才用自己的名字來出版。這本書及他後來表達許多主要神學觀點的評論，都將在第六章進行討論。

在這個時期的 Moreno，把組成可能是第一個即興戲劇團當成

17

娛樂副業。他對傳統劇場呆板貧乏的內容感到失望，這起因是受到劇本的限制。他也覺得劇場應該更具有社會關切。他稱呼他的取向為 *"Das Stegreiftheater"* ，翻譯是自發的劇場。

在一九二一年四月一日，Moreno 在維也納小會堂舉行第一次的說明會。他強調在世界大戰後政治不安定的環境裡，國家應該如何治理的問題，並邀請觀眾一同參與（今日這應該會被考慮成社會劇互動劇場的形式）。這是具有爭論性的活動，並得到許多混雜的評論（Peter Lorre，後來在 1940 年代於美國電影裡變得很有名，他也是這劇團裡的年輕演員）。Moreno 製作許多劇皆是具有實驗性質的即興表演，包括「活著的報紙」（The Living Newspapers），在他的劇中，演員會演出每天發生的事件（Toeman, 1949）。

為了探詢最佳的方式來增加活力、變得親切及適宜的劇場形式，Moreno 也設計首創的「圓形劇場」舞台。在劇場隨後的革新中，他強調與觀眾的互動將能發揮良好的影響力（Moreno, 1971a; Scheiffele, 1995）。有趣的是，在一九二四年左右，Moreno 與地方劇場製作人 Frederick Kreisler 開始有了一場法律上的糾紛，因為他宣稱自己發明了圓形劇場。這正是一個例子說明 Moreno 的事蹟、個性，或許可以說他有「父權症候群」（paternity syndrome），Moreno 習慣於想爭論誰才是真正的「父親」，或某些方法及取向的創始者（Held, 1982）。

在幾年後，Moreno 開始視即興劇的歷程對觀眾與演員來說，都是潛在的治療工具。另外，直到他移民到美國之前的短短四年，自發的劇場持續進行各種互動和即興取向的實驗。Moreno 認為，一九一一到一九二三年的這段時期是一個「規範建立期」，

18

這段時間基本的哲學基礎已經為社會計量法的發展奠基（Renouvier, 1958）。

三、中期階段：發展的年代

戰後的奧地利可以說是一個混亂的地方，而且無法支持Moreno應用在社會科學及劇場治療的實驗。這使得他想要帶著「偉大的新實驗」移民到蘇俄或美國。最後他選擇後者，原因是他認為需要自由來進行理論的探求。Moreno 有辦法到美國去是因為他是一個發明家，以「協同發明」的身分——雖然其他人才是真正的工程師，成為一位靈性的錄音工程師，而且是今日最先進的錄音師。一九二五年，美國的一家公司有興趣協助他離開奧地利。最後他選擇在紐約市落腳。

Moreno 在三十六歲時抵達美國，他非常驚訝精神分析在美國受歡迎的程度；而在維也納，精神分析還只是處在萌芽階段。為了克服學習新語言的困難及得到工作機會和執照，Moreno 開始一段非常活躍且創新的工作。以下是依時間前後順序的形式來記載並描述。

● 1927-1930 年

在這段時間，Moreno繼續從事即興劇場的實驗。甚至在卡內基廳（Carnegie Hall）安排並提供一些節目。他也宣告紐約市的Mt. Sinai 醫院將有角色扮演的示範。

● **1931 年**

在這一年，Moreno 在紐約市的 Sing Sing 監獄以精神科醫師身分擔任顧問，並且開始用英文寫有關他在劇場的經驗，以及早期互動的團體治療實驗。其他的創新者獨自探索在團體中治療的可能性，例如，在紐約醫院工作的 L. Cody Marsh 融入了啟發式的演說；在麻州醫院的 Austin Riggs 利用揚聲器對精神病患演說；而 Louis Wender 則是一位精神分析學家。

● **1932 年**

Moreno 在費城的美國精神病協會會議的發表中，創造新的術語「團體治療」（group therapy）和「團體心理治療」（group psychotherapy）。Moreno 的治療取向非常明顯是具有更多互動性和以團體中心的，而非以治療師為中心。

● **1933 年**

Moreno 在紐約州女子訓練學校擔任顧問，並與 Helen Hall Jennings 共同研究；在往後的幾年，他採用角色扮演並從事他的社會計量系統。該年四月四日，在紐約醫學公會會議中提出他早期的圖表；他認為這是「社會計量運動」（sociometric movement）正式的開始。

● **1934 年**

Moreno 出版《誰該生存？──人類相互關係問題的新取向》（*Who Shall Survive?—A New Approach to the Problem of Human In-*

terrelations）。他在華盛頓特區的聖伊麗莎白醫院（St. Elizabeth's Hospital）運用心理劇，當時，這裡是最具動力的精神病學中心之一，因此他得到許多專業領導者的支持。

在一九三〇年代中期，其他團體治療的先驅開始他們的工作。Paul Schilder 在紐約的 Bellevue 醫院使用修正的精神分析取向。工程師 Samuel R. Slavson 自願投入監護大姊姊計畫的猶太委員會，開始為團體之家的青少女從事志願性藝術及工藝活動。之後，他結合自己和成長精神分析運動，稱他的工作為「超分析」（para-analytic），之後叫做「自我治療」（ego thrapy）。這包含了戲劇治療和演說的方式，可應用在兒童或青少年團體，甚至是學齡前兒童。之後，Slavson 成了 Moreno 重要的競爭者。

● 1936 年

Moreno 在紐約市北方六十哩處成立了一家私人的精神病醫院——Beacon Hill 療養院。並蓋了一座心理劇劇場及訓練專業人士的設備（這年他也同時被歸化為紐約市民）。

● 1937 年

Moreno 開始出版自己的第一本專業期刊——《社會計量：人際關係的期刊》（*Sociometry: A Journal of Interpersonal Relations*）。因為擔心出版商的接受能力，Moreno 必須自己出版刊物，因而在紐約 Beacon 的療養院兼住家設立出版社——燈塔（Beacon House）（並不是波士頓的出版社 Beacon Press）。除此之外，他在布魯克林（Brooklyn）的 181 公立學校應用社會計量檢測程序。Moreno 認為，這一年是「社會計量第二期階段」的

開始。

20　　在這個時期，其他類似的發展也崛起：Kurt Lewin、Muzafer Sharif，以及其他研究社會心理學者開始重視研讀團體動力，儘管他們沒有修正理論。Moreno 要求和 Lewin 及他的學生會面，並影響他們的一些想法。社會心理學的先驅 Gardner Lindzey 提到：

> Moreno 的《誰該生存？》這本書改變了社會心理學的樣貌。有些例子可以說明，單一的個人也可以發揮滲透來影響社會科學領域的改革（Lindzey & Byrne, 1968, p. 454）。

這也是自助團體開始形成的年代，早在幾年前，俄亥俄州 Akron 的酗酒者匿名會（Alcoholics Anonymous）就開始被認可。Abraham A. Low 博士在芝加哥應用「意志訓練」（will training）在精神病治療工作上；一九四一年他組成 Recovery Inc.，在自助團體中，Low 使用討論以及他選的閱讀書籍當作輔導課程。

Moreno 不凡的努力成果還包含了許多家庭成員的貢獻。活躍於教育及兒童發展的前妻 Florence，在自發理論及心理劇上給與他很多的幫助（1939 年，他們的女兒 Regina 出生）。他從商的弟弟 William 不時在他發展專業的這幾年給與經濟援助。

● 1941 年

第二座心理劇場在華盛頓特區的聖伊麗莎白醫院誕生。Moreno 積極地書寫關於他更有發展性的專題論文及心理劇的文章。心理劇的文章與關於角色理論的作品，透過其他社會心理學領域的相關背景，可以在他的社會計量期刊找到。

二次大戰期間，團體治療開始大量地在部隊及退役軍人醫院

使用。S. H. Foulkes 和 E. James Anthony 在英格蘭成立了團體分析
學會（Group Analytic Society）。

● 1942 年

Moreno 為團體治療師組織了第一個專業協會「美國團體心
理治療和心理劇學會」（American Society for Group Psychotherapy
and Psychodrama, ASGPP）。他也在紐約市的 101 公園大道成立了　21
社會計量機構和心理劇劇場，並且舉辦公開示範會，吸引許多不
同訓練背景專業人士的好奇。他認為，這個時候是「社會計量發
展的第三階段」。隨後，團體心理治療、社會計量、心理劇在美
國境內及國際間蓬勃發展（Moreno 的公開示範會直到 1970 年代
都是在週末傍晚舉行。在 1962 年，他把機構遷移到西 236 的第
78 街）。

很有趣的是，同年，Slavson 成立傾向精神分析實務的美國團
體心理治療協會（American Group Psychotherapy Association），並
且發行《團體心理治療國際期刊》（*The International Journal of
Group Psychotherapy*）。由於精神分析霸權成長，這個團體開始
成了這個領域的主宰。

● 1945 年

Moreno 開始發行他的第二份期刊《社會文化治療：一份關
於團體，以及團體間治療的期刊》（*Sociatry: A Journal of Group
and Intergroup Therapy*），ASGPP 變成正式的專業機構。兩年後，
重新命名為《團體心理治療》（*Group Psychotherapy*）。翌年，
他出版了在題材上具有發展性的書籍《心理劇》（*Psychodrama*，

第一冊）。許多其他的書籍及文章也陸續出版。被 Corsini 和 Putzey（1956）指定為進一步的參考書目。

● 1946 年

「T 團體」的方法被發展出來（將會在第十八章做更多的描述）。受 Moreno 的影響，這變成會心團體運動的根源之一（1970; Gottshalk & Pattison, 1969）。隨著一九六○到一九七○年代間，會心團體的興起和流行，很多的團體方法被整合成為大範圍的自助團體和個人成長課程，包括組織和行動經驗。

往後的數十年，Moreno 成了很重要的創新催化者和心理治療的折衷學派，尤其是當另類取向在臨床上很難獲得認同，只好處在精神分析的支配底下。他在紐約的文章和公開示範影響了甫自南非來的 Fritz Perls（Shepard,1975）。

在一九四○年代初期，心理劇的方法變得更精緻。如同社會計量和團體心理治療一樣，Moreno 的工作開始應用在不同的場域，如學校、休閒娛樂、殘障的復健治療課程、軍隊、管理，以及從教師到銷售員的專業訓練上。

就歷史脈絡而言，記得這些是重要的，在一九五○年代中期以前，精神分析的主流支配心理治療領域，且也不接受創新的團體心理治療。Moreno 對於團體心理治療發展的貢獻，就像他對心理劇一樣。他所要強調的是，心理劇是互動取向；除此之外，他傳授團體治療並幫助組織國內外會議，也包括從事精神分析的領導者。這些會議提供了許多新取向交替的論壇，像 Joshua Bierer 的「社交俱樂部」、Virginia Satir 的家族治療、Maxwell Jones 的治療社區，以及在團體心理治療中使用藝術治療技術的 Geroge

Vassilou。

Moreno 鼓勵各種在心理治療創新的發展，特別強調將創新藝術當作是治療形式的使用；舉例來說，舞蹈治療的先鋒Marian Chace（1945）在Moreno的期刊上，發表了她個人的第一篇文章。

當 Moreno 在五、六十歲的這段期間，是他的著作生產最豐富的時候。在紐約，他的公開示範會足夠當作表演競技場，許多專業人士見證除傳統精神分析取向之外的心理動力方法。還有A. H. Maslow（1968）、Eric Berne（1970），以 及 Will Schutz（1971）都明確地承認 Moreno 的角色，在現代折衷心理治療學派裡，是許多創新技術的來源。

四、晚近時期：教育及組織

到了一九五○年，Moreno 開始加收學生。而且在一九四一年，Zerka進入Moreno的生命之中，開始幫助他寫作、編輯以及其他的嘗試（Zerka 的角色將在第三章中討論）。

往後的二十年，Moreno 夫婦到處旅行，在專業的會議、醫院、大學中發表演說並做示範。儘管如此，他還是繼續寫作。在一九五六年，他把專業期刊《社會計量》獻給了美國社會學協會（American Sociological Association），但他在一九六○年代晚期 又出版了另一本社會計量實踐期刊。 23

從一九五○年代 Moreno 就開始在 Beacon 從事病患的治療，直到一九六○年代中期才停止。療養院變成了訓練機構。當Moreno 七十歲時，Zerka 開始成了主要的訓練者。

Moreno 還是遊走在國際間，與不同的歐洲精神科醫師接觸。

一九五四年，他協助組織團體心理治療的國際委員會，成了團體心理治療國際協會的創始人。這個組織因為包含了分析、心理劇和其他取向的治療，所以成長得十分快速，並且每隔二到三年就舉辦全球性會議。除此之外，他也在一九六〇年代促進組織國際性的一連串國際心理劇會議。

由於連續輕微中風，一九七四年五月十四日，Moreno 在Beacon自己家中過世，享年八十五歲。他在逝世前一週身體開始退化時，便決定禁食，在那一週他開放讓老朋友及拜訪者的訪問，並給他們溫暖的問候（Sacks, 1977; Yablonsky, 1975）。Moreno 的墓誌銘是先前他自己挑選的：「帶著歡愉和笑聲進入精神病領域的人。」

五、摘要

在我認為，能成為恭謙有洞察力的夢想家及偉大的人，唯獨J. L. Moreno。但在其他的角色上，Moreno或許有他不足的地方，我們將在第四章做更深入的討論。

3

歷史 ▓▓：
蓬勃發展的心理劇

　　本章將介紹一些 Moreno 同儕們的作品，以及自從他辭世之後，心理劇領域內的發展和演變。首先，我們先簡短介紹這位心理劇界最為人熟知、活生生的典範，也是 Moreno 的妻子——Zerka 的傳記。

一、Zerka Toeman Moreno：傳記速寫

　　一九一七年出生於荷蘭阿姆斯特丹的猶太家庭裡的 Zerka Toeman，在四個兄弟姊妹中排行老么。她們全家在一九三一年搬遷到英格蘭，Zerka 則在倫敦近郊的 Willesden Green 接受高中和大學教育。在她二十幾歲的時候，她的一個姊姊得了精神病，當時被診斷為精神分裂症（根據回溯，她姊姊得的是雙極性疾患，且最終以鋰鹽來控制）。這個事件還有她姊姊持續未癒的病情，最後促成了她與 Moreno 的相遇。此外，還有一個重要的超個人因素，促發 Zerka 和「這位醫師」的結合。Zerka 對於來自她自己內在的、睿智的自我所發出的聲音，是敏感而且接受的。例如，一 27

九三五年，Zerka 才只有十八歲，當時她們居住在英格蘭，也就是她姊姊精神病發作的前一年，那時有一個內在的聲音告訴她要去美國。她當時並沒有付諸行動。然而就在四年後的一個夜晚，Zerka 自己一個人走在近郊優美寂靜的人行道上，心裡頭再次湧上一股強烈的衝動，她必須去美國。一個聲音告訴她：「是的，你必定要去！有件重要的事──某個人正在美國等著你。」這次她真的移民到紐約，並且定居下來。

一九四一年，當時納粹政府在比利時威迫她姊姊和她的家人，Zerka 能夠拿到簽證並幫助她們移民到美國。當她們到達的時候，Zerka 姊姊的病竟在緩解一段時間之後又再度復發。 Emil Gutheil 醫師把她轉介到 Moreno 的療養院。在姊姊治療的那段期間，Zerka 對於 Moreno 以心理劇治療精神病的理念，以及他個人的領導魅力都非常地迷戀。同樣地，Moreno 醫師也感受到來自這位年輕女士的強烈「心電感應」（tele），感覺彷彿自己「認得出」（recognized）她。

由於 Zerka 本身具有戲劇、美術以及心理學的背景，所以她投身學習心理劇，受訓後也在 Moreno 的療養院裡協助照顧姊姊和其他病患的工作。當她開始在他繁忙多變的專業裡，負責行政和祕書的工作之後，她對 Moreno 及其工作的興趣也與日俱增。她漸漸清楚地了解到，對她而言，Moreno 就是那個「等著她的某人」，因此就在一九四九年兩人終於結婚了，而獨子 Jonathan 也在一九五二年出生。

Zerka 在許多工作坊都會灌注一個概念：「從許多方面來說，我們都是倖存者。」這是在一個可怕的個人經驗裡湧上心頭的覺醒。一九五七年，她被診斷患有軟骨肉瘤──一種癌症，長在右

肩的骨頭裡，導致她必須立即截斷整個右臂以挽救生命。但她的肢體殘障並未妨礙她繼續當 Moreno 的「右手」（她所笑稱的名詞）。Moreno 在臨終前告訴 Zerka，他創造了一個系統，接下來就靠她和其他人繼續做下去了。然而，她不僅超越了這個遺訓，更精煉了其方法和理論。Moreno 在一九七四年辭世之後，她秉持著遺訓，並且為心理劇、團體動力，以及社會計量學著書。至今，她仍是世界上心理劇治療的典範；她常環遊國際間，開設工作坊，並且在重要的會議教學。而他們的兒子Jonathan Moreno，現在則是一位哲學和生物倫理學教授。

二、其他的先驅者：「開創時期」

一九四〇年代和一九五〇年代在精神醫學、社會學、犯罪 28
學、教育學和其他領域，有許多專家跟隨著Moreno 發展心理劇、社會劇和社會計量學（Z. Moreno, 1966）。當中有些人許多年持續在寫作和教學工作上做出顯著的貢獻：

- 居住在邁阿密的Dean Elefthery（1979 年逝世）和他的妻子 Doreen，是在歐洲推廣此法的先驅。
- Eugene Eliasoph 繼續在康乃狄克州的 New Haven 提供訓練課程。
- 在華盛頓特區的聖伊麗莎白醫院，Jim Enneis（1989 年逝世）自一九四九年起，開創出全美最活躍的心理劇訓練和治療課程（Buchanan, 1981）。
- 在奧勒崗州波特蘭，Leon Fine（1994 年逝世）直到去世之前仍持續在此領域進行教學。

- 在加州的長灘（Long Beach），Martin Haskell（逝世於1975年）和他的妻子 Rochelle 強調此法在社會脈絡的應用。
- Richard Korn 在柏克萊架起心理劇和犯罪學、監獄管理學的橋樑。
- Gretel Leutz 已經是歐洲心理劇主要的先驅之一，而其著作成為最廣泛使用的德文教材。
- Jim Sacks 著作豐饒，編寫參考書籍，訓練許多學生，享譽國際，並且積極從事 ASGPP 的工作。
- Anne Ancelin Schützenberger 是歐洲的主要先驅之一，她影響深遠的著作已被翻譯成多種語言。
- Hannah Weiner（死於 1983 年）在紐約的常設開放性課程中，吸引了許多其他專業人士。
- 在洛杉磯西部地區，Lew Yablonsky 發展出在不同族群應用心理劇的方法，並留下相關著作。

在這個領域中，其他重要的人物還包括：

Max and Sylvia Ackerman	Raymond J. Corsini
Doris Twitchell Allen	Robert Drews
Robert Boguslaw	Ernest Fantel
Edgar Borgatta	Abel K. Fink
Eya Fechin Branham	Robert Bartlett Haas
Anna and Nah Brind	Margaret Hagan
Anthony Brunse	Frances Herriott
Gertrude Harrow-Clemens	Abraham Knepler

29

Gerald W. Lawlor

Helen Hall Jennings

Rosemary Lippitt

Joseph Mann

Joseph I. Meiers

Ellwood Murray

Walter E. O'Conell

Abel Ossorio

Barbara Seabourne

Nahum Schoobs

Bruno Solby

Adaline Starr

Berthold Stovkis

Israel E. Sturm

E. Paul Torrance

在國際間，自一九六〇年起就有許多先驅提供教學，包括 Ferdinand Knobloch（捷克及加拿大）、Heika Straub（德國）、E. A. Carp（荷蘭）、Daisaku Sotobayashi 和 Kohei Matsumura（日本），以及 Jose Bustamante 和 Frisso Potts（古巴）。

一九四〇年代末，法國的 Serge Lebovici、René Diatkine、Mireille Monod 等人察覺到將精神分析理論應用在心理劇的潛力，也因此使得後續的走向和傳統的心理劇迥然不同（Anzieu, 1960）。其中以 Lebovici 最受敬重，他之後成為國際精神分析協會的主席。他們的方法最先是用在訓練助理團隊和個別病患上，而且最主要是用在兒童治療（Schützenberger, 1998）。之後這個方法也被廣傳到南非、西班牙、克羅埃西亞共和國和其他國家。其他心理劇的領袖還有 René Kaes、Evelyne Kestemberg 和 Damiel Widlocher 等人，也發展出他們自己的方法。

三、「第二期」

從一九六〇年到一九七〇年代中期之間的認證，使得許多心

理劇的領袖們成為活躍的教學者：

○ Dale Richard Buchanan 在華盛頓特區的聖伊麗莎白醫院延續著 Enneis 的傳統，擁有最活躍的教學計畫，也是這個領域裡唯一付費「實習」的人。截至今日為止，他一直都在發展和延續專業認證。

○ Sandra Garfield 在洛杉磯組織一個整合心理劇和心理分析的網絡。

○ Elaine Goldman 在一九七○年代初期從芝加哥遷移到鳳凰城，並建立一個機構。

其他在一九七五年之前就已經開始設立訓練中心的人還包括：

> Elaine Sachnoff 在芝加哥
> Ildri 和（之後）Robert Ginn 在波士頓地區
> Tobi Klein 在蒙特婁
> John Notle 在中西部
> Peter Rowan 同時也在波士頓，與在馬里蘭 Lesley 學院
> 的 G. Douglas Warner 共事

○ Ann Hale 著作了關於社會計量學的論文，並兼具許多角色：傳承、激勵、發展與教學。

○ Carl Hollander 在科羅拉多州擔任最主要的訓練中心，也是第三代心理劇學者，在 ASGPP 位居領導者。

○ Marcia Karp 在一九七○年代初期從美國搬到英格蘭，在那裡設立了心理劇，雖然已有一些先驅者在當地開設了應時的工作坊。她繼續在那裡做教育訓練，而且在歐洲其他國家旅行。她嫁給了一位藝術家 Ken Spragne，他們經常一起工作經

營教育訓練。

O David Kipper 主要擔任研究與理論重構的角色，培育 ASGPP，組織國際性社群，編輯期刊。

O Donnell Miller 在南加州從事教學和寫作。

O Neville Murray 直到一九八〇年代逝世之前，都在心理劇年會中發表評論和演講，也在 San Antonio 教心理劇（後十年的演講都由 Adam Blatner 在 APA 進行）。

O Dorothy Satten 起初在洛杉磯教學，後來（和她的丈夫 Mort Satten）將教學擴展到美西和海外。

O Robert Siroka 在一九六〇年代初期主要是協助會議事務，到了一九七〇年代，他的團隊勇敢地承擔了許多 ASGPP 的功能，包括準備開會、期刊出刊，以及經營最主要的訓練中心。

O Tom Treadwell 開設了學術界唯一以心理劇為主的研究所課程，也是期刊主編之一，同時也是幫忙這個領域步上軌道的人。 31

在一九六〇年代到一九七〇年代初期，其他美國境內的心理

George Baaklini	Adele Deeths von Rüst-McCormick
Shirley Barclay	
Alton Barbour	Robert Flick
Adam Blatner	Jonathan Fox
Sheila Blume	Robert Fuhlrodt
Peggy Cheatham	Anath Garber
Don Clarkson	George Gazda
Claire Danielsson	Meg Uprichard Givnish

Shirlee Gomer	Howard Seeman
Rivka Green	Ellen Siroka
Ira Greenberg	Diana Sucich
Claude Guldner	David Swink
Joe Hart	Jane Taylor
Paul Hurewitz	Sharon Hollander Thomas
Eva Leveton	James VanderMay
Jonathan Moreno	Diana Villasenor
George W. Morris	Jack Ward
Ray Naar	Allan Wickersty
Anthony Del Nuovo	Steve Wilson
Jean Peterson	Jill Winer
Joseph Power	

劇學家，雖然沒有建立大型的教學課程，卻仍有卓著的貢獻：

在國際間自一九六〇年代起，就有前輩活躍於教學。特別著名的如：

O Jaime Rojas-Bermudez 是阿根廷、巴西、西班牙等地區最活躍的老師。

O Dalmiro Bustos 在阿根廷、西班牙及南美、歐洲等地區教學，活躍於國際團體治療協會。

O Max 和 Lynette Clayton 是澳大利亞和紐西蘭早期主要的老師，他們繼續活躍地教學。

32 O Pierre Fontaine 協助心理劇在比利時的發展，後來也是FEPTO的發起人之一。

O Ella Mae Shearon 原來在美國，之後在德國 Cologne（Kolm）設立一個機構，也在美國和其他地區教學。

在巴西，最主要的先輩有 Pierre Weill、Alfredo Correia Soeiro、Iris Soares de Azevedo、Jose Manuel D'Alessandro 和 Antonio Carlos Cesarino。

其他國際間值得一提，在一九七五年之前就開始心理劇教學的前輩們包括：

Ferdinand Cuvelier，比利時	Ferenc Merei，匈牙利
Erich Franzke，瑞典	Hilarion Petzold，德國
Hans Hoff，維也納	Andreas Ploeger，德國
Hajime Mashino，日本	Monica Zuretti，阿根廷
Joke Meillo，荷蘭	George Vasiliou，希臘

一九七〇年代末期和一九八〇年代初期，美國境內與其他國際間的訓練者做了第三階段的整合，其中有些人至今仍是這個領域裡的領袖。還有許多未及備載的其他人，都在這個領域內有重要的貢獻。

在 Beacon，紐約的訓練一直到一九八〇年左右，都在 Zerka Moreno 和其他客座指導員的督導之下進行。之後是由位於賓州的 Horsham Clinic 持續執行，一直到一九八四年關閉為止。它的產權被出售之後，原來的心理劇舞台就遷移到紐約 Boughton Place 的 Jonathan Steiner Hall。現在那裡還有心理劇的訓練工作坊。一九九九年，Zerka 賣了最後的財產，也是最初的房子，以便搬到離兒子和孫子居住的維吉尼亞州近一點的地方。

四、組織的發展

一九四二年，Moreno建立了第一個投注於團體心理治療的組織：美國團體心理治療與心理劇協會（ASGPP）。然而就像前幾章所談到的，由於他控制得太多，而使得許多具有潛力的盟友離開他。所以在他死後，她的妻子Zerka就鼓吹較為民主的程序，使得ASGPP的行政會議得以發揮適當的權威。它最初的成就之一，就是把這個領域推向「專業化」的業務，這同時也是眾多其他醫療或心理治療專業的普遍走向。這也明白地指出了兩者間的差異，其中有些只受過少許的訓練卻仍然宣稱自己是「心理劇導演」，但多數訓練師共同一致的意見是，要完成合理規範標準的訓練，才能成為適切的治療師。

秉持這個精神，美國心理劇、社會計量與團體心理治療考核委員會（American Board of Examiners in Psychodrama, Sociometry and Group Psychotherapy）於一九七五年設立，作為一個權威和權責的主體，以檢驗和認證實務工作者的類別（categories of practitioners, C. P.）以及訓練師。後者稱為T. E. P.，分別代表訓練師、教育者和實務工作者（trainer, educator, and practitioner），一個同時被認定為有資格的導演和訓練其他導演的人〔讀者可以寫信到美國考核委員會（American Board of Examiners），便可取得有證照訓練者的名單，以及取得認證和開業人員的訊息〕。

從一九七七到一九九一年左右，一個名為心理劇訓練者與訓練課程聯盟（Federation of Trainers and Training Programs in Psychodrama, FTTPP）的組織成立了，其致力於將不同機構的課程標準

化，並提供給訓練者本身更多的學習經驗（Nolte, 1991）。後來這些作業都被 ASGPP 和考核委員會給收回。

ASGPP 繼續為對心理劇有興趣的人的主要組織，並且提供個別治療、家族治療，以及團體治療更多創新的方法。ASGPP 也在每年舉辦國際學術研討會與區域性研討會，不僅提供網路上，也同時提供體驗性工作坊（experiential workshops）的機會。因為它潛在與自發性、遊戲和自我表現的關聯，這些會議通常帶來的能量水準，都是在那些比較關注語言表達方式的治療方式，或是辯證對話治療等組織的會議上，所發現不到的。

在美國的各個地方，有愈來愈多的努力被投注在舉行國際會議上（紐約市是最主要的集會地點）。南加州、休斯頓、舊金山、鳳凰城和華盛頓特區等等，在過去十年中都曾舉行過國際會議。

此外，有愈來愈多的心理劇導演參與，並且在其他專業組織上，以行動方法的方式發表論文。最有名的是美國團體心理治療協會，過去以來一直都是比較精神分析取向的組織，近年來也逐漸開放接受其他取向，而在這個研討會上，以心理劇為題的論文發表也愈來愈頻繁。

五、出版品

自 Moreno 死後，許多探討心理劇的書籍、書內的章節，以 34 及其他專業的文獻，都被大量出版。單單過去的十二年，就有一打以上的書出版，可以在本書後面的最新參考文獻找到。

Moreno 的主要期刊《團體心理治療》（*Group Psychotherapy*），

在標題上就已經更改過許多次。一九八一年，ASGPP與HELDREF
出版公司簽約，讓他們管理編輯和作品的問題，使 ASGPP 得以
和其他心理治療專業並駕齊驅。此後一直到一九九七年為止，期
刊的標題都是《團體心理治療、心理劇及社會計量期刊》（*Journal
of Group Psychotherapy, Psychodrama, and Sociometry*）。隨著這個
領域的發展，編輯們決定再修正期刊的名稱，使它更準確地彰顯
心理劇廣泛的視野：《行動方法國際期刊：心理劇、技巧訓練和
角色扮演》（*International Journal of Action Methods: Psychodrama,
Skill Training and Role Playing*）。

六、國際性發展

　　前一章提到，Moreno 把團體心理治療和心理劇推向世界各
地，作為「創始者」，他的名字至今仍冠上國際團體心理治療協
會（International Association for Group Psychotherapy, IAGP）通信作
者的頭銜，雖然它的主要成員是比較偏向心理分析而不是心理劇
的。然而，作為與國際接觸和展現的工具，IAGP 定期提供高階
職務給心理劇學者們。最近幾年，組織內也成立了一個以心理劇
為主的特別部門。

　　心理劇已經在許多國家逐漸成為一種治療方法，在巴西更是
一個特別大的社群。還有阿根廷、德國、大不列顛、美國，以及
其他小的社群在：

澳大利亞	以色列	挪威
奧地利	義大利	葡萄牙
比利時	日本	西班牙
芬蘭	韓國	瑞典
法國	荷蘭	瑞士
匈牙利	紐西蘭	

還有一些比較小、但仍在發展中的團體在：

玻利維亞	希臘	巴拉圭
保加利亞	愛爾蘭	斯洛文尼亞共和國
厄瓜多爾	拉脫維亞	台灣
愛沙尼亞	馬其頓	土耳其

35

　　過去十年來，有許多國際心理劇的研討會展開，最著名的是在義大利、耶路撒冷、葡萄牙、牛津，還有其他屬於區域性的會議。這些都是由 IAGP 會議中重要的（雖然是少數）出席者所增補的。在歐洲也成立了一個叫做聯合訓練中心（Federation of Training Institutes, FEPTO）的機構。

　　過去十年來，有些國家的心理劇協會也發行他們自己的期刊──像是澳大利亞、德國、葡萄牙、日本、義大利、巴西和英國，它們同時在理論與實務展現出創新與精煉。

　　網路聯絡變得更加容易了。一九九二年開始，（本書）作者完成了國際心理劇學者指南，且最後將它納歸於作者的著作《心靈的演出》在英國出版的第三版附錄裡。隨著更多的人員加入這個行列，會有愈多的人透過網際網路郵件聯繫。Tom Treadwell 很

值得一提，因為他發展了一個叫做「團體對話」（Grouptalk）的「列表服務」（list service），讓我們可以透過「光纖網路」（cyberspace）討論不同的議題。

七、心理劇的擴展

毫無疑問地，截至一九七〇年代末期，許多 Moreno 的觀念和方法都被同化到心理治療的主流內，還有更重要的發展，是被導入教育界、管理界和其他不同種類的訓練。例如，角色扮演常被用在不同的地方，可是它來自心理劇的根源卻不為人所知。當心理分析逐漸在美國精神醫學界消逝的時候，許多折衷學派正在取代它的領導權。這些學派的許多方法，至少有部分都可以被歸功為 Moreno 的貢獻。

第二十章會討論心理劇的方法——演劇治療、教育演劇、互動劇場和其他方法，這些發展都帶入了 Moreno 式在社會與個人療癒的看法。

以創造與表現為主的治療方法，正在進行整合，包括心理劇、藝術、音樂、舞蹈、動作、詩歌、工藝、木偶和戲劇等等。它們都有一個共同的目標，那就是：透過釋放並且運用自發性作為治療過程的一部分。政治上來說，為了促進交換以及提升實務工作者對其專業的認可，ASGPP 並未與藝術治療協會國際聯盟（National Coalition of the Arts Therapies Associations, NCATA）建立緊密的友好關係（Kleinman, 1997）。

36

八、摘要

前一章討論了 Moreno 的影響力，不論強勢的或是微弱的。在 Moreno 死後，指導的方式、使用技術的範圍，與其他理論的整合等，都已經過拓展和修正。現在的我們正處於尋求共識的階段，同時也持續開放和創新。

在 Moreno 去世之前和之後，容格（Carl G. Jung, 1948）說過的一段話和思考心理劇的革新有關：

> 一個新領域的拓荒者很幸運能夠為他的總體經驗得出有效的結論。他所投注的努力和心力，還有在這個探索歷程的懷疑和不確定，都滲入他的精髓太深，以至於無法容許在做有理解性的表現時，所必須要的看法和說明。第二代以他探索的努力作為他們作品的基礎，當機會來臨時，拓荒者曲折迂迴理論的半真實和錯誤就不再那麼累贅，反而走向更正確的目標。他們便能擺脫許多疑慮和躊躇，專注於本質，以此方式制定關於未來最新發現的疆土之更簡單明瞭的圖像，這樣的簡單和明瞭讓第三代，得以具備從起點到末尾的地圖。有了這個地圖，他們就可以系統化地陳述新的問題，比之前更清楚地描繪出疆界。

在心理劇的領域以及其他試圖利用人類心靈的創造潛力的相關方法裡，我們全都隸屬於探索的第四階段。

4

歷史Ⅲ：阻礙心理劇
被認可的原因

不管心理劇方法學上呈現出的功效和豐富的理論如何，在心　38
理治療界，這確實不是容易被欣賞的理論。有幾個理由可以說明
這個情況。

一、與精神分析的競爭

心理劇是無法與精神分析相抗衡的。當心理劇剛開始發展的
時候，有相當長的一段時間，Moreno 的工作與示範都被限制在
靠近紐約地區一帶。幾乎是同時，在一九四〇年代早期到一九
五〇年代，精神分析運動也正好達到巔峰的時期——而紐約幾乎
就是這個運動發展的中心。

精神分析有數不盡的優點：

O 有許多地方性、國家級和國際性的組織及訓練機構。

O 它很快地在精神科醫師的學院訓練中占盡優勢，同時，也掌
握了此領域裡的最高地位。

O 對許多人文與藝術的知識分子來說是個新奇有趣的經驗。

39 ○ 它的權威光澤氛圍是與歐洲專家有關聯的，因為同情他們是納粹反猶太人主義下的犧牲者。

○ 在專業的文獻上，它擁有數以千計具有權威性份量的書籍及文章。

○ 它忽略來自源頭的貢獻，但這並不會增強它的意識型態。

○ 當時，精神分析是新奇且充滿理想主義的，它具有滿滿的承諾，並向年輕人招手，還挑戰了那個年代對看起來毫無人情味般身體治療模式的失望。

○ 愈來愈多居住在城市裡受教育階層的人把精神分析當成流行的趨勢（Dolnick, 1998; Hale, 1997）。

相反地，心理劇則顯現出了其在結構上的弱點：

○ 在組織上它是極度中央集權的（在 Moreno 的控制之下），大部分都停留在起源的地點（在紐約市）。雖然擁有一些國家級和國際級的零散支持者，但這些人大概都沒有發展地方性的組織，一般來說也很少有網絡工作的連結。

○ 除了 Moreno 透過「燈塔」（Beacon House）自行出版的書之外，談論心理劇的文章很少出現在其他期刊或專題論文裡，而這便大大減低了普遍的受益程度。

○ Moreno 喜歡把他的取向與精神分析進行比較，而不是努力與精神分析相容，因而讓他的理論看起來更加僭越、怪異和不專業。

雖然現在有許多非精神病學的治療師，但在一九五○年代卻很少見。到今天，Moreno 的工作在主流精神病學領域已經有一

些進展。在相關的領域裡，諸如社會學及犯罪學，仍可以看見許多 Moreno 想法的潛質專家出現，至於他們的貢獻留待後話。

這些對於古典精神分析學派的不滿，可以從一九四○年代及一九五○年代在新佛洛依德學派修正主義的活動裡發現創造性的能量。然而，在一九六○年代，精神分析被確立並變得更加保守，許多其他新的取向學派遂開始出現——家族治療、行為治療、認知治療、各種形式的團體心理治療、完形治療、溝通分析、現實治療及許多其他學派，在往後十年間，超過一百個以上的學派取向出現。在精神病藥物學、社區精神疾病、夢的研究及許多熱門的議題上開展新的視野。美國精神分析本身逐漸偏向客體關係理論（Object-Relation theroy），且在緊接著的十年期間裡，又偏向 Kohut 的自我心理學系統——這些都是心理劇最重要的競爭者，Moreno 的許多技術和治療原理被納入其中。

40

二、對行動（演出）的恐懼

在治療中讓人們談論自己深層的感受，似乎是相當基本的，而精神分析則將行動演出視為把治療的決心給稀釋掉了。在治療界普遍存在著過度刺激情緒、失去控制，以及對於「行動外化」（acting-out）的恐懼。此外，行動式表達被視為把病患（當事人）曝光過度，及鼓勵出現「歇斯底里特質」（hysterical traits）和「暴露狂」（exhibitionism）——跟邪惡的性有關字眼產生一種微妙的連結（Murray, 1976）（其他有關演出行動會在第十章進行討論）。Moreno 意圖伴隨當事人感受的做法，很難被當時治療界接受；甚至可以說對於行動渴望實現（fulfillment of act-hunger）

的象徵性，似乎是反直覺（counter-intuitive）地用武力強迫改變文化習慣。Moreno 的取向更像是東方武術，與「敵人的」（opponents）負向能量一起工作（譯註：應該是以其人之道反治其人之身吧）！

　　心理治療通常是一對一的形式，當團體治療在一九五〇年代晚期逐漸地獲得接受的時候，當時，在治療中運用其他輔助者的策略，就像是悄悄地滲入主流治療領域（Bromberg, 1957）。治療師會覺得擔任導演的角色太過於招搖。大多數的治療師被教導成為需要扮演一個沈靜溫柔，及中立模糊的角色，心理劇卻需要進一步地揭露治療師本身的性格。主動又被視為干擾情感轉移的建立，而治療師也想要獲知這是否是不錯，且是值得「被讚許」的治療方式，而不是僅僅經過深度的探索，以及想要大聲地說——更無法編造場景，卻顯露可能被解釋為治療師自己「需要被協助的神經病症狀」。

　　導演需要學會自發，在大多數支持這種態度或行為的治療中心都可以得到學習。指導式取向，包括勸告、訓誡，及帶有啟發性的講演，在一九三〇年代中期突然變得不太受歡迎；這是因為在世紀之初，喚起人們對於權威獨裁主義行為模式的反動。文化判斷力開始從家庭中心轉移出來，特別是教育性及宗教性的傳統。減少價值判斷的「非指導式」學派取向的發展，是一個新奇有趣的另類治療形式。精神分析的擁護者通常被視為非指導式、接受式取向。同樣的，在一九四〇年代，Carl Rogers 提倡一個相類似的、非指導式的取向，雖然實際上在許多方面與精神分析學派不太一樣。

41　　不幸的是，原理原則可以被過度簡化且被看成是極端對立。

治療是兼具指導性及在某些方法上呈現主動，以及總有一天會形成結構，以便能尊重當事人的自我系統，而這樣的想法並不容易被理解。心理劇在精神上是相當當事人中心取向的（Blatner, 1996, p. 122），就演出這部分而論，因為導引的緣故，心理劇與強制去告訴別人該如何想及該如何感受大不相同。

三、不方便

Moreno 只在自己位於紐約北部的療養院裡提供心理劇密集訓練。然而，許多有潛力的學生卻無法負擔金錢或時間的因素，因而無法經常地回訪。所以，對紐約以外地區的人們來說，很難獲得心理劇訓練，特別不適合那些經濟上還不夠充裕的人們。相對地，許多其他取向學派通常在地方上的學院裡就可以很快地被習得。當一種運動逐漸地增加大量的學生時，學習會產生倍增的效果；相反地，當這運動被約束委任教學授權的時候，這種專業就會被限制在某個範圍裡。

心理劇不像一對一、一小時長短形式的治療方式那般方便，反而需要相當的時間去進行暖身、行動演出及跟隨追蹤。有些活動不一定適合中產階級、一般世界的生活方式，也不適合斷然在多數的病房或臨床時程裡進行長時段的療程。一對一、一小時長短療程付費較簡單，且容易排進時間表，也不會複雜到難以理解。想要組成心理劇團體卻很不容易，當然，要團體成員對演出行動或角色扮演存有開放的態度則更難。因此心理劇方法會稍稍顯得激烈了些，需要治療師及團體成員增強追蹤進一步處理程序的方法。

愈是困難的當事人，愈是需要從治療團隊其他專業人員裡獲得支持，因此，組成並訓練一個治療團隊需要投入大部分的工作時間及花費。舉例來說，在亟須審慎處理的場景裡進行工作時，諸如處理有創傷後壓力症候群的當事人，通常需要協同治療師或受過訓練的輔角協助（Hudgins & Drucker, 1998）。從一九三〇年代晚期一直到一九五〇年代，Moreno 考慮到這種介入處遇的形式並不容易複製到其他的背景脈絡中，於是召集了一些工作人員，並在 Beacon 這個地方創造了一個環境。由於他的學派取向看起來不是特別地實用，Moreno 大多數的著作──持續好多年，在他期刊裡同事們的著作──都不是描繪一般以辦公室為基礎的實務工作中常見的當事人類型。此刻，他能服務更廣大範圍當事人的工作成效，已經讓愈來愈多強調社區精神醫療的單位覺得是非常適合的。

42

四、對劇場的不信任

把沈穩的心理治療專業與戲劇組合在一起，實在是一件令人難以置信的事。劇場演出主要是為了提供娛樂，演員及其他劇場或電影相關的東西通常被看成較不嚴肅正經。這就很難讓人們想像，表面上的盡力演出就能夠扭轉而達到治療的效果。

戲劇演出、角色扮演、裝扮演出、假裝想像及「扮演遊戲」，通常都使人聯想到各種假裝欺騙勝過真實呈現。除非有人變得熟稔這個歷程，不然，要體會心理劇確實可以促進相當的真實性，真是一件很困難的事（Blatner, 1968）。再者，角色扮演常和戲劇裡的輕率、膚淺的感覺，或是被當成虛偽混淆在一起。因此許多

人實在無法真正明瞭，扮演就像是戲劇，可以轉變成良性運用於治癒及嚴重問題的探索上（J. D. Moreno, 1975）。

五、不負責任的心理劇

正因為心理劇看起來很容易進行，於是未受過訓練的實務工作者常會聲稱他們也能夠導劇，雖然他們不是真的知道這其中隱藏的危險。由於多數當事人，甚至專業人士，也都不是真的熟悉心理劇，他們多半無法區辨一個受過良好專業訓練的專家與沒受過訓練的半調子業餘者間的差異。往往未受過訓練的導演所引起的意外危險，常常會被歸咎為方法技術本身的危險（這就是為什麼需要設立考核委員會的理由之一，以便能夠去認定實務工作者具有良好專業訓練的資格及程度）。

有關的例子，可以從一九六〇年代到一九七〇年代頗受歡迎，且風行一時的會心團體來看，不幸地，和當時頗為盛行的「面質」（confrontation）技術一樣都被濫用了，雖然有時能夠促成互動交流，有時卻不免過度激烈。一個面質取向的團體帶領者自稱為「心理劇導演」，包括了被當成許多團體領導者的一員，和研究傳統之會心團體的成員。這樣形式的團體會造成更多的危險，完全不令人訝異。研究者需要不厭其煩地檢核團體帶領者的資格證明，我認為這會在專業人員間加強其非罕有的感受，亦即心理劇是危險需要謹慎處理的治療形式。根據一九八〇年代早期，這個風潮帶來的反動，許多積極發展的取向在眾多專業界中被非難成為「難搞的」。

在教育及商業界，角色扮演也常被拿來考驗及抵制。不是因

43

為有情緒性傷害的原因，只是使用不便，人們不喜歡罷了。問題出在如果團體領導者只是分派角色，又忘記為團體以及扮演者暖身——這些技巧可以使得一切都變得不一樣！少掉了這些，參與者就會因為未說出口的訊息而感覺到壓迫及羞愧，這未說出口的訊息傳遞的是「應該更自發一點」。因此，這個方法又帶來責難，再次取代了它可以被普及應用。

六、詰問的藝術

心理劇是詰問的藝術，相關實務工作者需要自我揭露的程度，遠遠超過許多傳統口語式治療師的需要。心理劇導演在處理主角的難為情、團體動力的變化及不可避免的錯誤時，是需要自發及彈性的。這都伴隨著即興創作的特質，而這相當不同於語言式治療師對自身角色的保護。

當然，從本世紀中期到今日，許多治療師都傾向以內向、謹慎，及因為上流社會人們適應精神分析取向的方式工作。許多謹慎的人們會因為自發性及精力充沛的同儕而得到適當的延宕（Polonsky, 1971）。除非這不同性格的互動被清楚地討論，否則很容易被其他不同團體規範丟棄及貶抑。心理治療藉著心理學術語，或把更多活潑的同儕視為輕躁狂、支持「朝向健康」（flight into health），或只是沈迷於「演出行動」，巧妙地為非難提供合理的證據。不幸地，這方法的確會吸引可能是過於奢華或魯莽地大量濫用技術的人們，他們以努力追上 Moreno 以期與之並駕齊驅，來合理化這個方式的濫用。

七、Moreno 的個人弱點

　　心理劇除了來自一般專業固有的問題之外，還有其他源頭性的困難：在很多方面，Moreno 是他自己最不利的敵人。他是勤 44 奮且確實有令人訝異的生產力，但他仍然常常是反生產的。首先，Moreno 在他的行為舉止上常是放肆毫無軌跡的。在精神病學中常會遇到無聊的專業方式，而開始有了充滿生氣的改變，於是有些人發現，他戲劇化的呈現會有些迷人和讓人迷惑。多數人期待更「標準」的形式，而 Moreno 的行為卻是令人難為情的（Berger, 1990）。

　　不幸的是，Moreno常常是極端自我中心又不夠圓滑，許多原本準備好要跟隨他的人，常因為他看起來很善變，到後來都考慮放棄。通常一開始，他可以非常溫暖且高興地接受重要時刻，隨後卻失去耐性而很生氣地反應，這會讓向他尋求認同的人覺得很受傷。在演講的場合裡，一開始，Moreno 的態度可能是活潑且充滿好奇，但內容卻往往是雜亂無章，之後逐漸陷入他個人歷史的敘說，並開始批評其他重要名人如何偷走了他的觀點，頻頻提到名人來自抬身價（譯註：沽名釣譽），因而減弱了表面訊息的傳送。即使是那些可以順利處理的訊息，他也將之變得無聊、不恰當或是「即興的」（off-the wall）的狀況。因此，對那些正處在防衛階段的人們來說，這樣的方式反而會結束他們之間的對話。

　　在他與助理及學生的關係上，Moreno是非常具有創造力及敏於包容。在一九五○年代，當和這些上流社會賢達一起操作心理劇療程的時候，他會傳遞一個真實治療者的氛圍。而在其他時

候，他卻是心胸狹小、自大並極端地具有支配性。這樣的結果是，他影響了很多人，卻只能保有少數較親密的朋友。通常人們來到這裡接受訓練，學習到他們想要學習的，之後就離開。連那些宣稱忠於他的人們，在從事他們自己的工作時，也會特意和他保持若干距離。Moreno 和幾個在精神醫學領域中的重要名流一起工作，但由於他們的經驗往往有著許多的困難，以至於無法再次重現。感覺到真誠地愛上他是容易的，但因為經驗的緣故，人們於是學會稍微小心地保留一點自己的情感。

早年發生一件特別不幸的事情，Moreno 得罪了後來成為精神分析團體心理治療先驅者的 Sam Slavson，塑造了一個敵人。在 Moreno 組織他的團體治療及心理劇組織（ASGPP）的期間，Slavson 也籌組一個競爭性組織，而這個組織結合並影響了更多精神分析學者。此外，Slavson 的美國團體心理治療協會（American Group Psychotherapy Association, AGPA）及其附屬的《國際團體心理治療期刊》（*International Journal of Group Psychotherapy*）不但無法為他或心理劇貢獻些什麼，反而促成降低或孤立心理劇成為次領域（在最近幾十年裡，AGPA 對心理劇恢復友善的關係）。

45　　除了在訓練過程中過度的集權之外，就如前面所提及的，他也忘記在同僚之間催化網絡工作的建立。如果能夠分享名字、地址及電話號碼，情形可能會好一點（我相信在接近 1960 年代，我早期的書中首度包含了這樣的列表）。也許是因為缺乏其他有系統的技巧，諸如因為他太少推展，以至於無法傳遞，因此他總是無法採取一致性的行動，或得到其他人的期待支持。接著人際災難而來，原先的支持者變得故意冷落、感到失望，甚至背叛。

八、印刷品

　　Moreno 知道印刷品力量的重要性——雖然現在網際網路已迎頭趕上，但從當時到今日，印刷品仍然是最主要占支配性的工具。就如同前面所提過的，他出版許多期刊和書，而這些都是將資料轉化成印刷品而得到有利條件。由於這些書通常都是自己發行，因而都存在著經銷分布的問題。他的作品很少能與他的同僚透過有名氣的出版社所出版的書相比。因此，在一九六〇年代中期之前，幾乎所有可以買得到有關於心理劇的書，都是 Moreno 自己發行的（較晚期的書是和他太太 Zerka 一起協同寫作的），除了在主要大學之外，大多數人很難在大部分的圖書館裡，找到有關心理劇這個主題的相關書籍。

　　此外，Moreno 的寫作風格也是一大問題。他的作品往往冗贅、散漫、誇張，且充滿個人歷史性的回憶。就像他的演說一樣，他用毫無章法的方式寫作，用未經驗證的假設和哲學性的推論，混雜了許多根據事實的觀察，並隨意改變定義及將專有名詞用不同意義詮釋。因此他的書很難讀，也很難理解——若是有人真的去研究他的書，總不免感到難以捉摸，甚至令人惱怒。他製造了大量屬於他自己的專有名詞，而這更進一步增加了學習這個治療系統的困難度；更糟的是，他並非一致性地使用這些專有名詞。或許有些字真的需要被創造出來——這幾乎是任何新發展命中註定的。然而，試著用已經熟悉的字眼去適應或重新框定他的概念是一件行不通的事。他的這種行為似乎有點我行我素。

　　另外一個絆腳石是，他缺乏非常清楚地指示使用者如何正確

地帶領心理劇！更糟的是，在他的著作裡，找不到如何處理當劇已經開始形成時的困境，而遍及一九六〇年代的文獻裡也一樣找不到。我則很幸運地找到了 Barbara Seabourne 寫於一九六〇年代早期未出版的報告，雖然找到這資料，但是我主要的知識與訓練，還是來自其他的心理劇導演。如果沒有這些私下的接觸，要開始學心理劇是非常困難的。

46

Moreno 的作品因為含有洞察的珍寶、新奇的觀點，以及本質上傑出的想法而引人注意。無論如何，呈現出來的，大體上來說是理論上的弱點、非系統化、發展不健全、內部不一致且毫無說服力。如果我沒有運用這個方法的正向經驗，我就會選擇其他的取向。我曾經羞於展示他的著作給尚未準備認同這個處理程序傾向的同事們看。

在 Moreno 所有的抱怨中，最嚴重的是，他所創造出來的成果被其他人援用，卻沒有得到一聲感謝，但很明顯地，他也忘了去感謝那些對這個領域有正向貢獻的人們。在我曾經是一位年輕精神科醫師的訓練背景中，這些卻是另外一種違反職業道德的標記。如果他努力和已建立起理論或相類似的系統建立連結，對理論發展而言，那會是一件很有幫助的事，而非只是試圖提供一個完全獨立的新系統。

雖然他曾經證明其所抱怨的這個領域中的其他領導者，諸如 Slavson 或 Kurt Lewin 如何在職涯的早期受他影響，以及使用他的點子想法卻沒有歸功於他等等，但 Moreno 不應該把他的抱怨放進文章或書裡，這一來可能會掩蓋了實際上的資料。

在他嚴厲挑剔精神分析學派時，也對其他專業人士和他們的理論系統進行批判，Moreno 讓讀者很困擾，他含蓄地要求讀者

轉而效忠於他，因為要求太多以至於無法預期。他常以過時的實
務工作為標的進行批判，卻缺少了對現代學說的接納。

　　儘管他必須進行大量編輯和出版各種的專業期刊，大多數文
章的品質還是與其他專業期刊的標準差一大截，因此，確實很少
有研究成果禁得起嚴格的考驗。不過，他將早期其他先驅者成果
的文章置入，因此在此領域裡，他的期刊仍是傳播媒介的先鋒
（Treadwell & Treadwell, 1972）。但這樣的優勢在一九五〇年代
末期，在各種期刊出現其他改革者的成果時，被稀釋掉了。Moreno
的出版品失去許多卓越的貢獻者，而逐漸變成他獨特興趣的工
具。因此他頻繁地出版軼事類的報告、ASGPP 年度會議的呈現
摘要，以及學生的報告，和有點明顯地宣傳他的訓練課程──但
這一切都降低了這份期刊的聲譽。

九、公開示範會

　　儘管有專業保密的倫理規範，Moreno仍決定運用公開示範會 47
來示範心理劇。一九四〇年代，在紐約城上東區，他在週末傍晚
與三十到一百位或更多的人們一起展開他的工作。而參與的人們
僅須付和一部電影相同價錢的代價。在心理劇裡，觀眾變成主角
的資源，有時候還會被選為擔任輔角。Moreno 的理由是，他相
信治療性的劇場可以成為社會性改變的工具。由於他熟悉這樣的
背景脈絡，因而能安然處之。不過，這整個想法震撼了當時的治
療專業主流，他們擔心過於冒險。雖然我未曾聽聞過發生任何的
意外，但或許會有一些吧。當然，對大多數的精神醫師來說，這
是進行一個不確定的實務工作，到今天，相當多的心理劇導演仍

會分享這樣的小心及注意。公開示範是吸引學生的一種方式，至少是吸引勝過於放棄。許多同僚也和人們一樣在劇場參與，像是 Fritz Perls 在學了一些技術後就離開了。

　　一個相關的問題是，Moreno 對各學科間的定向、結合和運用，學生和同僚間不一定都需要資格證明。他結合了社會學、犯罪學、教育及其他非醫療領域的人們一起參與研究。就這部分，他和佛洛依德所認為的精神分析不應該只變成醫療專業範疇的主張是一致的（Bettelheim, 1983），但是，在美國的社會政策傾向，精神分析需要醫療資格，暗示非精神科醫師就不會是有效的治療師。Moreno 在這部分又再次反抗團體規範，讓人看起來好像是違反專業倫理一般。

十、宗教的涉入

　　在故意粗魯地冒犯專業規範次文化後，Moreno在他的著作及教導裡，更含括了對於宗教主題的反動。在這個世紀最大的爭論常是，宗教及科學多半被視為彼此不相容的兩端。更甚的是，Moreno 的神學並不屬於任何一個特定的宗派，更加深他被視作離經叛道。最糟的是，Moreno 在寫關於「我—上帝」想法時——在第六章會討論，有時候會彷彿把自己當成上帝一般說話。比異端還糟糕的是，這隱含地呈現自己有精神疾病的狀態（Power, 1975）。雖然他對自己的立場有些原理闡述，卻像寫詩般狂熱地寫著，而沒能努力去修飾措詞，以至於無法為讀者解開對他像是自大狂印象的困惑。另外，Moreno 描繪「天才」的部分，他再次特殊地使用這個字眼，可想而知的結果是一樣讓人感到困惑。

48

對 Moreno 來說，任何人能夠完整將創造力潛意識開放的就是「天才」，而這多半是透過想像力，自發性的來源是遠離知識，是來自我們平常自我束縛的潛意識狀態。Moreno 聲稱足以被稱為天才的人，是要能夠開放心胸並充滿整體想像的。儘管如此，這樣的說明僅僅可以覺知到要仔細地閱讀他的文字，以及他平常給人稍誇大的印象。

十一、歷史上的失真

名聲是由史學家建立的，然而不幸的是，許多精神醫學、團體心理治療或社會心理學的歷史學家在接觸心理劇時，做了一件乏善可陳的工作。當時 Moreno 究竟有沒有提及不可知，這件事已經被扭曲了。他被視為佛洛依德的弟子，而心理劇被視為精神分析的支脈。這似乎是令人感到氣餒的，且只能代表在更廣大的領域裡的挑戰中，只獲得小小的改革者名聲。另一方面來說，Moreno 的地位似乎被許多追隨者過度理想化了。理想化是一種錯誤過度類化，包括對某人確實未經證實貴族身分地位的歸因。舉例來說，我讀過一些心理劇的文章或篇章描述 Moreno 的工作是「受歡迎的」，雖然心理劇從未達到幾近這個字眼任何可能的境界。Moreno 引用關於他的生命或只有部分事實的引述，是為了製造錯誤的聲明。資料的過度或不足都會逐步地失去信用。他是一個沽名釣譽及可能人們會對他評價過高的人（Buber, 1958）。他可以給出不尋常的建議（Moreno, 1953, pp. 607-614）和做出社會上不適當的行為。

透過歷史性精準的鏡頭導致 Moreno 被這樣看待，而且歷史

有揭露複雜、矛盾、命運的捉弄，或許我可以將他置入單純，與有正常優缺點混合交織的位置上。Moreno 有優秀傑出的想法、精確的遠見智慧，以及實質上（在我心裡）令人信服的洞察力，這些我將詳盡地在未來章節中介紹。無論如何，我們應該也可以承認，沒有任何他說或做的事情應該被同樣地評價。我們應該繼續去蕪存菁和評論及修訂，以免心理劇導演自己落入 Moreno 曾經再三警告的犧牲品之中：依賴於文化遺產。

十二、摘要

在考慮到這許多困難涉入之後，證明了 Moreno 的勇氣、持續力的強度，以及他的學派取向也留存得很好。難以計數的榮耀都歸給了他的太太 Zerka，不論是在 Moreno 生前或去世之後，她修正許多錯誤並繼續推廣他的工作。沒有她，心理劇無疑地將不會發展到今日的局面，或者延展了他的想法讓它在創造者之後還能繼續留存下來。許多人希望對 Moreno 的歷史或他的想法進行更多學術研究，儲藏完整 Moreno 文件檔案的哈佛大學醫學圖書館將會給與協助。

Moreno 的想法觀念之所以能夠持續在許多領域裡促進專業發展的最主要理由是，在基本上有效果、具有能量，而且適切以及著重此時甚於過去。在這普遍失去人性的時代裡，他及時地透過社會計量及自發訓練原則幫助發展價值觀及每個人的特質。

就一個被接納的系統來說，不僅要包含極優秀的想法觀念和強而有力的技術，還必須在理論建構過程中由於此系統清晰及有條理，因而在專業中受到好評，及合乎科學的有效用，否則，就

似乎只是「純屬花招」。因為歷史性的無法預期及 Moreno 個人特質的因素，他的理論取向尚未被發展成受歡迎或是被專業所認可的程度，但我個人認為他值得的。因此，這本書的目的在於盡力試著幫助補救澄清困惑，及呈現 Moreno 在許多可運用形式裡的概念。

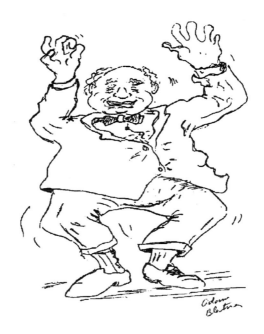

作者對 Moreno 的印象速寫，1967

5

一般哲學和理論性
的考量

Moreno 神學（將於下個章節討論）的創造力、自發性、附加現實的哲學理念，以及社會心理，都是奠基於至今仍普遍存於文化中許多因襲成習、互相矛盾的態度和假設。因此，對其概念複雜性本質的充分了解，首在對其基礎假設的清楚描述。這些概念如附加現實、劇場以及創造力的深度意義等，必須跳脫對客觀和理性的一般看法。無論如何，在現今多變的世界裡，Moreno 的想法是適切和具啟發性的，也就是說，它們不但實用，而且能夠衍生出對未來有用的思想和方法。

此處必須要提醒的是：我所詮譯的 Moreno 基本哲學——Moreno 從未清晰地說過那些觀點、他的哲學及現今的世界觀，也許必須視為現今後現代思想中一些主要想法，與現代主宰人態度「現代」的西方文化間的衝突。Moreno 哲學包括以下幾個範疇：

○ 認識論：什麼是可知的？
○ 本體論：什麼是真正存在的？
○ 倫理學：什麼是道德的？
○ 形而上學：在其最基本層次，除了任何對人性的考量、宇宙

如何運作？甚至⋯⋯

O 神學：神性的本質為何？

心理學理論奠基於哲學的假設，若非先建立基礎的了解，否則是無法對之深入考量的。

現代思想移轉成後現代思想始於 Moreno 少年時期。隨著存在主義的出現挑戰理想主義的哲學發展，並反對那些宣稱可以用理性尋找人性真理的理論；存在主義者肯定是人類創造新潛質的能力，當然，這方面的主要概念指的是創造力，而 Moreno（1956）是近代趨勢的先驅。

另一個在二十世紀約前四分之一時期開展的哲學是現象學。由前五十年宣稱只有可被測量的事物才值得慎重考慮，可被視為真實存在的主觀理性主義轉向到客觀。主觀的經驗被降為「附帶現象」，只是頭腦機械似物理現象的副產品。然而「現象學」這個術語，表達了什麼是真正的發生，包括了經驗和可觀察、測量的活動。因此，現象學對實證主義者而言是個反對的趨勢。若現象學主張主觀經驗必須被視為真實，而 Moreno 也強調「心理真理」的特質，自然會被歸類為現象學的同路人了。

這種緊張的狀態，反映於不斷進行著有關知識、真理和現實本質的對話中。在文藝復興和啟蒙期之前，介於十五世紀至十九世紀間，歐洲知性改變的時期——「真理」是藉神力揭示還是依傳統的建立，學習則包含對古典書籍、神化典籍和傳統信仰的接納（Smith, 1989）。現代性則反對這些，而以相對的態度來代替。以理性主義和科學為例：首先，科學集中於物理科學，而理性主義則於政治舞台施展其影響力；廢除帝王神權、奴隸制度，並自

認是改革進步的。同時，科學的方法也引起科技上巨大的突破。　53

　　運動的成功引起了超過其適當範疇的茁長；科學的思想，強調還原主義（將複雜系統視為其各部分的產物）、唯物主義（在解釋上否定心或神的存在是一種運作）和實證主義，成為知性領域裡的優勢主題。這表示現代主義的世界觀未能啟發存在於不同的領域，因為那些領域包含著多樣類型的複雜性。

一、兩種不同的複雜性

　　所有進入大自然神祕的視窗——顯微鏡、望遠鏡、粒子迴旋加速器，所揭露的不僅是明顯的已知，還顯示那些領域不可思議的複雜性，而且使我們充分了解經常忽略的自然。再次地，在語言、行為、文化、社會生活、兒童發展、森林等範疇，我們不斷地發現它們的特質比我們所了解的更複雜，它們的互動和詮釋系統比我們所想像的更微妙精細。最近，數學家們提出各種思考複雜本身的方法，那就是混沌理論和分裂理論。相對於宇宙複雜範圍的逐漸察覺，也要求哲學本性的適應，特別是在關於了解心智特質和取向，捉摸行為科學方面更是如此；心智使複雜的問題更加深了一層意義，而意義則隨著參考架構改變。

　　一般而言，複雜物理科學對現象的研究，著重於測量不同的問題；但是，在行為科學的範疇加上參考架構的層次，便強迫它必須面對遠超過理解物理科學的問題，連理解也不易捉摸的挑戰。然而，大部分經由生理學、知覺，和其他更接近傳統研究方法的心智層次實驗研究，因為有許多問題，並無法引導它們採用這樣的研究方式：像是神話、戲劇、幻想、文學、推銷技術、修

辭學、經濟學、政治學、藝術、音樂、幽默、靈性、法律（公正感）、人際關係面向、哲學等等，是無法捉摸的；因為，人們帶至各個情境的參考架構常常改變，因此，歸因於任何現狀意義也跟著改變。

　　每一種參考架構在同樣部分有不同的一套依據，來說明什麼是「較好」或「較真」，以至於不同真理的概念混亂失序。一般而言，過去廣被學術界接受者，方可評定為理論的依據；例如邏輯學，它的實效與內在一致性，在反思人類經驗時，廣泛地包括如愛、信念、責任、希望被了解、對「我」的恐懼、困惑、以藝術表達自我的慾望、單刀直入神祕直覺的探索等不可思議的動力。在這樣的情境，一個人必須擁有不但能忍受矛盾，而且是具有真正必要的能力；而這樣的動力是無法像在做化學實驗一樣可還原的。

　　重點是，行為科學和人文科學要求的研究型態並不相同，一個包括較多詮釋，或只是還原主義的、加上分析和可控制的實驗（請注意，這並非否定科學方法；實證科學中許多處理方式，在心理學也同樣有用，但我不認為它是唯一的標準；而是，必須承認對某類型的情境，其他解釋真理的處理方式也許更有效）。總之，詮釋包括更多現象學上的取向。

　　我們的文化仍然十分重視學術，這是諸君於現代文化中十分重視的世界觀──「嚴格的科學」（hard science），繁雜的獎勵分配、補助金，和為了能讓主流刊物接受而出版的文章判斷標準──我們不該低估經濟利益增強知識分子的現況。由於心理劇和其他心理治療被正經嚴格的科學證據視為較無用的心智，或為那些大量投資於現代化世界的人視為模糊不清的自欺，因此，它們

較少順服於實證主義和唯物主義者依據的標準。

二、知識的另類形式

提及改造認知模式的難題，由於它們是心理劇運用的支柱，故其各個不同的處理方式都值得在此簡述一番。

● 詮釋學

詮釋學（hermeneutics）是詮釋的藝術。任何人類所創的事物，如神話、歷史、詩、小說或聖經，都來自不同的參考架構，因此，發展較好的方法來闡明其所含的意義，就成為十分有趣的挑戰；一個詮釋者的表達是否巧妙，雖仍然有評價的典故，但是，其最後構成的宣示是不可能消失的。

55

● 建構主義

建構主義（constructivism）以客觀主義的假設為主要基礎是其特質，意思是，真理是客觀的存在。「真理在那裡」，先不說在意識上是否有可能正確地領悟到真理，反正，愈來愈多的知識分子逐漸開放於一個觀點，那就是，人們視之為真實的，常常是被他們自己的信仰、語言和習慣所建構出來的（Neimeyer, 1993, 1995; Watzlawick, 1984）。這不全然是 Alfred Adler 的新創作理論，而是受一位提出此概念的哲學家所影響（Ansbacher & Ansbacher, 1956; Vaihinger, 1935）。

在實證的範疇裡，客觀主義通常是較有用的，那也是為何科學能成功地戰勝迷信而顯現出來的原因。然而，在人文科學和行

為科學的範疇裡，客觀主義常常被誤用，人們認為「事情就是如此」，正如同那真的只是不明確協議的產品。在這逐漸改變的時代裡，去質疑很多有關安排、角色定義和其他文化的常規，是有助益的。

● 敘事

很多心理學已經變成量化了，就好像知識只能以數字的方式存在；將心理學視為科學，是將其用與物理科學同一種方式來操作的嘗試一樣，而這也是心理學被視為人類心智科學副產品的原因。因此，逐漸地有人強力地主張，用故事的方式來考查類似情況的複雜性。在心理學和心理治療的敘事（narrative），也同樣和心理劇依據戲劇演出的隱喻做法產生共鳴（Sarbin, 1986; Parry & Doan, 1994）。

三、後現代主義

建構主義詮釋學和敘事是一個較大複合體的一部分；在過去幾十年來，稱為後現代主義的知識開始發展了，且已成為知識圈裡逐漸普遍的傾向。本質上而言，後現代主義的觀點，挑戰了文化上有關客觀主義的思想，以及持續科學評估模式於人文科學裡是不適宜的運用等範疇（Anderson, 1990, 1995）。

現代化的特質是客觀主義和實證科學，因為現代化似乎遠比前現代文化中「迷信」及「隱藏領域」的傳統主義更能啟迪人心。現代化常常陷入自以為是和自滿，然而，有些問題似乎也和其唯物、個人主義、客觀主義的世界觀有關聯，其中還包括殖民

56

主義、父權制度和種族偏見——特別是對那些科技似乎較落後的人，尤其以那些與武器有關者為甚。現代化西方世界將經濟上無法和其相比對的族群邊緣化；而且，其成就的驕傲更是支持其深深否認著如生態學、社會不公等持續挑戰著我們時代的問題。

隨著成功的自我膨脹，被賦予過度的權威，似乎是造成此成功的、植基於現代化研究法的知識；換句話說，它被肖像化了。然而，藉著嘗試將實證神學的依據用於行為科學的範疇，就有傾向「科學主義」的趨勢；因用此方法無法適當地發現此範圍的議題、這個專有名詞，或術語的存在，就顯示了科學是過分地擴展於如倫理問題的討論上（Wilber, 1997, p. 24）。

這股被稱為後現代主義的知識趨勢，如同其名，對現代化的世界觀有著疑問；這個趨勢是多面的，而且絕不是個固定的教條——一個後現代主義者信念的真正想法是矛盾及弔詭的，因為知識被視為是相對的。後現代主義的問題之一是，如同它對諸如政治、藝術或社會運動是真實的，它的倡導者也有很大比例是採取表面膚淺、反開化論者、簡化主義的或極端主義的立場；這使得那些想要更坦誠澄清是非，和希望知識要點精確又能包容同伴的人感到困惑。雖然如此，我認為其整體的取向，對心理治療和教育仍然具有一些有用的暗示（Blatner, 1997）。

四、本能的反應

主張心理劇和後現代主義的思想一致是需要技巧，而不可大意的；因為，很多真正了解這個後現代世界觀的人，打從內心裡恨這個想法。後現代主義打擊的不只是他們最深沈的信念，而且

是他們真正的思想方式。這是因為，世界觀的改變，必須要求其對這世界能從根本做個重新定位，一種要求從根本上做不同的改變，一種更有彈性、更有創意的思考方式。

這好比：想像你是在一個靠近沙漠的地區長大的孩子，那兒有足夠的水可以飲用或梳洗，但是在這裡，從來沒有足夠的水可以聚集讓你能夠游泳；游泳的真正概念對這地區的人來說，是無法理解的。一旦有人打算跳入井中而被淹沒，那麼，大量的水就會被視為是危險的。現在，你被派遣到這個國家的海軍，並到國家最遠距離的海域從事海防，而且，學游泳的挑戰成為海軍訓練的一部分。

游泳這個活動，是可以讓你面對全部的感覺、弄清楚與地心引力之間相關聯的適當方式。幼年時，人們必須持續的一件事就是游泳。但是，如果不知道游泳是可能的，而且要親朋好友們來支持這個世界觀，亦不可能達成，那麼，要面對進入井中，學習違反過去二十多年來適切累積的習慣行為，會是一種感到非語言所能形容的關係改變──這是皮亞傑所謂的「調適」，那是令人完全迷惑的。

游泳或太空人學習在太空中演習都是物理活動，要求身心和世界相關聯，成為方法上深刻的改變歷程；想像那種強烈的認知聯想，也同樣要求著適應後現代主義的人。當一個人已經固著地學會真理的關聯所在，且已被制約用保守而理性的方法思考，以便是「有現實感的」，反過來要勸導其用想像、直接和創意的方式來思考，這歷程可能是困難的。如果我們已學會服從、研讀、學習書上所學，甚至背誦之，那麼，要求去改變或創造新的結構和概念就十分困難了。光是「捏造事物」的想法就令人感到含糊

且恐懼，那是只能允許小孩去做的事；只是不熟悉，所以只好用白痴、愚蠢、任性、荒謬這些話來貶損之。

後現代主義者和現代主義者之間的緊張狀態，會在稍後探討神學的章節（第六章）和自發性對機械化（感情）（第八章）的章節提出，那些想到要以修改教義來適應目前認知的人，和那些教義傳承自權威人員的依賴者之間常有緊張的氣氛；甚至那些實際上已創造新詮釋的權威人士，也傾向於否認；他們較樂意相信所解釋的既定經典是真的在那裡，再加以辨認出來。

重點是，後現代主義所要求、所重視的創造思考，雖然我們只賦予口惠（說說而已），事實上，是大部分違反我們交代、制約的性質。心理劇如同建構主義的歷程，要求更新完全的根本思考模式；從一種依賴由別人創造的傾向，改變成具自發性，和勇於再創新。

58

五、隱喻

心理學的理論也需要重新評估，因為心理劇運用的理論架構，比心理學、社會心理學和其他社會科學更為廣泛。然而，同樣地，理論建立的本質也有疑問和修改被提出來，在後設理論層次，這樣的探討曾經發生過（Kellermann, 1991）：我真的需要理論嗎？我們需要一個嚴謹的心理學理論嗎？或者，理論可以鬆散些嗎？什麼是一個好理論的適當依據？還有，按照改變中的環境，那些依據如何地被改變了？心理學是一種科學嗎？

正如本章一開始所提，理論的建立有不同的層次，有些較概念性，有些較具體化。例如，我們可能有一個有關戀愛動力的理

論，而不需一個考慮全面性的概念理論來解釋每件事，這對我們如何考量心理不同的理論是有所暗示的。

正如討論的，不同種類的疑問會以不同的方式去處理，有些經由實驗和測量，有些則經由詮釋。一位心理學的主要提倡者Allport，提到兩種不同研究的相異點：一個稱為「普遍性規律的科學」（nomothetic），包含對相當多數的一群人做一個假設性的測試，再提出一般性的趨勢；另一種叫做「特殊規律研究」（idiographic），其處理方式是以個案研討、找出個別中的複雜性。不幸的是，「普遍性規律的科學」研究方法太占優勢，幾乎使「特殊規律研究」方法黯然失色；其實兩種研究法都有其價值，而這已經承認預期前述的議題。

六、為何創立理論

很多人對理論的討論不自在，故會有逃避它的傾向，然後他們會將其逃避合理化，甚至對是否需要理論提出質疑。畢竟，沒有理論，技巧是可單獨使用的，然而，指導心理劇須真實面對人們的問題，當敏感且複雜的情境產生時，吾人必須要小心地對一套假設進行反思、檢驗和調適，那不單單只是「信任這方法」一個口頭禪可以滿足的；方法有時是有用的，有時卻會誤導。一個理論的實踐或者會引出技巧的運用，即使有時它未必對個案最有利；正如 A. H. Maslow 這位偉大的人文心理學家所觀察到的，那些只知道用途如何的人，「會有將每件事當作釘子的傾向」。

進行心理劇的指導不只是傳授方法的能力，而是一種藝術，也要求實務工作者有真正的專業訓練；它給與個案的、比心理學

59

包括的智慧更為廣大，再思考一個問題尊重的行動。總之，所有的想法是在脈絡中運用，理論只是一套解說清楚、理性整合的假設。

　　一位有名的社會心理學家 Kurt Lewin 提到，「沒有比一個好的理論更有用的了」，他夠世故地了解理論不是最好的答案，正如寫作是一種工作，地圖是一種工具。在建築上和圖畫中的藍圖與鷹架一樣，都是心智組織有條理的表達和發展；理論是理解的、物質表達方式也是任何理性實行之應用的認知地圖。如果心理劇要負責任清楚明白地被運用，它應是基於命運的理由；這並不表示心理劇有很多直覺、想像和靈感的空間存在，更不表示雜耍技巧、神混奇蹟和魔法將包括其中──它們也只是工具，但不能被織成一個狹窄現代主義的手法來做治療、教育或者諮詢。

七、鬆散的理論

　　因為心理劇是一種複雜的方法，可以和其他種治療或思想學派整合，它超越了任何個別的理論，所以需要改用一個鬆散的超理論。如同前面所提及，在二十世紀中期科學趨勢的那段時期，心理學跟隨可能處理科學理論的假設潮流，投其所好，嘗試提出單一化且嚴謹的理論，將廣大範疇的心智──社會的、好玩的、藝術家、政治的、靈性的等等，隸屬於一個「強制就範」，它是一個受限的架構，而曲解了充分欣賞存於其中豐富寶藏的能力。

　　我們已提示一個嚴謹的理論是極有用的，當出現一個鬆散的理論，並可以代替、提供一個合理的架構，來創造革新和有效的應用時，那麼，花時間去嘗試支撐這樣一個鬆散的理論，大概是一種不必要的時間消費。有趣的是，Moreno 的角色應用理論（見

60

第十五章和第十六章）提供了一個可運用並具一般性的架構和語言，給這個更鬆散的後設理論脈絡，這個觀點將在第十三章進行討論。當我書寫有關心理劇與其他治療的研究方式和整合時，去創造一個知識和專業上負責任的自由發揮是可能的，概念性的理論能充實許多理論的發展或運用，它不但涵蓋共同的要素和特別的原則，而且更和每個所關心事物領域的狀況是有關聯的。

八、摘要

因此，心理劇可以被定義為用戲劇的手法來探索「真理」的科學（Moreno, 1972, p. 12）；然而，Moreno 對真理的看法並非借用其他理論的概念，故能辨識其認知架構中特別重視心理真實（真理）是很重要的。心理劇是脫穎而出的世界觀的一部分，在和現代化辯證的緊張狀態，是後現代逐漸的改變範例。很多專業人士和行為科學家已習慣於現代化的模式，他們發覺後現代主義、建構主義的研究手法太輕鬆自由，而有輕視它的傾向。那些批評應視為是由於在假設基本上的不同而引起的。

這是個在政治和知識上的挑戰，因為改變基本的信仰不是件容易的事，而且，就算無法完全說服，人們仍會有力地為其舊方法辯論。在一個不斷變化的世界裡，哲學不只是一個象牙塔的反思，而是一個人在各種群體中做敏銳立即的掙扎；就如同心理學家，很少人能夠辨認出他們一直爭議的只是一個基本世界觀的衝突。

最後，甚至讓我們重新評估幫助他人克服個人和人際問題的這項助人事業的本質。它是科學嗎？是藝術嗎？也許它是比較接近推銷技術、說服力、雄辯術、催眠術、建議、靈性的引導和個

別化的、對白的、反思的實行的混合？科學自欺地認為它是中性和客觀的，但事實上，它是運作於自欺的否定層次；它對我們的自責和自我本質的檢驗巧妙地強制和假設（而此假設事實上是在自欺的否定層次裡運作著）。當那個自我本質是我們自己的心智時，一個現代化世界觀雙重約束的應用就可能被壓迫了（在此案例，壓迫有效的定義是，當一群人強而有力地運用知識的建立，使之如此有說服力和有效，以至於被壓迫的人幾乎無法察覺到有其他選擇的可能）。

Moreno 對創造力的概念是解放和十足顛覆的。他邀請我們去質疑，因而也打開了質疑的假設之門；在這方面，他的觀念比他的年代領先二十年或更久。想了解 Moreno 的人，可以從知道當代的趨勢得到幫助，那些當代潮流，如後現代主義、建構主義、敘事、詮釋學等啟發且支持了他的想法；但是，表達概念需要找到表達的字眼，因為它們代表了重要的主題，亟須被了解，而世界上新的思考方式需要這些新的展望（視野）。

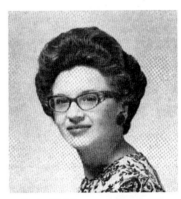

Zerka T. Moreno，大約 1951.

心理劇導論：歷史、理論與實務

6

Moreno 的神學

如果只是為了有效地應用 Moreno 大部分的概念和方法，接受Moreno任何有關神學的想法並不必要；然而，心理劇的潛能，最好能藉由辨認出形而上學和心理學的基礎——創造力和自發性 63 來理解。

Moreno 認為，創造力和自發性是未拓展「存在」的基礎，而本來就在宇宙的運作中（「宇宙」這個術語，所包括的不僅是物質、物理的萬物，也包括更廣大、更為重要的心智、經驗想像和靈性）。對Moreno而言，宇宙是上帝行動和主要本質的表達，且就神學上而言，上帝是非常具有創造力和自發的（Blatner & Blatner, 1988）。

一、靈性、宗教和心理學

正如在第四章所提，Moreno將神學含括進他的取向，減低了他是科學家的可信度，因為神學和科學被視為是不可相容共處的兩種範疇。然而，近年來，這樣的劃分已逐漸受到挑戰，而且宗

教心理學和心理學的宗教層次，也被更廣泛地討論。

64
　　當然，Moreno 並沒有劃分那些探究範圍，對他而言，神學、哲學、社會學、心理學、實務的方法和社會行動，是有一個遠景的整合（Lindqvist, 1994）。它們是相同基礎概念下不同的方向，而創造力是核心價值，神授的動力則蔓延至宇宙。Moreno 從來沒有真正將其神學的概念加入任何特別的宗教，他覺得他的概念可以和所有的宗教整合，且鼓吹不同宗教。

　　然而，Moreno 和其他人，如容格或 William James 均以十分寬宏的意義來使用宗教這個名詞。近年來，更強迫將其分為兩種不同的方位，且十分地有用：靈性和宗教。靈性是和**超自然領域生命發展一種關係的活動**，或者是深入和神、宇宙或偉大的整體存在連接的活動（Wuthnow, 1998）。相對地，宗教是一種社會組織，它的主要功能是促進靈性，但是在歷程上，常常為了追求多數的次要目的，而模糊或忘了其主要目的。社會機構常常如此，不管它是否是政府、學校、醫院或醫療系統。所以，是宗教而不是靈性的，或者是靈性而不是宗教，都有可能；那表示，任何特別想法和實務與組織包裝結合，兩者也都有可能。許多人在他們所選擇的宗教架構裡，找到最大的靈性實現；在現今社會裡更有可能的甚至是，包括的既不是靈性也不是宗教。

　　當容格從事有關宗教的書寫時，所談論正是我所謂的靈性。他的觀點是：正如同人受到父母、小孩或家庭拘束的固定傾向，同樣地，人也對宇宙有一種不同程度的聯繫感，這種聯繫感在大部分的文化中被擬人化了，且賦予神或女神的名稱；雖然佛洛依德將此傾向視為幻想，只是父親形象的投射，容格卻認為這是一個較遠微妙而複雜的動力。我們必須注意，一個非常成熟、理性

和沈思的人提到的神祕經驗，是不可能輕易地以這樣簡化的意見來說明的。

Moreno 不受一個問題的理性分析所干擾；他不只是一個自然的神祕主義者，充滿了神的內在性和創造，也深深地感覺到那些力量在這世界上的道德命令（Moreno, 1971, 1972）。雖然創造力廣泛地被賦予口語傳布的幫助，但實際上的心理學及文化阻礙的狀況，我們將在第七章討論。

65

二、美學的基礎

當概念是用與其他概念相反的方式來查驗，是最容易被了解的。我們處於一個神話和意義停滯的時代，主要的哲學家和心理學家已經注意到「一個神話吶喊」（May, 1991）和「未被聽到意義的吶喊」（Frankl, 1978）的現象。這腐敗的神話狀況甚至可在普遍的對神的信仰裡找到。例如，一種普遍的信仰是，世界是測試服從神教條的地方，而最後，上帝被視為一個道德家、遠離人性的人；祂也許有不同程度的悲憫和這個角度相關聯，但較深的功能是規則制定者和法官。

Moreno 的神學呈現一種不同的看法：上帝追求的是美學而非價值，美的價值包括創造、發明和慶祝的樂趣，換言之，它代替扮演法官的角色，偶爾介入祂所選的公正主體面向。如果上帝是活潑的、好奇的，對創造可能性感到無止境的開放，不知會是怎樣？如此思考上帝也許並非傳統，卻真的並未輕視上帝的榮耀──只是那是不拘類型的榮耀。回到那些可能欣賞像是形象人士的心智情況可知，現代有很多人的生活並非具有無止境痛苦與扭

曲之特質，相反地，他們是富裕而無聯繫的；對他們而言，其疑問在於，在此複雜而多變的世界裡，他們如何回歸和回歸何處，且有何更有意義的事可以做。

美學所探討的問題和邏輯的、合理的，甚至實際層次是真實的問題有所不同，它詢問：什麼感覺好和什麼是感覺好的本質？美學上判斷的例子包括：

恐懼的	重要的	有意義的	漂亮的
高傲的	喜悅	興奮	有趣的
活潑的	感動的	深奧的	甜蜜的

這樣的經驗無法充分地解釋，然而，哲學家嘗試提出一個依理論推論的、揭露測量、試著思考的感覺。

一個持續創造神的力量的概念，和傳統對神是不變，且因此不受人類事物影響的概念相較，是差別很大的。天人間較多的互動，似乎是和一般了解的全智全能的神相衝突；此基本想法是穩定和完全理想化的，那是源自歐洲中世時期心智狀態的投射。當時，因有內戰、饑荒、疾病和死亡，對大部分的人而言，生命是一種永無止境且痛苦的存活掙扎。天堂是這些掙扎的解脫，一個和平、放鬆和安全出口的地方。在這樣動亂的世界裡，最重要的價值觀被視為是靜止而非動態的樣子，穩定和完全的狀態被視為是完美的；在天堂，有最終極的答案。當然，上帝才擁有答案。當你到達那裡，就滿足而完成了——這是最好的。

不可否認的，穩定和和平是美學的價值，但是，興奮和冒險何嘗不是，如果上帝更欣賞那些品質會怎樣？甚至，如果有一個神更榮耀的本質觀點是慶祝（讚賞），或者更進一步是創造的潛

66

能，且此時此刻，無所不在地存在於宇宙的每一部分裡，會怎
樣？也許這將是一個不同的，但同樣高貴的神的觀點？事實上，
Moreno 直覺的，且嘗試以其平凡且狂熱的敘述詩手法表達的，
正是這個觀點。

三、和其他哲學產生共鳴

Moreno 的想法絕非特異，其他人已經提出類似的概念，也
許不是以如此詩意的方式呈現，卻是以更嚴謹的知識形式呈現出
來；Moreno 注意到，他的概念和 Henri Bergson 及 Charles Sanders
的作品有些重疊的地方，他們同樣注意到在思考有關存在主要動
力時，創造力的重要性。

Alfred North Whitehead（他主要在 1920 年代至 1930 年代間寫
作），以及 Charles Hartshorne（他的著作主要出現在 1950 年代到
1980 年代）也曾有這樣的觀念。他們的取向已是著名的「歷程
哲學」（process philosophy）。因為代替了將世界認為是事物集
合體的觀點，它將焦點改變為集中於所有事情的重要的歷程，那
些事件歷程被視為在每一複雜層次的詮釋和運用（Blatner 1985;
Griffin, et. al., 1993）。歷程思想包括了上帝的概念，但比較像
Moreno 的遠景運用，取代以亞里斯多德的「不動的動者」（un-
moved mover）為基礎的神形象概念。Moreno 和歷程哲學兩者都
提出一個更具互動和詮釋的生命，而成為每個人成長的基礎（Bla-
tner, 1998）。這哲學同時也認為，創造力在每個歷程中都是一個
核心的動力。

其他哲學家和詩人也推進這較有動力的概念。作家 Nikos Ka-

67

zantsakis（1960），在他詩意的《上帝，救世主》（*Saviors of God*）中所表達的，特別是有關上帝需要我們和祂共同創造，去協助世界出生的情感有關，這和 Moreno 早期《父親的談話》十分類似。蘇俄的哲學家Nikolai Berdyaev（1954）強調，道德命令必須創造和培育他人。

那些概念和我們文化中，宗教拘束於傳統，且賦予神職，有權力詮釋聖經的牧師權威神學家的趨勢完全相反；Moreno 和歷程哲學提出，人類可以透過內在創造力的資源來發現（找到）智慧。

四、內在性

Moreno 更進一步直覺到，上帝並非只是「高高在上」〔在神學裡，此教義謂之「神的內在性」（immanence）〕，而是在世界每一個生命的創造力中發生作用；在嬰兒的笑聲、在無家可歸者的淚水，每一個你所遇到的人都是上帝在人世間的表現。這樣的觀念在我們的文化中是眾所皆知的，而較不為人所知的，在較多或在其他場中加上一些神學呈現的想法是，所有存在的最本質（精髓）層次是上帝，正如同細胞在身體內是生命力量的表達，即使細胞本身並不知道或包括人——你的靈、魂、心、身的整體。反之，較普及的信仰認為，上帝是優越且整體的，祂不但全然地超越我們生命之外，而且是完全的「他者」。這些信仰有一些也許是我們孩童現象精神態度的投射，也是中世紀教義的殘餘。

Moreno 提到超越和內在性的不同看法，作為不同歷史階段

對神性的表達。首先，神被視為「祂—神」，就在高處（主要是超越的），然後神變成「你—神」接近些，但仍是他者；現在 Moreno 說，是到了「我—神」的時候了（主要是內在性），那是一種人本質深處的認可，心智可接近，且表達了超個人潛能的證明（Kraus, 1984）。

然而，我認為，這是 Moreno 超越界線的地方。大部分深思熟慮的現代神學家認為，上帝的概念有內在性和優越性兩者之間的一個平衡點，而 Moreno 低估了後者，這以為人類的心智可以充分了解宇宙萬物是最傲慢的想法了。優越的概念——神的「他者」之想法，引誘人類去強分他們自己的自我和智慧；「較上層的力量」，或者是「底下細小的聲音」，會啟發對那些層次的接納和尊重。Moreno 以充滿邏輯的洞察力如此地誇大（自我膨脹）自我，以至於失去了平衡的觀點，失去了謙卑的美德；他的自戀傾向加強了這種狀況，也許他對這方面少有洞察（察覺），因為對任何允許創造力流暢的人，常被授與了天才狀態（稱之為天才）。但是，對於那些真正有關係的人，他並未真正公開太多這個想法，他心裡只充滿了自己，所以，他的神學是見聞廣博，但不完整（他太自戀自我了）。

68

五、責任感

「我—神」的概念，和我們在道義上有不可免避的任務，因為這觀念與充分負起世界共同創造者責任的想法，彼此結合在一起，這個角色是榮耀神聖的；不過，這種要求成熟負擔的假設概念，和文化裡逃避責任的普遍趨勢是相違背的。

　　責任作為一個統整的要素，使很多心理和社會問題有逃避責任的動力，人們甚至誤用心理分析，指責「情結」（complexes）為其問題。為反抗這個情況，Schafer（1976）尋求在分析過程中，改變使用的語言，來協助人們較有意識地對其想法和感覺負責任（有關逃避責任和主題的部分，會在第八章提到有關機械化情感和其相反、較健康的自發性動力時來討論）。

　　甚至於，責任的解除也普遍地包括在天堂的遠景之中，而變成過分地重視安全感；如果，人們能成為重視且欣賞負責任，經驗到興奮與勇敢的、冒險的、奇遇的和創造的光榮會是如何呢？也許天堂的觀念會跟著修訂？也許這對人們如何看生命的意義也有所暗示——是賺錢，然後受拘捕、中途退出和荒廢時間，或者是將生活經驗用於社會活動的服務（在下一章將進一步討論）？

六、個別性

　　當我們對心智的本質有較多的認識，對天生的性情（氣質）、
69　能力、歷史、家庭和文化背景，以及其他因素有更多了解，個別的真實性就變得更生動了。每個人無法以相同方法來學習和服務，但現代化社會繼續受到生產線和其可替換零件隱喻的影響，產生一般性可怕的力量，但是它必須被挑戰。

　　相同地，道德是機械論者要求只對宗教和民法的服從，而且，如果當這些觀念履行之後，又常常會以「正義的」訊息解釋之，且（像好孩子一般地）他們的世界將會獲得像是好天氣、戰勝敵人與世界和平的獎賞；但對不同層次的靈性成熟、道德行為或個別創造力的需要，則很少被認可的（Fowler, 1981）。然而，

在後現代的世界裡，此觀念以一種新技巧的輝煌手段，使它看起來似乎成為我們可以得到所需的所有創意；靈性和道德也開始被視為繼續轉化和變換的歷程。

個別化的複雜性和獨特性，提供 Moreno 創意哲學的支持證明，若創造力是一件驚險的事，那又為什麼要成為獨一無二的呢？且從另一方面來看，如果創造力是重要的，是宇宙的核心目標，那麼，人們就該被啟發去發現和思考他們自己的優點、缺點、特質，和其獨特性組合的充分應用（實現），且運用那個獨特性來從事創造力。

七、會心

除了察覺自己的個別性之外，還須進行對他人個別性的辨認；培養他人和自己的創造力是有價值的（是重要的），去了解他人的獨特性，將之引發出來，需要一種較深層次的人際承諾參加，那便是 Moreno 所謂的「會心」（encounter）。

猶太哲學家 Martin Buber 曾寫到類似的動力來說明，人們該如何和物關聯，以及人們該如何和人關聯方式的相異之處；後者的關係允許人的自發性，那表示人們可能會令你感到驚奇！他人有時會以你既不期待也不希望的方式做事，他們不是你能操縱的玩具，也不是物。

事實上，Buber 和 Moreno 兩人看到，很多人以「我—祂」的 70 方式不但和其他人，甚至和上帝也有發生關聯的傾向，就好像他們可以操縱別人。對很多人而言，就好像是寬恕、犧牲（以舊的觀念），和其他行為——只是如果我這樣做，你也會自動地那樣

做的不可思議的行為——但人類的關係不僅如此簡單地進行著。它要求一個更成熟的思考方式，以及面對那些現實關聯的轉變。當然，這需要更多的責任感、更多他人的差異性（含括上帝）與可變性。從好方面來看，在 Moreno（和 Buber）的看法裡，同樣地認為，上帝之愛也對我們的個別性和自發性公開；而且，上帝的期望（希望）是讓我們去完成我們的充分潛力。

學習會心的藝術，一個人會學到開放、關懷和欣賞他人的創造力，將別人變成只是鏡子或布偶，是比較不具美學上的價值，因此學習去促進我、你之中的自發性是較為重要的。這不利於你（壞處是）的地方是，你會失去控制權、得不到任何保證、總是無法立刻得到來自我、你所要的。有利於你的是（好處是），一個真正的成長、發現且互動的關係出現了，而且，在一個互相（彼此）自發的關係中，你可以透過另一個人的眼睛、感覺和思想，來發現和欣賞世界；這將使你的世界變大了，因為，另一個人不但和你共同參與，而且，你更能分享他的經驗。再度地，讓創意美學戰勝了只是安全的美學。

所有這些在實際上的應用，是以促進靈性對話、戲劇通則的混合和「空椅技巧」（empty chair）的心理劇手法，來取代只是在禱告中告訴上帝，或者在冥坐時傾聽上帝的方式；給與人們和上帝會心的機會（或者其他較偉大、有智慧的靈性本體或較上層的力量），來從事一種給與愛的對話、問問題，以及角色交換。所以，人們可以在更高一層力量的角色裡自動自發地找到（發現）自己，對所提出的問題產生個別化，且發現令人驚訝而有意義的答案。

七、創意神學

Moreno 的神學意謂著他自己的修正，因為個人必須建構一個和其特質、文化和個人背景一致的意義系統。創造力最重要的價值在於，它必須是一個破壞和重建不斷進行的歷程，因此，所有的概念——甚至於自己的，或是有關神的、我們的形象和想法——都必須被認為是暫時的，且開放讓人質疑和修正。

正如同 Moreno 敢去挑戰主流宗教和哲學的文化既存，產生他自己的想法，同樣地每個人也可以賦予自己權力去發展出屬於自己的神學。在第二十章會討論到「聖經劇」的實施時，會提出社會劇的改編，這時人們可以以聖經故事為基礎來想像改編的（另一種選擇的）劇本（情節）。不過以 Moreno 的觀點，他會更進一步提醒我們，每一個人藉由自發性的開放，可以開發靈感，讓神性進入我們的心智。他的概念是，神不只是成為過去的預言，而是，在現在以每一個生命的方式呈現出來。當然，想像和靈感必須透過理性強分的測量來平衡。

71

八、摘要

Moreno 的神學論在靈性上更能提供當代的趨勢。當我們的世界將包涵更多文化時，不同的宗教也正重新形成和協調神學的概念。然而，對大多數的人而言，除非他們特別地在治療中或處在宗教隱居修行中，否則對神的概念（包括無神論的世界觀），在潛意識層次裡仍深信不移（絕對的）。Moreno 所提到的這些

基本的議題意謂著，更有意識地變成我們生活中潛在的信念，而這是具有終極意義及歸屬的。

Moreno 對神的形象是內在的、創造的和共創責任的邀請，這也許可以幫助人們對彼此更尊敬，在人類的掙扎中看到上帝之光，而且，抗拒很多別有用心的誘惑，以免退隱至藉由過分依賴於已經被創的——Moreno 所謂的「文化的保存」——安全感的妄想中看到上帝之光。了解這微妙美學的改變——Moreno 的神學基礎，同時也顯示了他不屈不撓的能量，當一個人將此任務的本質視為一個崇高的、不可思議的、開放式的、壯觀的榮耀，並幫助上帝帶來日久彌新的形象時，扮演共創者（協同創造者）的角色可能是最有精力的和最生氣蓬勃的；那就好像參與一個偉大的建築工程，當一個偉大的慶祝活動正在進行時，而知道你正在做的是被感激（認可）為整體中有意義的部分，這樣的一個宇宙模式（宇宙觀）裡是存有很多的靈性的。

7

創造力

距今數百年前,從人類意識層面中,逐漸形成三個創新且具
關聯性的新概念:進步(progress)、進化(evolution),以及創
造(creativity)。約一百年前,「創造力」這個詞彙才開始在英
語字典中出現;由於工業技術的日新月異,創造力與其相關概念
也開始變得重要起來。

Moreno及其他幾位哲學家都認為:「創造力」是一種形而上
學概念,甚至就像前一章所討論的,它還具有神學(theological)
的特質。此外,創造力本身更是研究中指定的主題,有獨立學
派、機構、期刊、著作及研討會,從各種不同的角度進行探索
(Runco & Pritzker, 1999)。

心理劇與一些相關的方法可以用來培養個人與團體的創造
力,以下列出一些創造力及其相關概念的演進歷程,可能有助於
闡釋心理劇是如何運作的:

第一,創造力具有重要的價值。許多個人及群體的問題,往
往因為人們的逃避不處理,或只會用過時無效的方式因應,而變
得更棘手;這些行為部分可歸因於缺乏創造性思考的能力。

第二，促進創造力最有效的方式乃是藉由增進自發性（spontaneity）——一種心理及社會性的動力，將會在下一章加以討論。

第三，自發需要勇氣及自由來即興發揮，通常要在一個「好玩」（playful）的情境中呈現——將在第九章加以討論。

第四，自發與創造力會因肢體活動、想像力及團體互動的活化而被增強（第十章）。

第五，即興劇是一種文化媒介，結合了先前所提及的特質（如創造力與自發性）。Moreno 曾說過，戲劇不僅具娛樂性，它所激發出來的震撼性歷程，經過一些修飾後，可用於個人或團體的治療工作上，就好比「心理劇」一般。

第六，另一種「行動式的」（action-like）團體——社會計量（將於第十八及十九章加以討論）是設計用來表現團體成員自發的反應，目的是為了能在社會各領域中激發更多創造力。

第七，戲劇的用語——如使用「角色」的概念，可加以修飾後使用，成為更能促成創造性改變的實用語言（將於第十五至第十七章加以討論）。

一、對創造力的思考

創造力不只是新奇而已，它的一些改變必須是朝向重要的正向價值。然而，現實情況中可能會出現各種複雜的情境，所以運用創造力並非總是最好的方法。當一個新的概念持續一段時間，同時有許多人熱烈地支持著；之後，和它相伴而生的副作用可能甚至大過原有的好處。因此，不僅是只有舊有的或已建立的事物（行為、觀念等）要被重新評估，剛被創造出來的事物（行為、

觀念等)有時也是需要如此。

創造通常是一個合作性的歷程——人們一起激發新想法、探求線索、將概念成形、彼此腦力激盪、回饋。

潛在意識(subconscious mind)不光是儲存壓抑的想法或情感的地方,亦是提供絕妙靈感的來源;它一旦開啟,智慧、幽默與慈悲將唾手可得,更是激發創造力的泉源。就某方面而言,我們不只是和別人「共同創造」(co-create),更與自己的「高層次自我」(higher selves)共同創造。

創造新事物往往涉及打破舊秩序,這是顯而易見、眾所認同的過程,也因此會有抗拒改變的情況發生。有許多創新在於發展更新更好的方式,去讓其他創新的想法更廣為人接受;然而也有許多的創新,最後是被扼殺的。

75

二、文化遺產

儘管許多創造性的概念幾乎廣為流行,許多人都把創造力掛在嘴邊,許多社會習俗與規範卻傾向於漠視甚至打壓這股改變的動力。許多歷史事件告訴我們,來自守成與傳統的壓力限制著創造力,而這份限制仍延續至今日的許多日常生活習慣中,如養育子女、求學、宗教信仰及其他許多社會及文化習慣中。

Moreno 創造了「文化遺產」(cultural conserve)這個名詞,來代表那些已被創造完成的事物——甚至包括無形的:習慣或社會規範。所謂「遺產」,大部分是指一些好的或必需的事物,像是技術、禮貌、良好習慣,以及多數的文明。然而,文化遺產並不是僵化不變的現實,而是進行中的社會及心理建構(如第五章

所討論的）。想像文化遺產是一個活生生的有機體，新的成長在此處被創造出來，相對他處的部分就顯得老舊而失去生命力。生命需要持續行進的歷程，當我們抗拒面對新的成長，或僅以陳舊的方式因應時，問題就會產生。

在創造力及已被創造完成的事物之間的相互影響從未停止。綜觀所有文化及個人與家庭中常見的失功能問題，所發現的就是，非理性地固守於已被創造完成的（習慣）事物、過於仰賴傳統或已建立的規則，就好像傳統擁有絲毫無須被質疑的至高權威，以及陷入僵化的信念與思考習慣。

這個辯證（創造力與被創造完成事物的相互影響關係）的張力是普遍存在的，而且在一個系統內所產生的創造力，絕不能視為當然。Moreno 創造了「文化遺產」這個說法，是為了協助我們分辨由創造力而生的「產品」（product of creativity）與應用創造歷程（process）的不同，並提醒我們去參與「創造的歷程」（順帶一提，個人也有他們僵化的態度或已形成的行為反應模式的「遺產」，而這些也需要經過再評估與再修正的歷程，因此不只是「文化」一詞才被冠在「遺產」的前面來使用，也可能使用「個人遺產」）。

再次聲明：文化遺產本身是中性的，並不具有好壞的評價，問題是出在當人們視其為絕對權威，而盲目地依賴；或者，出於慣性、惰性或恐懼未知，而僵化地運用。我們要了解持續保持創造力的重要，並對已存在的事物有再評估的能力（更多關於如何對抗依賴文化遺產的傾向，將會在下一章「自發」的篇幅中討論）。

76

三、反應力

基於前一章對個人責任的討論，由針對需求感，與為上帝的協同創造者的角度，本章的討論將轉換到個人對其責任感的覺知上。除非個人也感覺到自己有回應要求的能力，否則，它將是一個負擔。換句話說，個人要負責任，會需要相當的知識與能力的基礎、豐富的內在角色目錄，及做選擇的覺察。心理劇恰可提供這些切入問題的方式，一旦個人能以各種不同角度來定位問題，就比較會把問題視為具吸引人的、有創造性的挑戰，而不會覺得快被問題給淹沒。因此當人們愈被賦予能量，他們就愈能傾向於處理生活中的挑戰，而不逃避。另一方面來說，當個人缺乏問題解決、溝通、自我覺察，及其他創造性能力時，為避免感受無力、不確定、無助、脆弱及羞恥感，也會逃避面對他的問題。

四、心理層面

創造力不只屬於藝術家、科學家或其他發明家們──它更是我們日常生活的一部分：可以從我們欣賞創造的價值，並且享受創造帶來改變的歷程開始。比方說，在家族治療中，常見的狀況是家庭成員都為自己辯護而怪罪他人，他們依循的信念是事情不是「錯」就是「對」的兩分法，並希望治療者做個法官（當然，是站在他們那邊的）。於是情況變得更僵硬，因為任何的建議對某個人來說，都可能因而被削弱力量，或是被視為對他這個人整體的威脅；有一點小錯發生，就表示他有可能是完全錯誤的，就

被判為有罪的一方（the guilty party）。

相反地，創造力可以協助重新框定情境，視問題為挑戰。這樣的方式可以打破上述指責——防衛的模式，當家族成員在一種微妙地被恭維的感受中（而不是被指責），被引導及鼓勵去擔任問題解決者的角色，探求新的選擇。創造性的思考因此超越原來爭吵的方式，並在興奮的探索氣氛中開放自己。

許多傳統的心理治療方式並未強調激發創造力的觀念，Otto Rank 則是例外，在參與早期精神分析運動前，年輕的他是一位藝術家，他都運用其視為藝術的生活中隱喻來建構其治療方法，他的目的不只是在解釋，更是鼓勵當事人發揮創造力。今日，心理治療中的建構主義學派也採用探討相似的主題，協助人們重新去「說他們生命的故事」，使其基本的生活「腳本」（script）更被確認（就此方面來說，Moreno 所做的也可被視為建構主義學派的先鋒）。

五、社會文化治療

改變我們的社會與文化規範，也需要應用創造力。Moreno 對於個體及社會心理學的不可分離性，有強烈的洞見（參見第十八章）。因此，治療不只針對那些擁有「生病角色」的人，也要把焦點放在定義生病角色的文化母體上，而後者往往會呈現其病態樣貌。

在中世紀的精神醫療上發現，在定位個人問題時，有一項社會及經濟安全面的衡量標準；並且，把此種文化上的批判（評論）留給政治家及哲學家們。此處大都強調的是「調整」，而非

社會行動主義。Wallach 與 Wallach（1983）研究指出，現代動力式的心理學過分強調個體經驗層面，與 Cushman（1995）、Jacoby（1983）及 Hillman 和 Ventura（1992）的研究結果相同。

Moreno 在年輕時曾投身於社會行動風潮，這樣的經歷與他後來的一些理論發展有關，諸如神學、創造力，以及心理社會理論等。而為了與精神醫療（psychiatry，乃由兩個古希臘字所衍生：psyche，指心智或靈魂；iatros，指治療）有所區隔，Moreno 創造了一個相關的詞彙——社會文化治療（sociatry），指對較廣泛文化領域的治療；而他相信這個詞足以刊登於他所參與編輯的主要臨床期刊中（雖然兩年後，Moreno 就將其改名為《團體心理治療》）。

Moreno 希望他早期對於劇場的實驗，可以對社會有普遍的助益；近年來，其他學者們，如 Augusto Boal，也無獨有偶地提出戲劇的社會治療性功能；並使社會計量的社會劇更被廣泛地使用在心理治療以外的領域，以協助開創更具人性的社會組織。

78

因此，創造力不只需要被應用於個人層面，更因著改善世界的目的，而須應用於團體／人類集體的層面上。Moreno 絕不會只滿足於寫下關於他的想法，確實，他批判那些封閉於象牙塔之中賣力的人，他相信，我們可以嘗試積極地以社會行動的方式實現我們的信念，而各種方式的心理劇、社會劇，以及社會計量，都是設計來協助達成此一任務的。

六、深層的企盼

從前一章對神學的思索，到本書後續有較多對心理層面的探

索及實務的應用，探討的角度上有些轉變：不再視創造力專屬於藝術家，創造些新東西來挑戰世界，創造力新的意象是母親溫柔卻必得回應嬰孩的哭泣，在此則是世界為了能成長，為了變得更和諧、穩定、平衡與可愛，而大聲哭叫；在 Moreno（1971, pp. 18-19）的想像是，上帝對著世界大喊：「幫幫我！」

我認為人們需要被提醒：「世界是需要你的！」特別是對需要有歸屬感及方向感的年輕人而言，他們需要每隔幾星期就用不同的方式被提醒：「這個世界需要你的想像力、你的才能，無論那是什麼，可能只是簡單的事情與協助、是你的關愛與熱情、是你的歌聲、是你的智慧。」雖然現在的時代已有許多自先人所傳承下來的改變與進步，但仍有許多尚待努力。對我們的年輕人來說，我不認為大家會覺得那些已然足夠。

創造力的脈動為心理劇的核心，在向自我的意識呼叫，要做其靈感的能量來源；從每個人所處的困境裡正向社會呼救；也向個人呼叫要來協助訴說這個社會的處境。那麼再想想看，創造力不只是充分表達的結果，對需求而言，更是最誠心的回應。

七、摘要

第五章引發了一個哲學問題的思索：我們如何從過去、從傳統、從非工業化文化的傳統精神等等的文化遺產，以及自現代及後現代思潮中，擷取最精華的要素與洞見？或許藉由讓創造力本身成為主流價值，並引領文化潮流朝著創造力的重新評價與開創的歷程邁進，便能夠達成任務。這是一股結合了文化遺產的動力，因此能去蕪存菁，發揮更大的價值。

在本書中一再被討論的許多概念，都環繞在創造力本身的價值及其動態的歷程。附加現實、自我表達、社會計量、扮演、會心等主題，在本質上都與創造力息息相關。幸好，Moreno 也提供了培養創造力的最佳方式，如下一章我們要討論的「自發」。

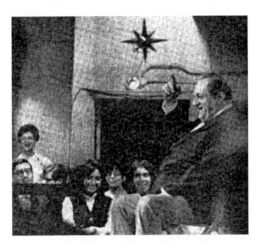

Moreno 在他紐約的機構演講（Zerka 在最後一排）

8

自發性

Moreno 最大的貢獻之一是，提出自發性是最能在生理、心 80
理、人際歷程等各層面，使人們發揮創造力的概念。人們常將創造力想成事先計畫、反覆推演，但事實上，創造的過程往往牽涉到思考、漫無目的的塗鴉和遊戲般的發想歷程。

讓我們試著用其他的方式來描述自發性。想要了解一個抽象概念，最好的方式往往是透過生動的例子，而不是定義：

- 自發性發生在會模仿其他鳥類唱歌的嘲鶇（譯註：產於美洲，會模仿其他鳥類叫聲）或是像小貓般的嬉戲。
- 自發性發生在孩童沒有結構的「假裝」遊戲，或是畫畫等其他探索性的行為。
- 自發性發生於即興創作音樂，例如爵士樂。
- 自發性發生在父母陪他們的小孩戲耍時。
- 自發性發生在一個人試著創造新的菜色，那靈光乍現的剎那。
- 自發性是兩個人的**心電感應**或是兩人之間相互的吸引力。
- 自發性是一對戀人發現彼此傾心，互訴衷曲。 81
- 自發性是一首能激勵人心的詩歌，或是一個牧師即興的佈道

演講。

　　自發性不需要是花俏或是戲劇性的，它可以是合時宜、溫和又謙遜的，它展現在一個人的思考時、行走時、細看大自然時、跳舞或是沐浴時輕柔的哼唱。

一、與創造力的關係

　　Moreno 將自發性比喻成「創造力的容器」（canon of creativity）。如前所述，一個人可以將自己暖身到自發性的狀態，並進入創造力的洪流中。所以，創造力的焦點在於創作的行為，自發性則是關注創作過程中的態度、探索的過程、去調整及更正的意願，以及彈性看待創作結果，而非明確、定於一的（Moreno, 1983, p. 34）。

　　就像是創造力、心電感應、社會計量和其他的概念，Moreno 對自發性有較普遍性的和較明確性的兩種定義。在普遍性的定義來說，自發性比較接近它原始的拉丁文字根 *sua sponte*──意即*自我流動*，而不是心理學或理論學的決定論觀點（Moreno, 1983, p. 127）。就像是創造力，Moreno 將自發性視為大自然的證物，他甚至認為上帝是自發性的具體化身。這樣的觀點也呼應了由 Whitehead 稱為「主觀目標」（subjective aim）影響的擴散，這樣的觀點暗示了真正的自由、選擇的元素，和以各種不同方式因應的可能。

　　理論上來說，上帝的形象是宇宙的建築師，使用圭臬、計算並建造世界，**透過**天地間的物體，不管是有機或無機體，展現著自發性。Bergson 稱之為 *élan vital*，可以在火山爆發或蝴蝶振動翅

膀時用心體會。Moreno 將這樣的過程,視為上帝和自然界更深層的遊戲、暖身和自我表達。

　　為了要區別創造力和自發性,Moreno將創造力界定為創作的行為,自發性則是創作的「準備」(readiness)狀態、生理精力充沛,並涉及人際互動的狀態。人們可以將自己暖身到更具自發性的狀態,但還沒有創作的行為發生。另一個角度來說,人們也可以在沒有自發性的狀態下創作。他們可能是冷靜、理性地計畫、隨機地嘗試錯誤,就可能會有驚人的創作進展。Moreno 經過觀察後發現,創造力常常發生在人們有較大的彈性、投入,而且在自發性上有較好的暖身時。

82

　　Moreno 融合哲學、社會學和心理學的背景,有時使得定義無法一致連貫(Aulicino, 1954)。即使一個人考慮到接受「宇宙振動」(cosmic)的學說,或是自發性的核心自由,為了更實際的理由,也許我們還可將自發性理解成「一個準備好可以重新思考的心智狀態」。

二、機械化

　　自發性是一個意義重大的概念,儘管它模糊抽象,許多人不了解如何提升他們自己或旁人的自發性,甚至他們可以極力避免自己進入這樣的狀態。自發性是重要的,在前章曾提及,自發性相當程度依賴於文化傳承。在社會和心理上,當人們過度遵循文化規則,他們的生活將是僵化、機械性地,就像是一個設定好程式的機器。Moreno稱這樣的狀態為「機械化」(robopathy,Moreno 還有另一個詞彙 "zoomatrons" ,意思是一個活著的機器)。

Moreno 最早的夥伴之一 Lew Yablonsky，在一九七二年出版的《機器式反應》（*Robopaths*）中，便擴展了這樣的概念。書中，他形容一個失去自發性，完全活在社會文化規則下的人，可能產生的各種精神異常，或是人格違常的狀況。機械化在這樣的情況下，可以視為機械性的官僚體制、僵化的傳統、偏見、想法，和各種個人或社會病態的成癮行為。

更深一層來說，機械化源自於人們天生心智的惰性，還有部分想要「苟且偷安」，希望事情可以不必透過努力自行解決，或是任何滿足或否定現狀的心態。Otto Rank 認為，這樣的心態本質是退化和下意識地想要回到子宮狀態的生活方式。這樣的心智狀態自動判定要「主動地面對問題」（自發的狀態）太過困難。在思想和行為上，退化到機械化的狀態，並且找到同伴共謀、支持要來得容易得多。機械化可能在環境壓力強迫一個人必須面對真實時，受到嚴重干擾。為了可以繼續堅持這樣的信念，機械化會使一個人找到作為宣洩憤怒對象的代罪羔羊。佛洛依德稱這樣的動力為 thanatos（死神）或是「死亡本能」。

三、自發性的心理動力

Moreno 曾說（1953, p. 42）：「自發性是在此時此地運作，它促使一個人能夠合宜地面對一個新的情境，或是對舊情境做出新的反應。」我們不必字斟句酌，但這句話的涵義卻值得我們好好思考。

首先，將自發性局限成創新的行為是太過簡化的想法，至少行為的目標還必須是合宜、有效的。舉例而言，自發性的跳舞還

牽涉到複雜的衝動和策略的平衡，以使得舞蹈得以優雅，只是精力充沛地舞動或旋轉，使得舞蹈和其他運動毫無差別。當小孩子興奮的時候，他們也會手舞足蹈，這樣自發性的想法是十分狹隘的。如果這個孩子的舞動是有特定目標的話，那將比較符合自發性的本質。

Moreno 曾提出「病態自發性」（pathological spontaneity）的概念，這是一種以自由和真實作為偽裝，但實際上是受前意識指揮的行為，有時用以否定現實環境需求。事實上，我懷疑Moreno產生的許多憤怒和負向行為，是病態自發性的實例。在自發性的偽裝下，他常過度地侵略，或者以任何方式拒絕合宜的沈默。

自發性也不是慣性的相反。在生命的情境中，有許多時候，習慣（比如說開車）是隨時在調整的；但是，將習慣當成是心智的工具和被習慣所奴役，仍有極大的不同。這一觀點的目的是要提醒人們，對於習慣和環境的細微改變要保持警覺，以做出合宜的反應。如此一來，自發性是要幫助人們去面對不可預知的變化。許多行為特別像是表演藝術或是運動的自發性，都必須仰賴精熟於某些技巧或習慣為基石，並因應時空環境稍做調整。

自發性需要疑問、挑戰、再思考、再評估，和以全新的觀點和態度去看待周遭的狀況。這需要勇氣、投入、生命力、腦力激盪，和前面所提到的機械化剛好相反。大部分的人活在自發性和仰賴文化規則之間，而Moreno則認為前者的價值必須再三強調。

自發性的能力和技巧是隨著發展直覺、非理性，再與理性部分心智整合而來。這是整合一個人的陰性以及陽性能量。這樣的理解是將潛意識當成正、邪創造力的來源，而不僅是容納壓抑負面情感和思想的容器（顯然這較符合容格而非佛洛依德對潛意識

84

的看法）。

　　自發性與內在旺盛的生命力相關，它同時也帶領我們去理解一個人對環境的認知。在人際上，自發性傾向鼓勵投入而非疏離，讓過程自然地開展，並回應隨之而來的一切。一個人因此對於人際間的互動保持警覺，並且積極地注意旁人的需要及回應。這並不是要我們一味容忍周遭人的表現，或是去否定或忽視他們的存在。

　　如果我們想要與旁人有較好的連結，對他們的觀點保持開放的態度，在互動時能夠設身處地為他們設想，這些都能夠幫助我們的人際互動。要有較好的人際互動，其中的一個要素就是要願意自我開放。自發性可以發生在個人及社會層面，如果其他人有所回應，兩人間的**心電感應**增加（詳見十八章），而心電感應正是發生於人際間的自發性。

　　另一個變化是自發性讓我們對當下多一分關注。我們常以記憶、記錄來安頓過去，以目標、夢想來安置未來，但有些人陷入「活在過去」或「活在未來」不切實際的幻想裡。這些幻想占去了我們的能量，使我們無法好好理解或處理當下所面對的情境。

　　換句話說，自發性關注「當下所發生的」，它使得未來有更深度的價值和鼓舞，而不只是「可能」。此外，立足現在、放眼未來，則使我們的生命充滿了可能和選擇。

85　　自發性可能從實際操作的傾向到積極主動，每個人啟動自己自發性的能力——也就是「暖身自己的能力」是不同的。比較重要的是，它是可以經由體驗的方式，反覆練習運用在各種不同的活動上，並加以訓練。

　　自發性因著所牽涉到的角色不同而改變，一個人可能在扮演

某些角色時才會有較好的自發性。同樣地，它也隨著情境而改變，所以，某個人在扮演某種角色時能發揮較好的自發性，也可以說是因為情境讓他有較好的發揮。

過多的結構或是僵化的規條可能會導致可怕的結果，我們需要打破一些規則，讓自發性有伸展的空間。另一方面來說，若是結構過於鬆散，就會產生過多的模糊空間，導致焦慮產生。我們並沒有太多指引，教導我們如何建立適當的結構。所以，應該要有「界面」，讓我們有一些結構，並留存足夠的創造空間。

想要引發自發性，其中一個要素是保持赤子之心，這使我們的意識有足夠的伸展空間。要在此時此刻達到這樣的狀態，需要放棄我們心智過度發達的內在檢查機制，而這需要能夠覺察內在衝動、直覺和那乍現的靈光。舉例而言，回憶一下你曾在某個時刻隨興地舞動，這可能會是你跳得比較好的時候。如果在充滿樂趣或是享受的狀況下歌唱，也是會有同樣的效果。的確，現代藝術創造訓練有一大部分是在幫助學員放下他們的自我設限，並且精熟他們的表達媒介。

四、毫無保留的能量

「能量」常被用來比喻自發性，因為當人們在自發的狀態下，他們是較充滿能量的。感覺自己在那能量流中（Csikszentmihalyi, 1990）是較具生命力的。

在許多方面來說，自發性並不是物理學家常說的「能量」。Moreno 注意到，那不是可以「儲存」，然後在你需要的時候再提領使用的。這意謂著以下兩點：第一，這並不像是你可以指揮

自己的手舉起來。自發性在某個程度來說，對心理、情境和心智慣性而言是十分脆弱的，你必須從一開始就準備好暖身。無疑地，若一個人平時有較多自發性的練習及發展，在需要時，自發性會能得到較好的發揮，這不像物理學所談的「能量」，而是包含了心理及社會的限制。由此可知，我們無法將自發性分給別人，也無法命令別人「必須自發」。

86　　　第二，自發性無法藉由模仿自發的行為而來。有時候，一個人的放鬆，可能會幫助其他人放鬆；但若有一個人進入較自發的狀態，而其他人是壓抑的，第一個人自發的行為可能反而會令其他人更壓抑。甚至，那壓抑的人可能還會感到生氣，想要去挫折那自發的人，並且找到藉口貶抑他們。所以，自發性需要溫和的漸進過程，以使成員能有較好的暖身。

五、對創造力的刺激

　　大部分（但並非全部）的創造來自自發性。Moreno最重要的覺察之一是，暖身增加自發性是創作最好的狀態。一般而言，一個人無法只是坐著思考就有創造力，而是必須漸進式地參與一個問題情境。即興的、實驗性的對話，特別是讓肢體律動，幫助直覺、想像的過程，這些交互的心智活動使得新的覺察和創意可能就此發生。

　　但某些情境，比如說現代的教室，並不利於促成這樣過程的發生。無疑地，坐在書桌前遵照著指示要容易得多，但這樣的過程不利於需要創意發想、整合的情境。我們需要培養教育的過程整合左腦葉理性、思考能力和右腦葉想像、直覺和動覺的能力

（Neville, 1989）。雖然做中學的學習速度遠比不上紙上談兵，但這樣的學習過程的重要性仍不可忽略。

Moreno 的發現並未得到應有的重視。當然，這也是我們要藉由肢體律動和許多其他的技術，來幫助個案在人際互動、探索並在行動中覺察等活動中，發揮較高自發性。值得注意的是，在對行動加以討論的過程中，也可能有自發性的發揮，而這樣的討論也很重要。

六、暖身

暖身是幫助人們逐漸發揮自發性的活動。這裡面可能牽涉了相當多的元素，像是增加聚焦，以信任、團體的和諧和安全為基礎，提供情緒支持、澄清目前所面對的問題，使得當事人得以安全地進行探索及實驗新的行為。 87

了解暖身本身是很重要的，而這是無法用言語詳述，因為它牽涉到「小訣竅」（knack）（由練習而得來的技巧），意即這樣的過程受到一個人的認知、情緒表達方式、脾氣、興趣、想像和其他個人的因素影響。比如說，暖身到理想的「性奮」狀態，暗示著包含所有個人的議題，像是它如何在關係中進行、如何才會有吸引力、如何被撩起和有被愛的感覺，這都會因族群、文化而有所不同。

光是了解到這些動力的存在，就足以幫助一個人練習利用這樣的過程；就像是知道讀、寫的存在，就足以幫助人們去學會這樣的技術。這告訴我們應該鼓勵即興創作、探索、遊戲，並且在學校教育及其他活動中融合自發訓練。

　　即使自發並不一定隨著角色轉換而流動，但一般而言，在某個角色能發揮的自發性，有比較多可能能夠讓個人在其他角色發揮。如此一來，一個人愈早學會運用自發性的過程，他愈能夠面對新的挑戰。從另一個角度來看，如果一個人愈小被教導要遵循課本教條，他將愈依賴文化規則而生活。

　　許多現象都可被視為暖身的過程。從一九三〇年代流行到一九五〇年代的住家宴會（house parties），主人常會在宴會中進行不同的遊戲，來凝聚賓客達到「打破僵局」（破冰）的效果。在心理劇或是其他各種不同形式的治療或成長團體，都有特定的暖身活動，有些是從劇場訓練、戲劇治療、教育或是娛樂活動演變而來（Blatner,1996, pp. 62-63）。

七、摘要

　　自發性是一種態度或是心智狀態，是承諾以新的角度去思考。Pirsig 於一九七四年在他的經典著作：《禪與摩托車維修藝術》（*Zen and the Art of Motorcycle Maintenance*）中所提到的最佳品質。重點是，將自己準備在這樣的狀態去參與所有的事物。比如說，最早的藝術治療形式強調對畫作的分析。逐漸地，受到Moreno 的影響，部分藝術治療師開始強調透過藝術發揮自發性，作為一種表達性的活動。其他的創作藝術治療師也開始整合這樣的觀點，而且隨著這種觀點影響到教育及娛樂（Blatner & Blatner, 1997）。

　　總之，我們開始把關注的焦點從結果轉換到過程，從對完美的需求轉換到可以享受創作過程中的樂趣，並且能夠調整自己接

88

受創作的結果。這同樣也可應用在心理劇理論的基礎上。不論是 Moreno 的著作或是 Zerka 的教導都不過於理想化。這樣對於自發性概念的目的是要賦予讀者,不只是「學」心理劇,同時也要讓這樣的概念刺激你創造、嘗試變化的勇氣,發現事物不同的面貌,並且鼓勵你在其他領域的努力。

9

扮演、想像與附加現實

心理劇運用及培養個人想像力、象徵性技術，以及能夠自在進入內心世界與面對外在真實的能力。戲劇本身是一種由兒童時期角色扮演的遊戲，經文化洗煉而昇華的產物，是正常發展過程的一部分（Brown & Gottfried, 1985）。Ashley Montagu 是一位知名的人類學者，也是當代社會評論家，他提出，幾乎所有成年人都自然而然會呈現出一些小時候就擁有的特質，對此現象其中一個可能的解釋是，這些特質可能具有演化上的優勢。他於是寫道：

> 因此，我們需要仔細地去了解與辨識其中的涵義：從一個孩子階段持續到長大成人，其生活中社會戲劇性經驗（sociodramatic experiences）的重要性（Montagu, 1981, p. 163）。

許多人對於運用想像力、幻想及玩耍的方式相當地謹慎，他們認為，這些方式較適用於兒童或是只適合於娛樂活動。一些學者對於想像扮演活動的文化性抗拒有許多的研究討論，而這些抗拒也同樣發生於心理劇的運用中（Blatner & Blatner, 1997）。為了

與之抗衡，近來由兩位知名學者（Terr, 1999; Ackerman, 1999）的著作致力於強調激發個人玩樂的活力對生活健康的重要性。遊戲治療的心理療效在很早之前就已被認同，但對象甚少為成年人。心理劇在某方面來說，可被視為一種高度精緻化的遊戲治療。

一、扮演的心理動力

戲劇扮演的遊戲包含了兩種內在覺察層次的互動：扮演者本身及內在的觀照者。由於後者具有以下歷程：在心理上退一步來看、評估扮演的進展，以及為了能更具說服力或更細緻地鋪陳而做些修正等等，而使得整個活動的進行更像是一個遊戲。例如，當孩子們在玩扮演遊戲時，有些時候他們也可以暫停，並抽身於扮演活動之外，像是以下對話：「King's X」（指玩遊戲中因突發事件而喊暫停）、「暫停」、「等一下，我要去上廁所」、「你推我推得太大力了啦！」或是「不要！我現在要當媽媽，你當小孩！」

換句話說，人們其實能很自然地在演出者及導演、編劇的角色中轉換——但通常他們並不是刻意這麼做的。而心理劇的部分工作就在使上述轉換的過程更為顯著，並且更系統化地運用觀照者（the monitor）這個「後設角色」（「後設角色」會在第十五章：應用角色理論的篇章中有更詳盡的討論）。此處含括了一套特殊的思考模式，認知心理學家稱它為「後設認知」（metacognition），指的是人們去思考他們思考的模式，再次考慮他們的假設、檢視其思考、感受、直覺、想像、確認身體感覺等歷程型態。心理劇希望能協助建立後設認知的技巧，作為增加成年人心

理彈性能力的另外一個途徑。

在精神分析學派中，Donald W. Winnicott（1971）以「過度空間」（transitional space）——由孩子所創造出來，用以銜接與母親分離感受的狀態——來形容「扮演」的功能；他並進一步指出，戲劇扮演在治療中具社會連結性的心理建構的重要性。戲劇扮演也包括了幻想及對內在戲劇性活動的辨識，也增加了劇戲扮演值得去了解的地方（Pearson, 1995）。容格的行動式幻想（active imagination）及其他人使用內在對話方式等，都是希望能了解戲劇扮演這個與生俱來的能力（Watkins, 1986）。

在分析式或其他種類的治療形式中，部分治療得對夢境、幻想或自由聯想中，自發性呈現的內容提供反思的功能。心理劇中的「鏡照」技術（mirror technique）對這樣反思的運作提供了更具體的練習，讓主角在觀眾及協同導演的角色間轉換，並在旁觀看由輔角來扮演自己的過程（Reekie, 1992）。這就像錄影重播一樣：「這就是為什麼那感覺起來會有一點『距離』，或像是無關的他人似的。」在此觀點下，主角得以思考其他可能的反應，或更進一步探索在這些固定的反應模式之後，個人所特有的「內在假設」為何。基於提供行動性反思的介入前提下，重現某一幕時，可讓主角嘗試一些新的反應可能性。

對戲劇演出這種雙型態觀點的另一項特色是「演出者」和「遊戲者」的角色，就某種意義而言，其藉由內在觀照或後設角色的機制被置於一個試探性的情境中；這意指若在平日生活非戲劇的世界中，這樣的演出其實是「不算數」的（在此就像是更精緻的探索性遊戲一般，再次呈現了戲劇扮演的實驗性功能）。這種特殊的安全（防止危險）機制（fail-safe），在人際關係中是與

91

生俱來且顯而易見的，甚至可見於許多動物的遊戲中，其可提供狩獵、爭鬥或逃遁的練習，而無須從實際慘烈的經驗結果學習。人類也需要機會去學習一些技能，去演出太空人、戰爭遊戲等各種類型的戲劇扮演。心理劇強調的是更多社交技能的學習，像是讓個人變得更積極肯定些；或是正好相反，讓個人調整得較不那麼衝動、具有攻擊性。建立一個戲劇扮演的情境，可提供個人演練的空間，也因此較具情感支持性。

二、興奮感

　　為什麼人（和其他進化較高等的動物）有情感？Tomkins（1991）提出情感的功能是在增強及組織注意力，使得有機體得以做出較適合的反應。他指出九種本能層次的基本情感類型（Nathanson, 1992, pp. 74-76）。當心理學傾力探索負向情感的本質——如，恐懼、悲傷、羞愧感、憤怒及厭惡時，我們也需要去了解更多正向的情感，如喜悅、有趣或興奮感。戲劇（及心理劇）的功能之一就是強化了情感的部分，在社會情境的情節中讓情感顯得重要，這麼一來，也使情感本身成了一項有趣甚至是令人興奮的挑戰。

　　這些正向的情緒——特別是雀躍感——也激發了創造力與自
92 發，因此，心理劇的使用不僅在問題解決方面，更可作為表達內在活力的媒介。幻想、玩耍與即興劇開創了其他向度的美學表現：歌唱、舞蹈、詩篇與音樂。

　　我們需要更注意與了解生命中的激發元素——愉快、興趣與雀躍的重要性，它與一種將工作轉變成玩耍與挑戰的態度與技巧

有關。心理劇藉由強調某些做法,如誇大、大聲複述、具體化呈現、肢體行動與想像。後續以角色拓展來增進其生命力,因此,我們得以突破角色或甚至建立一個更具彈性及多方面、多元化的角色。

三、附加現實

附加現實是一個對想像與扮演等能力加以延伸與聚焦的概念。就某種意義來說,它是抽象的概念,視個人主觀感受為真實存在的狀態之一。這個概念支持了把幻想、慾望與幻覺演出來的想法。與其只是簡單地把抽象想法寫出來,還不如創造出某個明確具體的表現方法,於是,Moreno 視附加現實為現象學的應用之一(對於附加現實的基本假設,在之前哲學觀的篇章中已有所討論)。

最好的定義是舉例說明,以下是一些典型的附加現實場景:

O 在醫院病床旁,與親愛的家人話別;而在一般真實情況下,這樣的互動是不可能發生的。

O 與一位已經神奇地轉變或開放意識的重要他人,一起審視、討論一段關係。

O 被某人原諒或原諒某人,但在真實情況下是不會發生的。

O 能對一個被墮胎掉的胎兒道歉,並獲得原諒。

O 想都沒想過地去與尚未出生的小孩對話,並敢於去想像一個美好的未來情景。

O 和某位聖人、耶穌基督、神、佛祖或其他屬靈對話。

O 一場補償景:讓一個過去未受充分關心、滋養與保護的人,

在場景中獲得相反的（被關愛、保護與良好對待）經驗。

O 讓個人得以去除或改變某些讓他或她覺得罪惡感的行為的場景。

O 想像個人死後進入天堂或在下一世中，得以遇見某位重要他人，審視個人的生命，被讚揚或審判。

O 扮演某個有權力的、廣為人知的角色，或做出某些遠超過現實所能達成的事。

O 體會飛翔、釋放負擔或超越人類限制的能力。

O 讓團體圍成圓圈，緊握雙手、齊聲唱歌、祈禱，產生一種凝聚性團體的錯覺。

在心靈的領域中，在意識或潛意識（subconscious）的幻想活動裡，透露出可能是過去從未發生過，或是未來也不可能發生的一些事件。但從現象學的觀點，這些事件都屬於一種「真實」。的確，幻想及與之相關的主觀性歷程——希（盼）望、恐懼、後悔、渴念、做夢等，對那些因心理疾患而受苦的人而言，除上述之外，甚至還包括幻覺與錯覺——這些歷程（它們）往往與客觀的覺知，或僅是合邏輯的思維相較下為更具意義的「真實」。因此，Moreno 稱心理劇為「真實的劇場」（The Theatre of Truth），但並非因為它是真實事件的演出——通常剛好相反！而是因為它所呈現的是「心理上的真實」，也是心理治療要著力的部分。Moreno 指出，以附加真實來演出的內在心理劇應比客觀的現實為優先關照的焦點。

四、應用

　　附加現實的應用範圍很廣。廣義而言，包括所有角色扮演，或假裝的劇戲遊戲都屬之；然而狹義的部分，附加現實並非只重演那些家中爭吵的過去情景或某個預期事件，這些情景因記憶和演出（戲劇化）的過程，都有某些程度的扭曲，且大多數都只是單純的互動（演出）。在附加現實中，這類應用的範圍被加以延伸，例如，使用未來投射景技術時，主角會被鼓勵去發展其想像，它們不光是合邏輯可達成的，更可以想得更深遠些：想像特別的、自己理想中的偶像，可能是一位世界級英雄正因自己長久以來的努力而在表彰自己，或致贈自己一份殊榮。或者，演出過去讓自己感到很羞愧的一幕，但在情景中加入某個新角色──一位理想中的老師或諮商員──而能重新經驗，甚至被更具建設性地重新詮釋。 94

　　演出附加現實場景時，舞台上往往需要某種程度的「誇大」，什麼東西會令人覺得有趣？怎麼做會讓人感覺更親切些？透過這樣的切入，將更能探及個人內在深層的需要。

　　另一附加現實概念的運用，是引導團體或主角參與（進入）幻想的歷程。了解附加現實治療力量的導演，應讓自己去發展精神力，運用一些些第六感和自信心，讓自己像魔術師一般。

　　神奇的魔法和幻想多與象徵、心象及道具有關，而象徵和符號的區別在於前者有情緒喚起的能力，這有許多詮釋方式，但詮釋心象時應避免落入窠臼。這些象徵、心象和道具正可作為從具創造力的潛在意識中所激發出靈感的管道。換句話說，試著去連

結這些概念是被允許的，但做窄化的解釋時應小心為之。這些象徵可作為了解（評估）神祕性、自發性和個人生活的一種標準。

去了解心象和象徵力量的結果，就是希望能擁有詩歌、文學、音樂及其他類藝術的統整，以之表述情感及相關連結。例如，雙親之一死亡，或其他的情況發生，一個孩子呈現出反常的狀態。此時產生的許多反應往往能建立一個支撐性的環境，並引發附加現實及藝術的運作，將最深沈的悲傷（或喜悅）加以昇華，成為可分享而非隔絕的經驗，並（納入）成為整體人類經驗的一部分。

另外一個應用是（體認到）戲劇性的互動常回過頭來成為個人衡量「普遍性」的標準（自己的經驗與他人的經驗相似）。例如，某一對父子的互動關係可能會提醒團體有其他類型（有別於他們經驗中）的父子關係存在，並且從此推論到親子關係，甚至是神與人的關係的呼應。這種經驗上的共鳴可被放大或縮小，這全賴主角或團體的需求而定，但值得注意的是，這是有數次提到神祕虛構的向度增加了演出行動的有效性。

團體的參與、把其他人拉進來、建立儀式等，把主角和團體的生命故事重新連結在一起──把這些納入一個經驗共鳴中，有時只需要一個問題解決策略；有時不需要去「提出」一個問題，而是去分享一個神奇的過程──一個人開放的部分愈多，其所開發的部分將是深不可測。

五、Moreno 的成見

關於附加現實的另一種想法是，我們在戲劇扮演的活動中得

以創作（造），而這些經驗可彌補在現實世界中的缺憾。這是 Moreno 有關前進的、激勵人心的建設性觀念，法語稱之為 ideé fixe。

> ……它變成我創造力持續的泉源；它顯示出有一種永續不滅的本質，重返於每個世代，最初宇宙包含了所有的神聖的事物，我喜愛這個令人著迷的領域，且從未想過要離開。

因此，Moreno 以想像的力量作為申明的支持：即使是在面對佛洛依德所稱的「現實原則」及「享樂原則」二者的辯證，仍有一具創造力的整合：附加現實（Blatner, 1996）。我們或許不能「真正地」得到我們所要的，但透過戲劇扮演，我們得以滿足這些慾望，即使不是完全地滿足，也已達到驚人的程度。

附加現實於是開啟了一個介於主觀與客觀的場域，William James 在他的作品《多元宇宙》（A Pluralistic Universe）中提及，現實世界本身是由無限的動態元素所組成的。Pruyser（1982）提出一個相似的說法，他稱之為「幻想世界」（illusionistic world）〔這個觀點就字面上來看，用 "illusion" 這個字形容得有點（打折扣）不夠貼切；因此，Moreno 創造了另一個詞來形容，稱那也是一種「真實」（reality），改以 "surplus" 這個字，而「附加」指的是以相當嚴謹的態度來看待某些幻想（或錯覺）〕。

六、再次著迷

另一對附加現實概念的延伸是擴展了心理劇導演的角色，他

或她可像魔術師一樣，增加一些生活中的裝飾、慶祝或一些魅力。我們可以運用想像力妝點生活中的美感，就像人們用服飾、珠寶、刺青、髮型……等，來裝飾他們的家或身體一般。有許多文章描寫關於神話人物、英雄、神祇、靈性、龍及小精靈，而這些部分也可在生活中以各種方式來培養。

當然，人們其實已經有些基礎了，像是腦海中有一些喜愛的神話人物的圖像，或是把家裡裝潢得漂漂亮亮的。我建議要讓這些部分更具表達性：把它們編進戲劇中、述說它們的故事——這些都是闡釋個人奇妙感受（個人對神話的感受）、將個人連結在豐富的脈絡中的方法。暢銷作者Thomas Moore（1996）和晚近的存在主義學派心理學家 Rollo May（1991）均鼓勵個人去進行這些活動。

七、豐富的生活

心理劇不僅可以應用在心理治療上，更可作為一種娛樂活動——完全地重新創造。目的是運用附加現實來創造一些場景，而個人則可在其間將較強烈的情感經驗實地演出來。對大多數人而言，在日常社交活動中，情感表現要是無聲、且有所節制的，特別是憤怒、某種程度的恐懼或羞恥感。有些限制往往是受文明開化的影響。另外，興奮、吸引力、精力充沛和自發也要收斂，最好是中庸平靜的。

在人們渴望多方面體會更獨特的感覺時，我會建議人們去拓展他們的角色及增進其角色（經驗）的強度。想要更充實地生活需要被視為一種明顯的動機，是自我表達的另一種表現（參見第

十章）。心理劇是一自然的媒介，以戲劇化誇大的表現來強化我們的夢境、熱情與掙扎。讓一個團體去承認一個人經驗，包括所有的沮喪、犧牲、掙扎、勝利、個人的天賦、自我表達的雀躍、優點與缺點、內在與外在（例如，一個誇張的人其內在特質、複雜度及情感類型），及其他相對存在的正反特性。

《扮演的藝術》（*The Art of Play*）這本書是我們提供的方法，特別設計來滿足上述需求（參見第二十章）。例如，一位害羞的女士希望能扮演受歡迎歌手的角色，以背對團體的方式，使她的活力能隨著歌聲流瀉而出（Blatner & Blatner, 1997, pp. 46-48）。

97

一位覺得自己需要在工作中克制感受的主角，可能因此喪失其生命力。Drews（1960）報告過一位男性個案因歇斯底里地緊握拳頭而嚴重影響其生活，在一場宣洩性的治療中，讓他得以當面指責他的老闆，而產生治療效果〔這是發生於一對一的治療情境中，治療者只使用了一種變化的空椅法──當事人是一位溫和的男性，以他的步調慢慢地準備好自己：先是扮演那位窺視人的老闆，然後回到自己，用他那「扭曲痙攣的拳頭」（writer's cramp）做有力的反應，甚至打破了醫師的玻璃桌面，卻沒注意到自己的手慢慢地放鬆，變得又有彈性了〕。

此時需要能辨識健康地表達憤怒的方式，並且有機會能夠讓它產生作用。在真實世界使用它可能會產生不良後果，但在附加現實舞台的範圍裡，這個個體可以充分體驗他或她憤慨或背叛的感受。

Zerka Moreno（1993）寫過關於「種族憤怒」（ethical anger）的文章：在哪裡才可以表達這些憤怒？與神對談的靈性劇，面質

恐怖主義或種族滅絕的加害人——這些演出可以讓受壓抑的矛盾感受與觀看國際新聞後無助感受得到宣洩。

　　它遠超過治療中對個人認知的探索與修正的層面，和整個文化受限的世界觀相反的是，它提出更深層的感受與掙扎的渴望，並豐富了個人的生活。心理劇認為，如此深入的探索與豐富的經驗正可促進個人的成熟。

八、摘要

　　附加現實的概念始於哲學的舞台，而推及戲劇使其不只有娛樂功能。當我們應用想像力在生活中，就可以擴展生活中的經驗。就某種意義來說，心靈（智）是一種真實，我們得以透過詮釋感覺經驗的歷程改變「真實」世界。這也是說，超越世俗及平凡的生活是必需的，也就是以現代的（合時宜的）敏感性來詮釋我們的感覺，並敢於創造新的心像及想法——以詩歌、藝術的形式，並接受這些心理潛力上的真實。

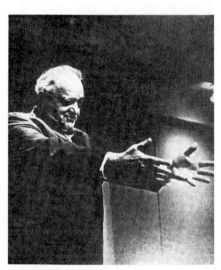

Moreno 邀請人們站上舞台，1969

10

表達與行動

　　自我表達如同洞察力及問題解決能力一般重要，而心理劇也　100
正是植基於對此需求的尊重。說出來絕對比不說的好，加上動
作、移動或者其他方式，會讓經驗史完整。雖然心理劇是創造性
藝術治療法中的濫觴，但這些相關領域著作的發表，尤其關於自
我表達的好處，仍是支持心理劇理論的重要論述。

　　有關於表達的價值，在於它能同時澄清與證實我們的感覺與
觀念。如果不藉由表達，我們的種種情結將被大量的幻覺、藉
口、逃避、懷疑和其他策略模糊了意識層次。正如從後台被帶入
了舞台中央，象徵性的「聚光燈」讓我們更能自我覺察般；藉著
在人前表達，這些想法被帶到我們的表層意識（Baars, 1997）。
有鑑於人們腦子的自我欺騙能力，嘗試「把自己想清楚」經常是
效果不彰的；另一方面，和別人分享自己的想法，可能讓自己遭
受批評，但也讓自己能有自我評價的機會。在心理治療、問題解　101
決過程以及諮詢當中，都牽涉到澄清（claritication）的過程，表
達也需要達成澄清的效果。

　　表達的第二項功能是，使人們的想法或感受讓他人聽到，以

便獲得證實，使這些部分更真實。我們腦子否定不同想法或感受的策略之一，就是讓它們如夢幻般。有些更脆弱的人杜撰生命中重要他人與自己的關係，成為自己的版本。這樣一來，人們開始懷疑自己的喜好、感受和觀念，慢慢地，對自我的意識也開始動搖了。有利的治療元素之一是，表達出我們的想法與反應，並且讓別人能聽到與證實這一切是真的。這讓我們的思想與感受能夠更真實，同時更嚴肅地看待自我意識。

口語表達固然好，不過在一個可信任、支持性高的團體中，加入行動力、互動，以及非語言溝通的心理劇，無疑是更強而有力的。這樣的經驗將會更栩栩如生，並且具有更多面向（Blatner, 1999）。

一、行動外化、行動內化與行動洞察

我們常會禁止在口語表達中加入行動，這主要是因為，來自於未經過調整或深思熟慮的「行動外化」伴隨而來的混亂感所造成（Rexford, 1978）。因此，不知道如何將行動帶入治療中的治療師，自然視其如防火一般防範。其實心理劇是透過行動能量協助人們產生洞察的工具，而非反對心理治療；心理劇是一種內在與外在兼具的行動（Blatner, 1973, p.2; Battegay, 1990）。在一個具有現場感和有機會再次評估的團體中，有目的的行動是可以讓團體成員觀察，且經驗到在行為中的深度意義；並從這樣的過程中，得到所謂「對行動之洞察」。正如 Sacks（1981）所提出，治療性的戲劇對於有「行動外化」行為相關問題的病患特別有幫助。

　　人們因為他們所居住環境、教育程度或者文化背景，而被限制他們口語表達的寬廣度，這時行動內化有效的幫助就顯現出另一項價值，而這種情況在現今世界中十分易見。

　　行動不僅是人們情緒能量的包容所在；肢體表現常提供我們對於隱藏態度的重要線索。我們的行動、姿勢，以及觸摸等動作，不僅讓自己與人們進行更鮮活的溝通，這行動表達也讓自己了解我們在其中的情感強度。藉由行動，一個如前所提採取逃避姿態的人可能發現：「哇！我對這件事的感覺比我原先想的多些。」 102

　　除了如前所提已經證實的功用外，心理劇的主角不再只是說出自己想說的，還必須在團體中聽聽別人對自己的論點，即使只是運用空椅技巧所出現一個假想的人。這種「啊！我說了這些話」成為對於自己想法觀念的表徵，這些話不再只是在自己心裡複誦的詞彙了。加入了姿勢、動作、敲桌子、手勢、起身與人面對面、直視別人的眼睛等動作，對於我們的自我肯定是強而有力的。

　　肢體失去行動力正如其他心理策略一樣是種防衛方式。這就好像身心對自己說：「我如果不動，就不會有感受了。」在某一程度這的確是實話。當我們忽視肢體的某些部分時，就會變得「極端保守」，這樣的結果只是讓自己變得麻木不仁罷了。為了使人們能更具有戲劇的動力，心理劇使用了如肢體治療學派、生物能分析（Bioenergetic Analysis）等論點。

　　雖然人們運用「身體盔甲」的防衛方式讓自己的情感噤聲，但人們仍然能從其他非語言溝通，如站立、走動等姿勢，以及手勢等，顯露出自己的想法與感受；而心理劇開展了此一向度，有

時候主角藉由協助誇大自己的行為，以便能更清楚地察覺到行為的整體意義。

　　非語言溝通不僅是為了人際溝通的需要，更重要的是與自己溝通。聲調、姿勢、面部表情等等，都是「增強內在態度」（re-inforcing inner attitudes）的重要線索。舉例來說，一個沮喪的人拱起他的肩膀，不僅說明了他的害怕，也表明他自我保護的心態。心理劇導演應該要熟悉這些不同型態的非語言溝通方式，以便能在多元豐富經驗中，更有效地診斷以及介入工作。

二、昇華作用

　　昇華作用是指在生活中培養出高尚、令人崇敬的表現。如同行動外化般，昇華作用是一種防衛，一種將自我思想與衝動引領到所謂高貴而且是社會許可的方向，以避開內在洞察的方式。這也是由兩種模式混合而成的──一種是為避開意識層次作嫁；一種則是與日益增加的意識層次相當契合。

　　沈靜的禱告者注意到兩種類型不同的事件──有些可被改變，有些則否。禱告者為後者的承受強度所吸引。這種存在狀況通常不需要內在洞察，而是需要另一種情緒策略──昇華作用。有些狀況包括悲傷、焦慮，或是困惑等情緒，並不是光是談一談就能完全地被滿足；這些感覺或是相關的意象最好是藉著其他方式表達，包括藝術、歌謠、創作音樂、擊鼓、跳舞，或在詩歌或雕塑過程中活動；又或如同與各種神話相關的述說故事、戲劇演出等。這些方式也由於放入人們的情境，變得更柔軟生動了。沒有原因也無須做任何事，人們僅藉著對愛敞開以及當下的同理，

就能夠被撫慰。

　　藉由昇華作用，自我表達的另一面向是將較單純、自我中心要去獲得或耗費的情感，轉化成社會認可，以及更為有用、有效的喜悅能量（Blatner & Blatner, 1997, pp. 2-4）。有關於享樂原則與現實原則的辯證張力，藉著昇華作用所衍生的許多包容性活動而解決了。這些活動包括經由各種慶祝喚出各種愉悅的表達、感謝，以及團體凝聚力。

三、行動渴望

　　Moreno 不僅注意到行動是一種提升洞察的工具，也被認可為全然表達的一種真實需求，是一種「行動渴望」。簡單地說，單單使用文字是不夠的。人們常會從這樣的行動中聽到自己的想法與感受，也能經驗到別人聽到自己的經驗；並從體會自己肢體的感受中獲益。簡要以心理動力的詞彙來說，真正的情感表露常被以情感隔絕的防衛機轉所禁止。行動渴望便提出一個更為全方位的自我表達過程，來伸展上述的觀念。

　　兒童是生活中的實踐者，他們在虛構的遊戲中將自己的情感呈現出來。我們是生活在極度重視口語表達的文化中，這樣的方式是一種自我欺騙的幻想；成人世界經由我們的需求，來感受我們身體層次的自我表達，藉由運動、非口語溝通等方式，直接讓我們感受到情緒的對象直接表達。這時行動便與語言統合起來了。

　　行動渴望更深一層的概念是：身體的行動可以達成許多僅是104想或談感覺或想法所不能達成的目標；行動渴望暗示了在人類的心靈中，對於個人情感具體化成為成熟行動的正向需求。

四、行動實現

在「做些」什麼事情時所獲得的深層喜悅，遠超過只是談論事情。兒童在肢體性質的遊戲中顯露出這一點，而藝術工作者也需要由他們意念與直覺所生出的創意，以具體形式被他人所欣賞和接受。直到這一切發生以前，都存在著一股張力——「行動渴望」。在完形心理學（Gestalt psychology）中，治療師有一個相似的觀念，關於「完結」的達成——這是一種對於接觸，以及完成「未竟事物」的需求。

Moreno 在這點上有另一項洞察：對於有精神疾病的人，除了壓制或轉移他們的行動渴望外，讓這些人主動將他們的幻覺或妄想，在經由協助的狀況下表現出來，是否有幫助呢？當然，這樣的輔助過程必須在能夠預防對他們自身或他人造成傷害的限制下進行；這個觀念是讓任何過去的行為傾向顯現，並且藉由觀察來了解這些表現。顯然，Moreno 也發現這種方式對於治療是有成效的。

五、自我意識的擴展

自我表達另一項已獲證實的價值是，在表達過程中，不著痕跡地擴展自我感。人們在某個程度上，常經驗到自己是渺小且孤獨、弱勢及容易受傷的；藉著認同他人的過程，讓自己多少成為被認同的對象，來克服之前的感受。這是一種正常的動力，如同Heinz Kohut 所說「客體」的功能。人們將孤立中「我」的感受

轉化成較為強壯的「我們」，這也是我們讓自己去發展及維持人際關係重要的深層動力之一。

當人們在表達自己的過程中感覺被看到、聽到、被了解，並在相當程度上感覺自己變大了，不管那僅是對另一個人，或是一個團體中的參加者，都是參與者的力量。我們都承認，在我們的文化中，一方面是貶抑表露自我的，一方面也鼓勵自制和約束自己。

由於上述原因，人們對於擔任主角這事，常會有明顯的移情作用；擔心團體中的成員，對於自己竟然敢上台，成為「目光的焦點」，有負面的評價。 Sacks（1997）曾寫出在心理劇演練的課程中，相關的移情作用常被引發出來。這一點足以說明「表達」性質的活動是感到容易受傷的。

105

六、以身體行動暖身

鑑於文化與精神層面對於身體活動的禁絕，人們自創了頻繁的肌肉張力模式；「淡漠」（freezing）便是在感情流動中，所顯現出壓抑身心相關症狀的一種。Wilhelm Reich 這位道地的心理分析師在一九三〇年代，曾以「品質盔甲」（character armor）來描述這樣的過程；Reich 也是少數運用肢體活動來促進宣洩的治療師，他的學生 Alexander Lowen 將其觀念精粹後，稱為生物能分析理論。

在充滿活力的自我表現課程中，心理劇活動常喚起身體能量的流動；也由於這樣的過程，常喚起更多樣的連結，增加了人們的自發性。讓焦躁不安的肌肉活動藉以對抗身體的抗拒，一方面

也開放身心進入行動的內在洞察。

即使僅是在暖身的階段，但讓主角以及團體成員起身走動、移動座椅等肢體活動，或者讓參加者來一段生動的社會計量體驗；這些活動都會將人們的情感與意念帶入相關的主題中。

七、自我表達的形式

除了戲劇暖身外，劇場遊戲與其他相關表現方式，皆能作為發展團體共識、活絡氣氛，並且可帶入主題的方法；像是歌唱、即興音樂或詩歌、戲耍小孩玩具等，都是從藝術治療、詩歌治療、行動等治療方式中，萃取不同的暖身活動。部分媒介提供了帶有距離感、較不直接的方式，這對那些還沒有準備好探究及揭露個人生活中敏感事件的當事人，是有幫助的。

這樣的方式也可以在如寫作、做夢日誌，或者畫畫等背景下進行；其中保存的部分可以被帶到團體中，並加以分享。文學、詩歌、劇本中的節錄部分，以及其中有趣的故事，都可以增加表現的豐富性——人們不必然一定用自己的原創文字來表達自己的感受。可預見的將來，正如同人們將自己的網頁建構在網際網路上般，各樣嶄新的自我表達風格被接受度也會愈來愈高。

八、創造及分享故事

人們需要說故事。許多人只將記憶、事件以及感受的片段留住，卻從未體驗過自己生命中開展的故事脈絡。戲劇性的想像力能夠將前述的各個片段緊緊交織成一整塊有意義的織錦布（有不

106

少書籍提到說故事與治療，這反映了建構主義的潮流，在第五章
哲學基礎中將有所說明）。

在另一層觀察上顯示，大部分有心理困擾的人，都會在潛意
識中建構屬於自己失敗主義，以及反創造力的故事。結構性治療
者忙著在這些人重述故事時加入有趣的挑戰，刻意地設計故事，
以達到正向的結果。心理劇便運用了如未來投射等技巧，來讓這
種治療更鮮活有效。

說故事同時是一個加強團體凝聚力以便做更深入探索的暖身
方式。在一九七七年引導筆者改名字的工作坊中，Zerka Moreno
便運用了這種方式來探詢關於成員們名字的故事——我們名字的
來源、我們對名字的感受、我們生命中與自己名字相關的經驗
等；這其中有許多故事與變化。人們開始理出一些頭緒，但並不
需要在一次過程就把整個故事說盡。下面有些引導性的主題，在
主角步出探索之路時可參考運用：

○ 當你回想起，仍會是全身發熱的一件窘事。
○ 一個讓你歡欣鼓舞的時刻。
○ 敘述一個你自己扭轉乾坤的經驗。
○ 讓自己走上追尋靈性之路的開端。
○ 在自己人生路上，一個真正幫助（誤導、傷害）自己的人。
○ 一個極端愉悅（放鬆、享受）的時刻。
○ 一個非常有趣的事件。
○ 你自己人生中的悲劇之一。

這些主題不僅存在於個人札記中，經由在團體中與其他成員 107
分享，它們的脈絡與架構得以更鮮明交織。人們需要被聽到與看

到，不要以為這是唾手可得的，事實上，基於某些原因以及某些形式，在我們的文化中，這樣自然的人類需求是日漸被輕忽的（Locke, 1998）。在我們的生命中包含了各式各樣的活動，其中人們藉著傾聽與訴說彼此的故事，在社交生活上較勁。運用類似心理劇的方式，扭轉長期以來的文化傾向，我們開始在大傳媒體上，看到人們向專家們述說具有代表性的故事，也漸漸地開始欣賞這樣的代表性。對於劇場，我們需要更投入，努力將其轉化成一種更具有社會相關性與治療效果；從某一部分來說，這便是Moreno 所指的，在劇場中所感受到的觀眾宣洩。

由此推論建立起強調參與感以及即興創作力的團體模式，來取代粹煉的演出。人們常常害怕自己表現得「不夠好」，但這樣反而錯失了這項活動的精神。我們自己的故事不需要像專家一般雕琢與掌控完美。導演必須布置出富親密感的場景，好讓不純熟、笨拙等得以被容忍。說故事這樣一種創意行動本身的價值超過完成一項作品。

人們需要發聲來感覺自身的存在，因此，我們也需要建立起讓自己願意在其中傾聽與分享故事的環境氛圍。在我想像中，心理劇的方式可以協助運作這過程，而且事實上已經有一些活動方式被運用，如重播劇場（Playback Theatre）（將在二十章中討論）。

九、豐富的自我表達

自我表達的功能不僅在自我洞察上，同時在發現豐富的生命力上也被認可。有一種激勵性的宣洩方式被發現在「舞台上」，

一個人變得比較有活力、有朝氣、生氣蓬勃的，遠比想像的更豐沛。除了在心智中不同特殊情結所出現的衝突之外，壓抑本身生命力所產生的張力也時有所聞，不論何時，只要張力獲得釋放，相關的宣洩也隨之而來。各種豐富、愚蠢、激昂、刺耳的笑聲，以及各樣誇張情緒性表現的顯露，皆能讓人察覺到冒險強出頭的感受。

　　豐富的自我表達經驗的渴望，可能是我們自我陶醉或是達到頂盛期慾望的因素之一。然而，幻覺、藥物，以及酒精也會讓人 108 產生「強大過生命本體」的感受。另一種對此一成就目標較為有益的管道，是孩童關於社交伸展的想像遊戲：戲劇。登上舞台後，人們感受到內在心理與外在文化兩股力量告訴自己：「別引人注意！」在突破的過程中，要面對以下問題：「我在這種狀況下，是否看起來很蠢？」「我無所事事的樣子會被接受嗎？」舞台上的主角可以藉著與自我更有生命力的內在小孩（inner child）歡聚，而達到宣洩的效果。

　　自我表達也顯現在尋求更豐盛生命力的行動渴望上，身體經驗中全然本能的喜悅感──在水中嬉戲歡呼、在跳舞時渾然忘我、在熱門樂曲聲中任意舞動、對於熱忱的宣道者大聲鼓勵，參與人們潛能中的豐富性。

十、摘要

　　一個觀念要表達出來，常需要以不同的形式呈現出來。寫在紙上或做成圖表的形式，如此觀念可以更清楚地呈現。其他藝術創意能夠運用各種形式，涵蓋理性對話或思考所無法滿足的細微

情感部分，而心理劇則將這一部分涵蓋得更透徹。從歷史觀點來看，個體心智與社會發展可以視為整體自我表達能力的成長過程，亦即從不能口語表達開始，一直到達溝通的昇華極至表現。

眾所周知，人們有一些壓抑的傾向，其中包括了焦慮、失去活力、遵從慣性等。要和這些壓抑部分相抗衡，必須經由個人或是集體自發表達的廣度、創意，以及人們潛能中的完整性來面對。這些自我表達的延伸包括了情緒淨化，以及其他將在下一章中討論的各項動力。

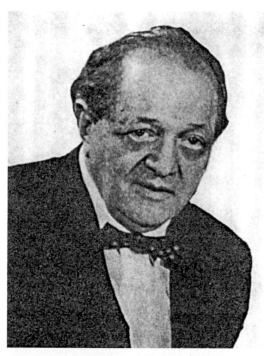

J. L. Morno，大約 1951 年。

11

宣洩

　　Moreno（1940）在其早期對心理劇的論述中，寫到關於「心 110
理宣洩」，並且推崇其中動力對於了解此一模式很有幫助。在某
種意義上，宣洩是心理學所謂自我表達的伸展作用，雖然在前一
章已有討論，不過這裡將有更多討論。

　　佛洛依德認為宣洩是一種有趣的現象，但是在他早期所做的
各種嘗試，並不能有效協助情緒消散，因此後來便放棄了；從那
時開始，大部分心理分析學派人士對此一主題就刻意忽略了。而
Moreno 注意到劇場中觀眾的宣洩過程，正如同兩千年前亞里斯
多德所陳述的一樣。Moreno 直覺上知道戲劇中的演出者如果能
夠拋開腳本的限制，並且能夠即興演出真實生活中的自己，他們
將會體驗到更深遠具有治療性的宣洩。

　　那些體驗過宣洩的人，不論是劇中主角或是團體中的成員，
大體都對這些情緒表達了正向以及治療性的看法。Yalom（1995）111
在他撰寫團體心理治療最負盛名的一本教科書中指出：當那些團
體治療成員被問到團體中對他們最有幫助的部分時，答案中「情
緒宣洩」是最重要的治療因子之一。其他幾種治療法也運用這樣

的動力，如生物能分析法、完形治療、馬拉松式團體治療等等「主流」治療法，以及其他「身體治療」（body therapies）。

　　然而我個人認為，宣洩的真正動力常被誤解，有必要在此澄清。我的假設是，所謂的治療功能並不來自強烈情緒的表達與揭露，而是來自於心靈中各個分離破碎的部分又得以再度復合（the reunification of parts of the psyche that had heen separated）。情緒的外在表達只是內在整合過程的反映而已。這一點在後面將有所解釋。

一、描繪現象

　　首先，想一想下面幾個情緒宣洩的例子：

O 在和摯友分離後，充滿笑與淚的重逢場面。

O 經歷讓人徹底恐懼以及險中求生的災難事件之後，終於獲得平安而哭泣的人。

O 在經歷激烈競爭的過程後，獲勝者領獎時的哭泣。

O 經過長時間和難題纏鬥，最後終於找到答案，發出大叫歡呼聲，或是輕聲讚嘆。

O 在心理劇的過程中，一個壓抑自己的主角最後終於爆發他憤怒的叫聲或是飲泣數分鐘。

O 嬰兒出生時的哭泣。

O 在團體中分享了自己深層不為人知的罪惡感後，發現自己不僅為大家所接受，而且在過程中有一個成員哭了，其他幾個成員也跟著哭了起來。

O 在慶祝活動中，年輕人精力旺盛地忘我狂舞。

〇 一個人又哭又笑地感受到自己的心靈重生。

　　以上所提都牽涉到內在經驗的分離、反向的拉力、分裂感等，之後伴隨而來重新聚首的感覺。

二、潛在的動力

　　在將平常知覺中某些特定想法與感覺分離，或是僅將此兩者 112 分離的過程中，常讓人的腦子面對痛苦的經驗——是一種區隔或分離的過程。這大部分是心理分析學派所指的「心理防衛機轉」，用來作為自我欺瞞的機制。舉例來說，「潛抑作用」（repression）是將個人意識與內在經驗分離；相對於此，否認作用則是將個人意識與外在經驗分離，是真相的試驗。其他的防衛機轉則在已分裂的事物上加入幻想出來的想法，好讓經由偽裝的分裂感以及思考上的不合諧感被減到最低。

　　我們的腦子在某一層次上是可以被操弄的，但在另一層面上，整個腦子仍是一體的，頭腦為了逃避所製造出現的幻覺，因此是不能產生作用的。在較深的層次上，頭腦知道這是自我欺騙以及自己的禁忌感覺，這樣說好了，這是「洩漏」。這需要人的內在警戒與不斷的練習，到後來會讓人感到厭煩。這種動力便是我們習慣稱為「精神官能症」的內涵，在這一點，或至少在許多細微的事項上，幾乎在每個人身上都發生過。

　　當心智平衡經由衝突所出現的自然結果，或治療過程中經調整轉換，這使得我們的心智得以將腦子的兩部分重新組合。過去偽裝心智分離的需求隨著心智能量的擴張，而得以解放。就用老

朋友再次相遇的例子來說好了：內心底層的感覺如熱切的浪潮浮出表層，這些感覺中經常包含其他豐富的情感，包括對於自己如此脆弱感到不好意思、害怕這樣的相聚將不會再有、對這種挫折感到憤怒並且獲得解放了。類似這樣情結的過程便隨之而來，自我最初分離的部分，在這之後重新相聚。

我們的心智有被治療以及整合的強烈傾向——容格的術語為Eros原型。原因是人們想逃離內在造做出的分裂所產生強大的張力。即使逃離後重新宣稱我們所擁有的「健康」成份，但極可能這些成份中仍摻雜了某些我們不想要的東西，而這一點認識是很重要的。絕大部分當我們的某些情感與思想被潛抑了，或者被分化的時候，這其中有些有幫助的特質——包括個人力量的展現、真誠性、自由等等，都混合於其中。理智上認為，在人們克服分裂感的同時，意謂著「把嬰兒連同洗澡水一起倒掉了」這樣的象徵意義。

更戲劇化的說法是，人們——特別在年幼時——感受到威脅時，會犧牲或者阻斷自我來得到某一程度的平靜。有些人失去他們的自我感，以便維持與他人的關係；有些人則用另一種方式，犧牲自己的社會支援，來維持自我感的正常運作——這樣導致了社會疾病。這樣的決定來自個人特質、家庭組成、時間點及其他許多變數之間的特殊互動。即便如此，人們因分裂而失去的部分，仍然是整體自我所需要的。

當這些強制設定的界線消失，或者是身心不同的觀點又重新被整合之後，解放的情緒便出現了，這便是情緒宣洩。在Moreno的想法中，即使是小嬰兒出生時的哭泣，也是一種興奮情緒的宣洩；那些關於出生創傷的研究便支持這種觀點——在強大壓力過

程中奮鬥後，所產生一種深刻的放鬆。經過努力之後終於達成，其中有前面所有的擔心感受——到底能不能做到，同時也混雜了知道最後確實已經成功的複雜感受。

有趣的是，真實生活不需要為這種復合做出任何調整，通常也不可能。在心理演劇中所謂的附加現實，讓人們經驗到將分裂的各部分再次整合的經驗，滿足了人們行動的渴望。即使是以較不直接，象徵性手法再整合的方式，如藝術、舞蹈或者詩歌等，都可滿足治療的需求。

三、宣洩的四個層次

下列敘述可被視為四個層次社會心理整合的運作過程：

1. 自我概念：外在所賦予有關的情緒及感覺的情結，是否可以與個體自尊感受相容呢？
2. 適應力：一旦這些情結被再次發現，要如何正向地運用在個人的生活當中？
3. 社交力：假如他人知道個體相關的問題感受與想法，一個人是否仍能讓他人喜歡或者接受呢？
4. 靈性層面：要如何將自己這些看似笨拙或者不為一般社會大眾所接受的特質，在與神或者世界的關聯中，達到一個協調共識點？

最後一點是指，當人們和自己某一部分分離時，在某一個程度上，他們也將自己存在的完整性和整個社會、宇宙區分開了；這好像意謂著：「如果你知道真實的我，你一定會拒絕我。」如

114 此一來，也出現了人際和靈性不同的層次，當然也增加了負擔和緊張的感受。

有四種情緒宣洩用來療癒這樣的矛盾感受（Blatner, 1985）：

1. 消散式（abreation）的宣洩。覺察這些感覺可以擴張自我概念，自我這時再次擁有原先不屬於自己的感受與想法。

2. 整合式（integration）的宣洩。這些感受與想法在重新建構之後成為有用的，至少達到可以共容共存的。這在治療中正是創意的顯現。

3. 包容式（inclusion）的宣洩。當主角認定自己犯了不可能被接受的錯誤之後，卻發現其他人可以容忍甚至欣賞自己時，原先那種疏離的感受就消失了。

4. 再度與靈性結合（spiritual reconnection）的宣洩。個體的完整性同時存有其長處與短處，也在其中發現了歸屬於「大圖像」中，並且有一種在世界上被建構完成的感受。這是 Moreno 所提及的「宇宙的」宣洩，由此建立起主角與神或是與宇宙中更大存有間的關係。

四、修通

僅有消散作用是不夠的，人們需要將治療帶到其他層面。佛洛依德和其他人沒有從宣洩中感受其中妙處的原因是，他們並沒有重視這種需求，而且（或者）也沒有用任何方法達成其他層次的整合。Moreno（1950）曾說：「每一種消散式的宣洩必定有一種整合式的宣洩伴隨而來。」這意謂著人們只覺察自己的情緒狀態是不夠的。一定有個原因說明情緒的潛抑：這些情緒排山倒海

而來。因此，能夠迅速而徹底了解這些情感與思想的意義是很重要的；這些部分成為較可以接受的，甚至可能昇華成建設性適應過程的重要助力。

這樣引出強烈的情緒宣洩會導致重大精神症狀的情結，就好像一場外科手術。用這樣的比喻法來說，治療不僅是割除一個盲腸手術的切口；在身體（靈魂）的療癒過程中，還必須將病患傷口縫合，並且提供適當的休息與養分（Z. Moreno, 1990）。在心理治療中，僅是發現埋藏的情感不足以修復它們；再次發現這些情緒之外，也必須做些事讓這些情緒建構整合起來。即使是在消散式宣洩之後，主角在分享與討論階段仍持續感受這樣的部分（Jefferies, 1998），這樣的過程將會加強整合過程的深度。

另一項可和外科手術類比的想法是：準備的部分。導演們通常會期待在過程中出現某些特定情緒宣洩。導演在辨識主角目前所涉及的動力時，通常會問自己：「目前主角所逃避或是潛抑的是哪一部分？」有時候，從之前的暖身活動中就明顯看到這部分。這時設定某些特定的場景來進行整合的工作，並且緩和內在批判的聲浪。舉個例子：主角在過程中，發現先前不為自己所接受的感覺，而他自己並沒有被羞恥或是罪惡感所淹沒。而所謂暖身準備的工作的確是非常需要的，否則主角在潛意識中的「抗拒」，會讓觸碰真感覺成為不可及的一大步。

一種能讓主角暖身的方式是，在團體中發展出支持性的氛圍；另外一種方式則是，導引團體成員對於治療的可能性產生信心；第三種方式則是與心理治療重要原則相關的說法：**在讓當事人接觸自己負向意念之前，先讓他能與自己的正向能量有所接觸**。這絕不是製造幻覺，而是在自我貶抑或是自我肯定的內在談

115

話中，讓內在自我有所選擇。再度審視主角的期望、個人成就、天分、正向特質等，而將與主角工作的過程，導向成為是和一個目前有些困擾的好人一起解決他目前的問題。植基於較為正向的心理狀態以及關係時，再去組織起當事者的勇氣與精力基礎，以便這時再去面對包含了恐懼、罪惡感、羞恥感等其他更多情緒因子的經驗與回憶。

如果依照上述的原則去做，宣洩成為一種更為整合以及宏觀的治療方式，而情緒張力更強的情緒爆發不再僅是每一個行動的必要元素，同時也是準備好要做特定內在頓悟的重要切入點。

五、不僅是喚起情緒

情緒宣洩的動力中有一項容易被誤解的問題是，情緒本身看116 似是一種治療方式，其實，情緒只是在反映不同程度的內在整合過程。另外一種比喻是流汗和運動的關係：活力四射的運動目的是讓我們調節心臟血管系統，當運動發揮效果時，心跳就會加速，並且藉著周圍的溫度、風力等因素，結果使我們排汗。如果把流汗視為主要部分，蒸氣浴或是三溫暖都成為有幫助的活動，但實際上它們並不是。同理來說，在面對人因著焦慮或被激怒而產生的憤怒時，如果不針對惹惱人的事件去治療，而導引憤怒到個人自我的部分，或者由於情緒產生混淆、挫折感而哭泣；這樣看似因解放而來的哭泣，並不能碰觸到內部深入的整合。

催化情緒不是我們的目標，但是在心理治療或是心理劇中所營造帶有情緒的經驗，其實是內在觀照行動的觸媒。雖然如此，後續的追蹤仍有其需要，以便確定其整合狀況。

六、替代性宣洩

輔角以及觀眾（團體）的情緒宣洩，也是非常重要的元素，即使演劇沒有直接碰觸到觀眾成員生活中的相關衝突，但仍然可能會喚起某些有力的情緒。這是因為從廣義上來說，人們都分享了分離與再整合的持續過程，在某些層面有所失落然後又再度尋獲。

這些經驗同時也在日常所謂的「文明」生活環境中，被限制、壓抑而無法表露，從心底升起的無數感受與點點滴滴內在張力的紓解觸媒。人們沒有充分的機會「離開」各樣的情緒，將這些憤怒與悲傷的情緒轉換成興奮與豐富的感受。

在 Yalom（1995）的團體治療理論中，曾將情緒宣洩的價值列入「普遍共通性」（universalizaion）這項主題中。心理劇想要表達的不僅是某些特定的情境，同時也反映了人們共同的情況。觀眾感受到與這些故事與主題的連結，讓他們自己的生命有新的意義。

七、廣闊的視框

不是所有的治療都需要情緒宣洩的方法和經驗，然而，有時 117
真正的目的是在於：將已經分裂的部分重新再整合的系統化過程。

另外，情緒宣洩除了悲傷與憤怒之外，也同時帶給主角與觀眾歡樂與興奮的時光。重播劇場的力量（將在二十章中討論）提供了對於人類經驗全面性的深刻體會，這些已經超越治療性契約

所涵蓋的部分。同樣地，導演在團體中應該包含「在生命中分享
美好事物的行動力」這一項可能目標。有時候，真的很難發現人
們沒有嫉妒與壓抑，真心願意支持你！這不僅是在治療團體中使
用，同時在訓練或是成長團體，也是非常有價值的運用。

　　情緒宣洩的動力廣布於生活當中，這與奮鬥、成功或失敗等
都有相關性。有時候，這也發生在目睹劇場中有意義與動人的情
節時，或是在參與某些特別的儀式典禮時。留意底層動力能夠幫
助人們辨識自己情緒的流向，在深層思緒裡再次整合。

八、摘要

　　在 Moreno 的直覺中，情緒宣洩是有非常重要貢獻的，就好
像一個重要的治療者似的，並且同意經過整合的情緒宣洩超越洗
滌情緒的作用，這代表的是一項深遠的過程，而不僅是心理治
療，同時也成為人類發展以及健康生命力的思考方向。這樣的動
力和自我表露過程是密切相關的。情緒宣洩被忽視或濫用，其實
和這其中的深層動力不被全然接受有很大的關係。主要的重點在
每一項所謂情緒消散的情緒宣洩之後，都需要有一個對情緒宣洩
的整合才是。

12

技巧的學習

心理劇最重要的價值之一是，除了可以教導我們解決當下問
題之外，還可以學習到更廣泛課題的應對技巧。我發現，大部分
社會心理層面的問題僅是由於缺乏溝通技巧和人際互動問題解決
能力，以及缺乏自我覺察等所造成的。即使是目前，許多學校並
沒有教授這樣的技巧，雖然他們宣稱要彌補這個問題（Blatner,
1992, 1995; Goleman, 1995）。在過去的幾十年間，指導性的技術
教導成為不少治療學派的做法，而非指導性的治療習慣漸漸被捨
棄了。

心理劇便提供一項學習與練習前述社會心理技巧的自然管
道。角色學習可以培養想像力以及其他重要次元的整合；角色變
換可以練習認知的轉換；創造角色可以鼓勵直覺能力發揮；轉換
到鏡照技巧（mirror）或者助理導演角色，可以發展出自我觀照
以及自我認同重整的能力。整體來說，角色扮演的活動發展出一
種超出皮亞傑所說的成人認知模式——形式運思期的認知型態，
這是因為轉換參考架構的活動開展我們的心懷，成為一個更宏 120
觀、整合的觀點（Wilber, 1998）。

一、發展後設角色

如同在第九章與第十五章中所討論，人們會在幾個層面上扮演不同角色；在監控以及調整層面，會像是掌控的角色——「後設角色」。學習在投入角色以及觀看此一角色這兩者中間轉換——這是在戲劇與社會心理學中所謂的「角色距離」（role distance）——這是基礎的技巧。當主角在被協助的過程中停下來，這一幕景也暫停時，運用鏡照技巧將主角帶出心理劇，讓他與導演一起審視當下的情況。這是讓心理劇具有治療性的部分。人們如果常常這樣做，他們也等於是在日常生活中實行心理劇。他們會暫停下來，想像如果這是在心理劇中的狀況，在心理層面上自己可以改寫當下的狀況，加入一些新的、更有建設性的，而不是用舊的、習慣的模式去應對。

二、區辨角色

認同是將自我感與其他事物整合在一起的活動；一個人可能會認同某一個角色、信仰、感受等。區辨則牽涉到某種並非自己的認同——不是自己的身體，或自己的角色表現。所謂成熟的重要元素之一便是具有區辨的技巧，即使這僅是用在一場遊戲中輸贏的角色上。Roberto Assagioli（1965, pp. 112-120）這位心理治療師發明了所謂的心理綜合治療法（Psychosynthesis），這便是讓區辨發展成為帶領人們自我成長與心靈療癒的重要成分。

自我需求的感受是和其他部分依附在一起的，因此自我也可

被指引轉換到其他的層次──一個人不再只是自己目前所扮演的角色，同時也成為導演與編劇，成為一幕劇的共同創作者，能夠自在地重新思考自己在舞台上的樣子為何（東方的心靈準則強調這種技巧，並且不僅鼓勵認同創意的自我，同時也超越此一界線，藉由精神靈魂的資源啟發自我）。

表演工作者訓練區辨的方式不僅明顯表現於他們的角色演出上，同時也帶有小部分觀察者的功能，如此也修正和精淬這項演出。這就好像演出者在某一部分來說認同了導演。學習了一段時日心理劇的人們，在這個潮流中擁有較彈性的心理狀態。 121

三、直接式學習

許多心理治療的形式會帶領當事人走過一段過程，通常當事人不會在其中獲得特殊的技巧，讓自己在治療外的狀況也能運用，但是心理劇則可以。也就是在心理劇中，讓主角注意到正在運用的方法是有可能運用在其他地方的，即使僅是對於手邊問題的了解；在另一方面，也由用心的程度來面對更寬廣的挑戰──運用這些技巧與方法來解決其他浮出的問題。

舉個例子來說，上面所描述的狀況，在一齣心理演劇中可能的情形是：當主角在舞台上往後站，接著去看心理劇反映給主角所演出的場景時，也就是在所謂鏡照技術的狀況下，導演可能會說：「這是你學習的機會，因為在人生的其他時期，你碰到這麼緊張的狀況時，可以想像這個心理劇的樣子，在心中往後退一步，並且再想一下我們現在所做的一切。」在做了這樣潛藏深意的提醒之後，導演以及主角又再回到當下問題被發現的時刻去探

索。

當然，導演需要運用他們的自由裁量權，決定何時將這樣的自我觀察訓練轉化成行動，同時這也不盡然是最終時刻的任務。典型的心理劇從暖身到情緒宣洩這樣的一個過程，常常走得太深太遠，反而對完全整合的效果打了折扣。如果在行動中情感充分地展現，有時反而失掉學習的部分；因為在某一特定程度的暖身下，喪失了與角色的距離感，使主角進入一種警戒狀態的意識層中。

控制場景讓其較為簡短，並使用鏡照技巧，也是一種讓過程再重新落實的方法。再次確定與治療的連結性，並且提醒主角目前的狀況已經在控制之中，這一切都將完成並且朝建設性的方向進行。在處理較為情緒性的事件時，這樣一種落實的活動不僅具有鼓勵作用，同時也為將來在這樣困境中的人們做一個示範，給他們留個空間。這樣建立的是一個既不退縮、也不過分強制反映的技巧，讓人們有距離感並且也可有所回應。

四、角色交換及同理心

122

在我接受心理治療師訓練時，不時被告誡要有敏感度與善體人意，但是從來沒有人告訴我要怎麼做！就好像如果我讀了相關心理動力的書籍，我就會了解同理心了──可是這不管用。幸好我發現心理劇中角色扮演的技巧，藉此知道如何想像其他完全不熟的領域範疇可能是什麼樣子。

在學習這種技巧時，常會因為一些文化的影響而產生抗拒。角色扮演，想像如演員般，其中包括了推論、運用直覺，同時並

不保證會是維妙維肖的。在教科書中所發現對難題的解答，常讓人有一種安全的幻覺，這是有點危險的。一個人需要學習的是流暢性，讓自己成為具有接納性，能夠更接近自發的狀態。這就好像學習游泳般，有不同管道去學習。

我同時在即興的課程中，學習到能夠更善體人意的方法。我在為自己暖身並且去扮演某一角色時，發現某些感情隨著角色而來。藉著參與大量的心理劇而發展出同理心來，這可以是非常外顯而直接的：當人們在心理劇中互換角色時，導演可能說：「每一次你把自己放到另一個角色時，你就正在學習這種技巧。」這樣為人們設定了一個自我覺察的程度，讓我們可以自己應用，這樣一來，需要導演協助暖身的狀況就可減少了。

五、自我覺察

就如同理心一般，自我覺察也是一個模糊的概念。一種可以讓其作用的方式是：想像心中有一群不同的角色、家族、組織或是交響樂團（這些想法將在第十七與十八章中深入討論）。為這些在任何狀況下的角色們命名，然後去想像每一個角色有他們自己的狀況與腳本——想像你自己正在聽著他們的述說。

在心理劇中，有一種運用多重自我技術（multiple ego）的方式，這是讓主角扮演自我中各個不同的部分，並且讓之間各部分互相對話、協商、爭論，然後有所妥協。其他蘊涵其中的技巧，包括喚起那些被忽視的角色：「我的『內在小孩』必須要說些什麼？」然後這些分類將更為深入，被認可出其中有不同分類的「內在小孩」角色——每個人的角色目錄是有所不同的。能夠辨 123

識出心中自我檢核以及自我責備的部分也是很重要的，也許可以稱心中這樣的部分為「內在警察」。

自我覺察訓練中最有力量的一項技巧，要屬辨識出每一部分自我的計謀——在心理分析學派中，這些是所謂的「自我防衛機轉」（defense mechanisms），自我的各部分可能以下面的各種敘述方式呈現出來：

「我不想要知道這件事」——壓抑作用

「我不知道你在說什麼」——潛抑或否認作用

「這些只是感覺，我不知道它們是什麼」——情緒隔離作用

「你讓我生氣的原因是你對我生氣」——投射作用

這些都是自我防衛機轉。

在人際互動中，獨白的技巧讓人們可以藉著這種練習，對於內藏的思考得以覺察。替身得以教導更多情緒與非理性思考的表露技巧。而如上所述的內在對話，可以協助發展更真誠表達的技巧：「好吧！部分的我想要（這樣）……但是在我這樣說的同時，我也聽到另一個部分的我回答說，不，我想要（那樣）！」

六、非語言溝通

在心理劇中的身體活動，引導人們對於身體與情緒間互動的注意力。另一方面來說，藉著不同型態的非語言溝通所呈現的是，對於人際敏感度及自我覺察兩者更高層覺知的意義。人們通常去回應被敘述出來的事件，而非真正的事件本身。雖然人們迄

今也還未整理出這樣的模式來。

在學習臨床診斷上有一個原則，其中的藝術主要是在於知道去哪裡找相關資訊。因此，在心理劇中，當導演發現主角在劇中既沒有明顯的非語言訊息，對其他輔角的行為也沒有回應時，也許應先暫停這一幕景，轉換到鏡照技術，直接反應當下發生的情況是有需要的。這也呼應了人們在心中觀察自己的內在互動狀況，並且回應給人們其中值得注意的部分。

在一開始就注意到細小的非語言溝通訊息，不是一件容易的事；這有點像開始學習去聽古典音樂一樣。在心理劇中，不同向度的覺察可以藉著運用誇大性的技巧學習，比如直接面對面被教導和經驗不同的動作、姿勢、臉部表情、語調，以及其他不同變數。在這樣的經驗性學習型態中，微小的不同都變得顯而易見了。

非語言溝通不僅可以傳送訊息給他人，同時也暗示了個人身心上某些內在的狀態（這和身體治療學派的某些部分是有所連結的）。去探索人們何以表現出這樣的態度，不僅培養自我覺察能力，在這樣的目標達成之後，會有更大的自我控制能力。人們學習去注意到，在某些狀況下身體會緊張，臉部或聲音會產生特定的表情音調；那麼，人們就可以學習去打斷這樣的自動反應，然後轉換自己的肢體表現，接著就可以轉換自己的情緒狀態。

這些技巧可以被運用在每天的人際關係當中。舉例來說，一個人可能會對他的配偶說：「甜心，你的聲調這樣緊張，頻率又高，我很難好好地聽你說話。因為這讓我認為，這是有些緊急狀況發生了，讓我很不安，那我也會變得有點自閉了。所以，請你用比較放鬆的音調再說一次好嗎？」也許配偶會回應說：「現在我希望你能放下報紙看著我，好嗎？」

124

七、衝突解決

　　大部分的人對於人際的摩擦與衝突，並沒有一個好的對策，因此也就擔心衝突會擴大，於是便想辦法避免衝突的發生。這樣做有時反而妥協於問題本身，或者導致恐懼的升高——但事件本身仍是含混不清的，同時其中也蘊涵了怒意，這是針對努力避開問題而非面對難題所出現的憤怒。

　　解決衝突的技巧是很單純的：結合心理劇中主角、替身以及角色交換的技巧。藉著評論過程來管理衝突，扮演導演的角色就好像劇中的反派角色一般。這是什麼意思呢？首先，將各方的觀點都帶出來，特別是其中隱含有情緒的部分。然後要在最開始時就提出來，讓大家知道以下的過程，讓彼此與衝突的對方角色交換，同時盡可能溫和富同理地表達對方的角色，對方也可就此角色提出訓練和教導。角色交換是連續性而非同時存在的，因此角色交換時，每一方可以藉由協助，讓自己在描述或扮演時，達到某一精確的程度。

　　這樣的練習藉著讓雙方展現願意放手或作罷的意願，來破除
125　某些彼此間的藩籬——哪怕只是一段短暫的時光；放掉那些本位主義，釋出真正的關懷進入彼此的世界。這就是 Moreno 理想的會心過程。

　　當然，這樣的技巧不總是成功的，但這至少是個可以運用的方式，在家庭或其他機構中有人知道去運用這過程後，的確也改變了彼此逃避的團體動力，讓團體能夠彼此契合些。這裡的看法是，當其他人牽涉其中時，更能讓在其中者好好地遵從遊戲規

則，「恰如其分地演出」。

心理劇的課程中，這樣一個可能達成目標與主控技巧的過程，可能要清楚地強調，好讓角色訓練的元素能在一般性問題解決行動中出現。

八、社會計量技巧

了解社會計量和心電感應（tele）的原理（在第十八與十九章中討論）可以幫助新的技巧建立。人們開始想到所謂的社交生活不僅是受歡迎這件事，而是一個人能否找到讓自己相處起來好像在家一樣怡然自得的人。這對於要在愈來愈多向面與多元化的社會中能夠適應，別具意義。

老師、夏令營指導員或是其他人需要在不同狀況中，藉著分組安排來組織團體成員，藉著活動讓成員能彼此熟識，甚至更進一步互相吸引，使得次級小團體也應運而生。這比起單單指定成員固定的座位、房間與工作的組別自然得多。可能的話，讓成員可自由選擇想要一起工作的成員。雖說如此，這麼明顯的原則，仍然常被忽略。

另一項學習是如何在彼此沒有特別的感覺聯繫或是覺得漠不相關的人的開始接觸中，發現同質性角色關係的學習。互相去討論彼此的興趣，是將某些讓彼此愉悅的感受浮現出來的好時機。

人們可以開始更能意識到自己在選擇或被選擇的活動歷程中，那些微妙而立即的覺察。通常人們拒絕去做選擇，甚至很多人忘了自己至少在內心是有權利去選擇的。人們潛抑自己的喜好，正如他們也潛抑了自己的其他情結。

和這一項技巧相關的練習，是讓自己能夠更精確地掌握自己各種偏好的原因，這也正是邁向自我覺察最能豐收的道路。

九、四種學習的形式

試著用以下的四種學習方式，讓心理劇中各種技巧更能夠被
126 善用於其他的狀況中：

1. 資訊的取得。藉由書本、演講、電影，或者其他非正式交換觀念的場合獲得。
2. 能力的發展。能力的培養可藉著觀察別人好的示範，自己實際上的身體力行，在其中獲得別人的回饋和激勵，讓自己有足夠的練習機會來淬煉更精熟的技巧。
3. 真正的了解。理解常常來自能將學習到的不同概念加以自我整合。和人群相關的了解，則是能夠去真正想像到在各種角色中的模樣，對於人們各種不同的狀態與情況，能夠更富有悲憫的胸懷。
4. 圓融的智慧。智慧牽涉到整合個人高層價值觀；並且具有個人自我規範能力，覺察並且修正自我過失、修正錯判的事物，以及修正個人不具創造力的態度。

當前教育的主流價值在強調第一項的需要，至於心理劇這般經驗性學習的模式，則將焦點放在後面的三個項目。對於一般大眾的期望，是能讓人們漸漸朝向我所說的「具有心理學讀寫能力的人們」，這樣一來，人們在面對快速變遷世界的各種心理或社會張力時，可以更主動地面對並且因應。

十、創造儀式與慶典

心理劇中所涉及的,就好像在一場戲劇中的導演或者製作人所營造的氛圍,藉著整合人心,讓其在生活事件中儀式化部分能夠更有活力,變成隨活動而深富魅力的副產品,讓不論婚禮、葬禮或其他的儀式能更具創意。用角色交換的方式去想像不同人的感受,進而帶領人們去設定情境,藉由了解去顯現出最好的回應。用戲劇性的設計,比如誇大或是詳述等方式,真正去投射出聲音、禱告祈求、創造舞台環境等等,這些的確能提高對活動的重要感受(Blatner, 1985; Wall & Ferguson, 1998; Roberts, 1999)。

說得更深遠些,我會建議有經驗的心理劇導演一個適合的角色:儀式中的大師。在不同環境中運用心理劇技巧,可以幫助這些儀式與慶典較目前的現況更有意義,及涵蓋得更廣泛些。 127

十一、摘要

有句中國的諺語說:「給人一條魚,你餵飽他一天;如果教他釣魚,就讓他一生都能吃飽了。」我認為,心理劇最重要的功能是帶給人們一種新的方式,去面對人生中的難題,整合自己的想像力、自發能力;而且,對於運用有價值的技巧與概念性的工具更有自信(例如角色概念)。當人們熟悉這樣的過程之後,這些活動就成為人們每天生活的一部分了。角色交換的技巧,在正式心理劇中是不需要被運用的,僅是去想像這樣的情景就已經大有助益了。

　　愈多的人學習到運用創意與不同的技巧去面對困難，他們也就愈有信心，並且願意承擔責任直接去面對社交上或是個人生活中的各種問題。這些組織起來的技巧和觀念，是以一種繼續成長的方式在進行治療；同時，也在面對社區事務、靈性發展、休閒活動、慶典儀式、政治活動，以及其他各樣的活動中接受挑戰。

13

與其他治療學派的整合

　　如同序曲中所述，我認為心理劇是超越任何心理治療取向的　128
工具，它本身並非一種獨立的治療。因此，心理劇是可以與多數
其他心理治療方法整合。

一、整合的浚設理論

　　我相信心理治療可以，也應該是折衷的，但此並非意謂簡單
且膚淺地揀選零碎的心理劇片段與來自其他治療取向的部分。專
家們已花好多年的時間，努力朝向心理治療智識上的理論整合
（Norcross & Goldfried, 1992; Arkowitz, 1997, Corey, 2000）。

　　首先，如同第五章中所討論的，理論應該被允許更鬆散、更
普及化，這是因為現象的複雜性——至少心理學像醫學實務中寬　129
廣領域一般多變。如同在醫學實務中提到，疾病在組織的各個不
同層次運作裡，有眾多不同的原因（化學、細胞、器官、系統
等）。在醫學上，理論是由「心理學」的普遍架構所指引，雖然
其共通的基礎原則有化學與物理學，然而，它卻含括生物系統運

轉中的多個層次——包括社會心理因素（以及近期的，甚至是靈性的）的影響。在這個完整的矩陣中，有數百種的次理論，每種理論都有其自陳的一套原理原則。因此在心理學中，有很多不同的操作，無須將所有理論概念性地壓縮成某一狹隘的理論（Ford & Urban, 1998, p. 535）。我甚至認為，這樣一個整合性理論可以使用應用性的角色理論，作為其在行為科學實務上一般性的語言基礎（見第十五、十六章）（Blatner, 1995）。

Moreno的理論不必然是心理劇使用基礎中唯一的理論！Kipper（1997）呼籲我們，認知心理劇方法的使用不須僅依據 Moreno 的理論，還有其他的模式也可以使用。例如，Kipper（1982）本身的「仿效」（simulation）理論或 Verhofstadt-Denève（1988, 1999）的「存在—辯證」模式。另外，還包括Linnea Carlson-Sabelli 與 Hector Sabelli（1994）所發展的「過程理論」（與在神學一章中提到的 Whitehead「歷程哲學」不相關），他們覺得，過程理論可以增加對心理劇在開展動力上的了解。Remer（1997）注意到，近來在有關混沌理論、碎形理論與「非線性動力」的科學與數學領域中的發現，彰顯了某些問題，它不僅存在於物理科學，也含括在人類屬性——像是在歷史或人類學，甚至存在於具有應用潛力的心理治療中。

模式轉變。曾有一段時間，精神分裂症、強迫疾患或自閉症在本質與處遇上，均被認為具有精神症特性。然而今日，多數的精神科醫師認為，這些情況導因於生物神經生理學因素（Dolnick, 1998）；而且，事實上，他們對新藥物的反應相當良好。然而，這些問題仍包含很多複雜的社會心理適應，而且某些心理治療類型已被證實對此類疾患患者是有助益的。然而有趣的是，對於這

些狀況，現今仍舊有一些未能跟進新近科學證據，且緊抓著數十年前心理劇傳統不放的專家（包括心理劇導演）。

二、與精神分析的和解

雖然精神分析在美國的影響力已逐漸式微（Hale, 1996），在 130 歐洲與南美卻仍舊相當活躍，那裡眾多的心理劇導演乃以精神分析為工作架構；相對地，其他精神分析師也使用了修正過的心理劇技巧。Moreno（1959, p. 97）建議了一種可能的和解方式。

在實務中，雖然我們並非僅承諾心理動力理論而已，但多數心理劇導演（包括我自己）皆廣泛地使用心理動力的概念。除了角色理論更加強調角色要求對當前的影響外，很多心理動力的洞察均可以與應用角色理論相融合。無論如何，過去經驗的持續影響仍舊受到積極處理。

精神分析本身不斷歷經演化，曾有多次的修正並存在數個不同的次學派——驅力理論、自我理論、客體關係理論、自體理論，以及互為主體性等，皆被廣為認知。其他的心理動力取向——Adler、Jung、Rank、Reich 等人的思想——除了其理論本身模糊的界線外，也使用分析的概念。心理劇也許可以應用這些理論取向。而我所覺察唯一不相融的取向是古典精神分析的要求——限制被分析者要躺在躺椅上，然而事實上，也只有少數實務者如此運用。

當心理動力取向超越個別一對一的型態，拓展到包括團體與家庭時，也使用了其他的心理劇技巧，例如使用協同治療者作為輔角（Aronson, 1990）。Blanck 與 Blanck（1979）曾暗示治療師

必須是一位無行動參與但卻出席現場的催化者，並能應用輔角以催化目標的達成。

很不幸地，Moreno 對於心理劇與精神分析間差異的強調，使其忽略某些值得關注的領域。無論如何，目前心理劇導演已逐漸做了修正，例如在情感轉移發生時，會更主動地提及情感轉移議題（Buckley, 1989; Hamer, 1990）。

心理劇可以增修精神分析的理念。例如在「自體心理學」（self psychology）次學派中，已逐漸強調分析師對被分析者的正確同理，經修改過的雙重角技術便可於過程中運用。依據自體心理學理論，個體最主要的動機與需求是經驗到連貫且有價值的自我。為達此目的，超越純粹談話，運用病患的肢體活動，便可增加「控制場」（locus of control）的自我感，或互動中創造性代理員的自我感（Swink & Buchanan, 1984），其中角色實務的使用，更能增強各種修通後的洞察。

就客體關係的論點中，個體最主要的動機是，建立與想要親近客體間穩定的關係——就某部分而言，與十八章中所討論的 Moreno 社會隱藏之觀點相似。Moreno 有關社會原子的概念也可以被譯為個體客體關係的總聚。心理劇導演 Holmes（1992）、Olsson（1989）與 Powell（1986）則特別注意如何根據客體關係理論執行心理劇。

在此取向中，不論過去或現在，他人在個體的心中被經驗為某種意象，如同在夢中或內在劇中的人物一般，不斷地被重新創造。某位有名的精神分析師曾如此寫道：

心靈生命不僅被視為是控制非個人性的性驅力本能的儀器

裝置，而且被視為具複雜本質與高度個人化的劇碼。自我
與客體在各層面的個人化戲劇中持續地互動，構成心靈個
體的複雜結構（Guntrip, 1957, p. 59）。

此外，當事人或主角可藉由扮演某一角色，而與內在幻想中
的他人互動。因此，其中的部分治療便含攝了外化幻想，以允許
內在對話的表白──並且，可透過舞台中完整戲劇性互動的呈
現，深入地進行催化過程（Watkins, 1986, pp. 22-28）。

心理劇特別有助於澄清所謂「投射性認同」（projective iden-
tification），兩人間的動力性互動。非常類似於Berne在其溝通分
析系統裡所描述的「遊戲」（game）概念；或者，從應用角色理
論的語言來說，即是所謂的「角色相互性」（role reciprocity）。
在投射認同裡，其中一人的溝通展現了某種態度與情感，而另一
人則潛意識地買了帳──或者至少是被誘發如此行動（Cashdan,
1988）。心理劇可以使得這些策略更清晰地展現，可透過諸如角
色反轉或行動完成等各種技術使用而加以處理（例如，讓輔角對
於隱諱的態度有一個完美的執行行動）。

近十年來，朝向心理劇與其他心理動力或精神分析取向的再
統整之組織性層次，已有顯著的進展。心理劇導演諸如David Kip-
per、Sandra Garfield、Merri Goldberg 與 Jim Sacks 出席了 AGPA 的
會議──最主要的精神分析導向團體治療組織，並在期刊中發表
了文章。Garfield 則在 ASGPP 中組織了一個獨特興趣的團體以探
索此界面，同時，也與其他人發表了與精神分析、心理劇各層面
相關的文章。

132

三、與其他學派整合

● 認知治療

　　認知治療（cognitive therapy）邀請人們以更系統性與理性的方式，去評估他們的假設。此取向是Aaron Beck於一九六〇年代發展出來的，它逐漸聞名的部分原因是，因為它可以用非常理性的詞彙來解釋行為現象（Beck & Weishaar, 1995）；另一方面，也因認知治療師廣泛的技術，包括角色扮演。

● 行為治療

　　行為治療（behavior therapy）也在一九六〇年代以某種形式出現，並且快速地整合預演、示範，以及回饋與角色扮演等行動技術，形成其部分的基本目錄（Wilson, 1995, p. 210）。相對地，此取向對於角色訓練、教導，以及其他心理劇策略，也提供了理論支持。有趣的是，認知治療與行為治療已在Donald Meichenbaum與其他人的努力下，整合為「認知行為治療」（cognitive behavior therapy）（Linehan, 1987）。

● 完形治療

　　完形治療（Gestalt therapy）是Fritz Perls在一九四七年自南非移民至此，曾數次參與Moreno的心理治療，因而使用了Moreno的角色替換技術，特別是空椅法技巧，融入其存在的與心理動力的意念裡（Perls, 1973）。這些技術與原理原則的相互替換仍持

續著，而方法也相當相融（附帶說明，Laura Perls 在 1950 年代的貢獻不應該被忽略）。諷刺的是，完形治療在一九七〇年代雖然廣受歡迎，但在相關書籍中所提到的行動方法，即通稱為「完形技術」——卻未被認知其真正的根源其實是心理劇。

● 想像治療

想像治療（imagination therapies），如同 Leuner、Sheikh、Ahsen 和 Shorr，以及其他治療師所建議（Zahourek, 1998），它含括了可完整補充心理劇的要素。相對地，藉由納入諸如獨白、角色描繪與角色交換等心理劇技巧，也可豐富想像治療。此取向也為認知治療、表達性治療與催眠治療之間搭起橋樑（Shorr, 1994）。合併生理回饋訓練的視覺化過程，也可納入心理劇的策略，像是未來投射或重歷過去等附加現實的技巧。此外，有些心理劇導演也設計並使用可喚起想像的心理劇技巧，成為心理治療過程中的一部分（Hug, 1997）。

133

● 治療中的創造性藝術

治療中的創造性藝術（the creative arts in therapy）可以很自然地與心理劇的應用結合（McNiff, 1981）。將藝術、音樂、舞蹈與律動、詩歌以及戲劇等取向作為暖身或後續活動，與心理劇方法合併使用，可做更完整的整合（Barragar-Dunne, 1997; Blatner, 1987; Feder & Feder, 1981; Robbins, 1980; Peterson & Files, 1989）。此領域中的寫作更可作為心理劇理論的支持。

● 遊戲治療

雖然傳統上，遊戲治療（play therapy）只限於應用在孩童身上，但目前已被修定可應用於青少年與成人身上，特別是對那些無法以語言表達的人（Tooley, 1973）。心理劇方法可以豐富遊戲治療師的目錄。

● 身體治療

身體治療（body therapies）在心理劇中具有可以拓展與補充肢體性積極要素的潛力。此種源於生物能量分析的技術不但可經修改用以強化消散，並可將與身體緊張連結有關的情緒性情結帶至意識中。其他相關的取向也有整合的能力（Marrone, 1990）。

● The Pesso-Boyden 行動過程

The Pesso-Boyden 行動過程是一九六〇年代由一群舞蹈老師們所發展，含括如同心理劇和家庭雕塑的「心理動能」（psycho-motor）之演出過程（Pesso, 1969; Pesso & Crandall, 1991; Geller, 1978; Marrone, 1990）。它的基礎可以與心理劇相互知悉。

● 催眠治療

催眠治療（hypnotherapy）的早期發展，與心理劇是結合在一起的。事實上，心理劇的演出通常會對主角與其他參與者造成輕度到中度的恍惚。快速成長中的催眠治療〔尤其與神經語言學（NLP）的結合〕，運用了心理劇的原理原則，其新近的技巧包括諸如自我各部分間的對話，以及與綜合性自我對話等。

● 阿德勒治療

　　阿德勒治療〔Adlerian therapy，個體心理學（individual psychology）〕被 Rudolf Dreikurs 視為是心理劇的一個自然補充物。他曾安排同事 Adaline Starr（1973）參與 Moreno 的課程，並發展了合作的行列。從此，心理劇即成為芝加哥阿佛列德阿德勒機構（Alfred Adler Institute）例行課程中的一部分，並被 Shoobs、O'Connell 與其他治療師所採納，而形成某種整合形式。

● 容格治療

　　容格治療〔Jungian therapy，分析心理學（analytical psychology）〕也提供心理劇方法整合的機會。Watkins（1986）曾描述眾多處理原型意象的想像性對話方法，然而這僅是一小片段的演出。James Hillman 對容格想法的修正與拓展，即他所宣稱的原型心理學（orchetypal psychology），對於運用行動性技巧而言，是一種相當富潛力的備用技巧。在功用上，此類技巧可以增加想像的生動性，即 Hillman（1983）所謂的靈魂製造之本質，也代表其心理治療取向的真正目標。

● 家族治療

　　家族治療（family therapy）運用了各種主動與直接的方法。對於應用心理劇技巧而言，特別是獨白、背後、角色反轉與雙重角等技巧的運用，家族治療提供了自然的脈絡（Blatner, 1994; Hayden-Seman, 1998; Perrott, 1986）。然而，家族治療的工作相對地也帶來許多支持心理劇的想法（Farmer, 1996）。源於行動計量學

的家庭雕塑，也是一個相當值得注目的改造方法。這在十八章中將有更深入的討論。

● 團體治療

在近幾十年中，團體治療（group therapy）更頻繁地使用行動技巧，其中也包括心理劇技巧（Nicholas, 1984; Cabral, 1987; Kottler, 1994, p. 273; Corey & Corey, 2000）。的確，Moreno 視這兩種方式為協同作用。我要再次強調，心理劇導演需要從一般團體的治療文獻中學習，因為裡頭有很多在心理劇文獻中尚未提及，但卻值得注意的動力與策略。當然，團體心理治療的理論基礎也支持心理劇的理論。

此外，其他治療取向也有與心理劇整合的潛力，例如，Eric Berne 的溝通分析（Jacobs, 1977）；William Glasser 的現實治療法（Greenberg & Bassin, 1976）等。其中，女性主義治療（feminist therapy）特別可以與心理劇相融（Worell & Remer, 1992）。在 Corsini 的《改革心理治療手冊》中（*Handbook of Innovative Psychotherapies*）（出版中），也提到某些具行動或角色扮演要素的心理治療取向。

四、其他訓練

除了心理治療外，心理劇也提供了很多其他領域可以運用的概念，相對地，其本身的理論也因這些領域的研究與發展而被豐富。

135　　　兒童發展已有很大進展，心理劇導演對兒童的了解不應該只限於 Moreno 的假設。然而無論如何，有關 Moreno 自發性的想

法、角色取代、心電感應，以及其他社會心理動力的概念，也可以豐富兒童發展的領域。

溝通研究、語言學、語意學、非語言溝通、符號語言學、社會心理學、人類學，以及其他相關領域，皆已發展對心理劇導演與其他團體治領導者相當具有價值的概念。跨文化研究探索了戲劇在療癒、慶典、儀式中的本質，而研究結果反過來也預知了心理劇的再版與與精緻化的出現。

創造性研究科際整合是值得注意的領域。它是關於自我實現理論、「流」（flow），以及其他廣大範圍的探究。遊戲的本質也變成人類學家、動物學家（研究比較性的動物行為）、兒童發展研究者等學者的研究主題。這正可以說明為何以及何以心理劇是有效用的。

五、摘要

好的工具在不同的脈絡中都應該可以被運用，而心理劇的方法及概念就是非常具有彈性的，能夠適用於眾多的治療師及心理學典範。然而，心理劇不僅僅只是一條單行道，心理劇的方式及概念是非常豐富的，也藉著所有前面提及的理論取向更為普及。

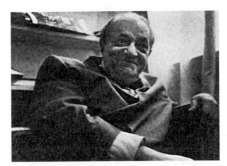

J. L. Moreno，大約 1971 年

14

治療因子

心理劇的功效並非只是來自 Moreno 所注意到的，以及前幾　139
章中所討論過的治療因子，因為還有心理劇提供了可以比心理動
力語彙所描述的更一般性的療癒要素。本章我們將看到運用心理
劇方法，如何在下列三方面產生效用：(1)催化團體治療中的不同
因素；(2)促進「自我強度」的各個面向；(3)在不同治療階段中的
助益。上述各點也有助於解釋心理劇如何能在非臨床脈絡中產生
功效。

一、團體心理治療中的治療因子

Moreno 是團體心理治療的開路先鋒之一，他將後半生涯致
力於發展各類團體治療以及心理劇。Corsini 與 Rosenberg（1955）
是最先指認團體治療因子的先進之一；Bloch 與 Crouch（1985）　140
最近更摘述了相同的努力；Kellermann（1984）則將此想法運用
在心理劇。也許眾所皆知的團體治療因子，已被條列在 Yalom
（1975）有關團體治療的經典著作中。下列將記述取自Yalom第

四修訂版（1995, pp. 1-105）中的治療因子，同時並評論如何運用心理劇成為催化的方法：

● 注入希望

注入希望（instillation of hope）是所有治療型態的基本主題（Ehrenwald, 1976）。此治療因子可以透過與曾在團體過程中受惠過的人接觸，或曾與對治療方法深具信心的治療師面談，而產生創造性轉化或正向改變的成員接觸，或與本身期望被協助的成員接觸而得以發生。

● 普遍性

普遍性（universality）意指個人發現他人與自己有著共同關切的議題，因而成為其有力的支持來源。心理社會「疾病」的一個顯著性因子是喪志，原因部分源自於個人的疏離感，相信個人的缺點與問題是相當獨特且羞恥的。心理劇的方法可以協助團體成員發現人類情境的共通性，進而刺激它的效用。

● 利他主義

利他主義（altruism）在療癒上產生關照他人的態度與技巧，是個重要的因素，因為先前提過的疏離感即根植於自我中心的傾向。除了近十年出現的，有關團體如何被用（誤用）來滋養自戀的文章外，因著團體中的成員被鼓勵學習超越自我中心之習性，並深切地考慮他人的需求與感覺，因此相反的觀點可能更正確。心理劇使用角色轉換作為達成此目標的聚焦方法，此取向即是阿德勒（Alfred Adler）所宣稱最重要的態度──社會興趣（Gemeinschaftsgefühl）的操作方法。阿德勒認為，這是取代心理病態基礎——即個人權力抗爭——的最主要做法。

● 傳授或分享訊息

傳授或分享訊息（imparting or sharing of information）修補了心理失功能中的共通因素——即缺乏了解有關心理學的某些事實以及處理問題的技巧（參見第十二章）。

● 情緒經驗的矯正

情緒經驗的矯正（corrective emotional experience）發生在當個人預期會被評斷或被責備，或基於過去經驗所形成的態度與信念等未被實現時；相對地，團體成員卻得到更多的支持，使得他們「重新設定」他們的心向。心理劇與社會計量技巧的使用，是藉由互動中的非語言要素，以更明確的方式拓展這個過程；且因主角童年早期的角色被他人重複地演出，團體中人們的現實將被提升。也許最強而有力的矯正性情緒經驗之來源，是協助主角想像在過去的那個時候，來自某人的最有力之支持性反應是什麼。透過使用附加現實，共同創造主角在其年幼時「經驗到」被以正向方式對待的場景，將可同時認可先前主角曾有過的被拋棄的感覺，並能賦權（empower）予主角去要求他或她所想要的。

● 發展社會化的技巧

發展社會化的技巧（developing socializing techniques）會發生在慣例的與口語的團體連續歷程中，但增加心理劇方法的使用，則允許完整經驗學習的豐富性（第十二章）。

● 示範

示範（modeling）在團體中揀選他人健康的行為，是很重要的要素，也是前一因素的拓展。Bandura（1971）在他的行為治療取向中強調此要素，而角色扮演當然將此過程深化。

● 人際學習

人際學習（interpersonal learning）是已提過的眾多治療因子的另一種變化。

● 團體凝聚力

團體凝聚力（group cohesiveness）是一種涉及被接納與歸屬感強而有力的經驗。對成員而言，發現自己有所歸屬，且不必為了順服團體，而被迫抑制自己的意念與感受，是非常具療癒性的。心理劇強調創造性，允許非傳統的想法或行為，故被視為是更具藝術性表達的型態，催化了朝向個體化抗爭與團體規範壓力的整合。

● 宣洩

宣洩（catharsis），即伴隨自我拓展與整合的情緒性釋放，是團體心理治療中的重要治療因子。心理劇因使用此方法而著名，我們在第十一章已有詳細的討論。

● 存在議題

存在議題（existential issuses）可在團體治療中被面質，它是

人類共享生命中確定的與無法改變的現實——即不公平性、疼痛的不可避免性，以及其他需要更深度轉換朝向接受（不同於認命）與責任的各層面。而先前提到的團體凝聚力之建立的動力，可因提供舒適感而軟化此議題。雖然古老的靈性聖歌唱道：「你必須走過寂寞的山谷，你必須獨自走過……」一種存在的意識感；然而至少有一小段時間，其他人仍然可以與你同行。分享非常有助於減低終極的孤寂感，並對療癒過程非常有貢獻。

142

二、強化自我

心理劇的有效性，還可從其如何運用多樣性技巧於增強主角的自我而受賞識。S. R. Slavson（1955）曾舉例說明，強化自我是所有心理治療共通的動力之一（其他因子還包括關係的連結、宣洩、洞察、現實檢核以及昇華）。在一項對心理分析重要的與建設性的批判中，Yankelovich 與 Barrett（1970）曾注意到，分析取向的弱點之一在於缺乏直接強化自我的方法。Kubie（1958）曾暗示自我力量的重要，指出心理健康的指標之一即是個人的心理（mind）彈性，類似 Moreno 所謂的自發性特質。最後，Marsha Linehan（1987）清楚地強調教導個案多種不同自我強化技巧的需要，此即其他辯證性行為治療方法（Dialectical Behavioreal-Therapy）的一部分。

我們將使用 Bellak 自我功能的十二個分類量尺，來回顧心理劇方式對下列面向的強化（Bellak, Hurvich, & Gediman, 1973）：

● 現實檢核

　　現實檢核（reality testing）被擴大，因為在演出中，主角被要求檢核其違背社會共識的現實知覺與具體描繪的限制。儘管戲劇性脈絡的自由性，肢體性地描繪某一場景的具體本質，可以對抗由模糊的口語治療之迴避性策略所造成的扭曲。藉由以肢體的方式轉換角色，內在與外在的刺激將可明確地被區辨。而經由允許幻想與夢境的完全表達，則有助於意識上的分化。

● 評斷

　　評斷（judgement）是經情境演出所導出的邏輯性結論，可阻斷防衛性的否定傾向。冒險嘗試可於安全控制的脈絡中被象徵性地試驗，利於分辨隨之而來的主要或次要結果。透過角色轉換，有助於主角認知不適切的社會反應，並學習區辨意圖。同時可從另一個觀點的評判中，認知自己某些特定行為所造成的衝擊。另一個主題是想望與現實性期待間的分化，可藉由提供滿足幻想中行動渴望的機會而被實踐。接著便可據此，對適用於即臨未來的方法策略提出其限制。

● 現實感

　　現實感（sense of reality）是一種主觀的感受，是個人擁有意志與責任感程度的指標。與否認、去個人化，以及去實現化等微妙與顯著的防衛機轉所造成的狀況恰恰相反。心理劇對經驗的整合特別有效，因為此方法包括身體行動與想像、知覺與直覺、情緒與理智，以及個人內在的與人際動力的要素等，可取代經驗不

143

連結的做法。主角於演出的場景中,將困難依循他人的期望做反應,因此「如是」傾向便逐漸被所謂「認同」中更真實的與保留的成分所取代。再次地,透過角色扮演,可協助主角分化他們本身與重要他人之間的特質、信念與偏好。

● 驅力、情感與衝動的調整和控制

驅力、情感與衝動的調整和控制,可以在戲劇的包容情境中,透過象徵性的表達而提升。諸如在角色訓練過程中,更成熟的反應演出,會在情緒釋放的不成熟形式之後呈現。各種不同的昇華管道也可以被發展與發揮,而這些能提供滿足的健康形式之開展,也使得舊有的、較不適的思考與行為型態更容易被放棄。

使用各種不同的景象與情境,可以協助主角廣泛地接觸他們內在的情緒與行為;在自發性的訓練過程中,這些情緒與行為可以經現實考驗與抉擇決定而被調整與修正。個體經由熟悉與精煉這些適應性策略,可取代過去對於充滿情緒的行為之過分抑制或失控等習慣性的反應型態。

● 客體關係

心理劇的演出可以探究客體關係,並且發展更複雜的技巧。在場景中,輔角的角色扮演可激發主角習慣性的反應,因此可以 144 重新評估並精緻化這些習慣性反應。使用角色轉換,可協助主角超越不成熟的自我中心傾向,並且認知他人有其獨特的觀點。角色交換可以促使主角從不成熟地將他人分裂為全好或全壞的傾向,轉換到擁有更成熟的「客體永存」(object constancy)之能力——即覺察他人是個同時具有好與不好的特質之混合體,可以

提供關係。此外，逐步地，角色交換與教導終究可逐步地提升主角的同理心能力。

對於因認知他人的需求與自己的需求之間可能有所衝突，而經驗挫折的主角，可以經由發現他人也有原諒、依屬、靈性寬容與其他正向的特質而得到補償。透過角色交換技術的運用，主角可發展更真實與成熟的信任特質，並避免掉入理想化或貶低化的陷阱中。此外，這樣的技巧在發現與修正移情扭曲也具有價值（Kellermann, 1996）。

● 轉化想法

轉化想法（thought processes）需要在某種顯著程度的專注、記憶與注意力的動力性情境中運作，至少對於比較複雜的心理劇演出是需要的。心理劇方法可以透過意義在抽象與具體間的轉換，或「演劇」的與「嚴肅」的行動形式間轉換，催化主角的思考能力。諸如此類活動可幫助主角做更清楚的溝通，並學習使用更具隱喻性的語言。當然，心理劇技術也可經修正與簡化，以適用於認知功能不良的個體。因此，當「古典」的心理劇無法適用於發展上有殘缺、精神狀態錯亂、狂妄或精神病症的當事人時，結構性的、行動性的技術，則通常較單純口語的與間接的治療取向更有用（Yalom, 1983）。

● 自我功能中的適應性退化

自我功能中的適應性退化（adaptive regression in the service of the ego, ARISE）在Bellak的詞彙中，意指個人使用演劇、幻想、直覺、幽默、藝術性想像，以及其他源自原級歷程中作為創意性

生活工具的前意識成分（Bellak et al., 1973）。心理劇積極地運用自我功能，當自我功能愈被使用，就會變得更流動與聚焦。在自發性中，如同 Moreno 所界定，直覺性衝動和靈感將與理性和綜合性敏感力量之間達成平衡，表達與效用之間也會得到平衡，而原級歷程與次級歷程間也一樣會獲得平衡。

● 防衛性功能

防衛性功能（defensive functioning）是自我發展中可以系統運作的一個領域，其中介紹並清晰地展現了更成熟的防衛機制之效用，諸如昇華、抑制、補償、確認與重新評量。他人在問題解決上的示範，可以培養成員對輕度至中度焦慮的忍受力。團體與舞台的安全性，允許成員清楚明晰地呈現他們的動力。反向作用、解除、反恐懼反應、疏離、轉換、投射與其他象徵性防衛，均可透過雙重角、具體化，以及場景的轉換，被演出與中性化。重新框視的技巧可催化成熟的防衛與適應，可取代諸如思考慣性等防衛機制。這種成熟的防衛與適應可被實踐、鼓勵與增強。

● 刺激障礙物

刺激障礙物（stimulus barriers）可以在心理劇中，透過諸如保持距離、緩衝、「安慰」（soothing）等不同技巧而被強化（Blanck & Blanck, 1979）。經由使用「給與某人空間」（giving onself room）的暖身技巧，可因應個體的需求。團體成員可以學習以更具意識與相互性的方法，為自己建立界線，肯定自我，允許自己擁有安靜的時間，並有不被壓迫與淹沒的感覺。

● 自主性功能

自主性功能（autonomous functions）可以透過自發行為中自信的發展而執行。當事人愈能即興演出，也就愈能發現自己所擁有的創造力其實比想像的多。團體成員往往會支持並認可個人在各個成功層面的表達，因此，當事人常能在他們的資源中建立技巧與自信。事實上，在心理劇的演出中，當主角於團體的保護性場景中受到支持，常巧妙地使之拋棄自我意識與自我控制，並激發出漸增的信任感。

● 綜合—統整

綜合—統整（synthetic-integrative）功能也許是諸如心理劇這樣的心理教育取向中，最主要的發展向度。使用多重自我技術（multiple ego technique），特別可以協助當事人經驗與澄清其人格中的各個次人格。藉由鼓勵內在交會接觸，一個超越性的「選擇性自我」（choosing self）便會浮現。它會以判官、大姊姊、精神領袖或具智慧的有益人物之角色提出新的可能選擇，針對不同的內在衝突尋求妥協。

● 精熟—能力

精熟—能力（mastery-competence）是一個重要的面向，可以在角色扮演與心理劇中，透過各種行為實踐而提升。可以透過情境設計提供困難階層，並經由團體鼓勵的增強，使當事人經驗一連串的成功。

除了強化自我功能外，Bellak 與其同事（1973）也注意到，

可以在心理劇中建設性地處理超我與驅力功能的某些層面。例如，當提出相對於超我扭曲（superego distortion），並可被自由選擇的自我理想（ideal self，即一系列抱負與模範）時，超我扭曲（即過分嚴厲、僵化或鬆散的良知壓迫）便可在更好的預備狀態下被談論。未來投射技巧可以澄清目標，並可檢核個人的抱負與價值。心理劇方法對於象徵性滿足的誘發，也有助於修正過多或過於抑制的力必多（libido，如性驅力）或攻擊驅力。在受保護的環境中允許個體自我表達，可以使之在更具社會接受性的頻道中，重新導正不成熟的感覺與目標。

三、催化心理治療階段的進程

在欣賞強調不同細節的各種類型團體工作時，也應認知心理劇方法可以催化治療中的某些功能（Blatner, 1985）。心理治療的過程並非僵化不動，而是邏輯性的推進過程，可對實務工作者提供理性的結構。

1. 進入與支持。
2. 初始契約與歷史紀錄。
3. 聚焦於問題、走得更深入，與回顧態度。
4. 概念化與重新建立契約。
5. 處理治療關係中的摩擦。
6. 重新統整。

● **進入與支持**

進入與支持（entrance and support）可以藉由暖身的原則催化

147 治療的開始，即轉移當事人必須包裝他們所呈現內容的覺知，暖身提供了漸進式接近問題的空間。倘若主角膽怯，那麼由治療師或他人採用**角色交換**的技巧，可減少主角覺得被評判的幻想，並可對抗其應享權利之傾向或不真實的與魔法般的期待。當主角在脆弱階段受到支持，運用經修改過的**雙重角**技術〔doubling，或我所謂的「積極同理」（active empathy）〕，可以使主角知道治療師願意從他的觀點來看待情境；甚至，治療師也願意在有任何錯誤的銘印發生時被指正。

● 初始契約與歷史紀錄

初始契約（initial contract）與歷史紀錄（history-taking）可藉助於小短文與小演出的描繪，做更清楚的描述。初始的抱怨通常是模糊或過於抽象的。我會說：「直到我可以真正地看清整個場景時，我才能知道你的意思。」類似這種準戲劇取向有利於朝向精確性移動，可呈現出形塑互動意義的非語言要素，並有助於案主感受到治療師對其困境的了解。歷史紀錄則可借助社會網絡圖表的使用（第十七章中有描述）。

● 聚焦於問題、走得更深入與回顧態度

聚焦於問題（focusing on a problem）、走得更深入（going deeper）與回顧態度（reviewing attitudes）使得治療朝向「中間遊戲」（mid-game）。所謂深入過程，即是不斷地進行持續性的診斷。有時只簡單地描述一個行為節次，並不足以重新活化整個組型；但是，以**角色扮演**某一行為節次，卻有助於案主覺察與了解經驗的所有層面（Ford & Urban, 1998, p. 651）。**雙重角、角色交換、**

具體化、鏡照，以及誇大等技巧，經常被用以將行為與態度深層意義的探究帶至表層。附加現實的使用，也可演出夢想或幻想的內容，過程中伴隨情緒的宣洩。

　　主角在獲得洞察後，以不同的方式重新演出場景，有助於其考量各種可能的替代方案，且角色訓練也有益於整合新的態度。

● 概念化與重新建立契約

　　概念化與重新建立契約（formulation and re-contracting）將治療過程去神祕化，以及對整個問題了解的討論，通常是有用的。應用性角色理論（applied role theory，猶如十五、十六章所討論）對於處遇中的聯盟根基提供了相當中性的語言（Blatner, 1993）。

● 處理治療關係中的摩擦

　　處理治療關係中的摩擦（deal with frictions in the helping relationship），當不可避免的摩擦出現時，處理所謂的（我認為是誤導）「抗拒」與「移情」，可以產生洞察。此時，使用諸如鏡照與角色交換技術通常是有用的。如果主角覺得治療師弄錯了，他可以重新演出場景，以展現「好的」治療師會思考與做的內容。

148

● 催化其重新整合

　　透過矯正性場景的演出，與修正過的輔角技術的使用，主角可重新活在比較正向的創傷情境中，催化其重新整合（re-integration）。另一個促進整合的方法是，讓主角以賦權的方式重現場景，並感到更加自我肯定。伴隨教導的角色訓練也是需要的，可透過團體成員的示範，以及鼓勵與支持主角的有效反應來促成。因而，心

理劇提供一個試驗另類行為的實驗室，是主角可以演練廣泛反應的安全地方。

問題通常是複雜的，常包含某些內在相關的議題；且通常在處理某一生活情境後，另一個問題又會出現。因此，治療含括上述行為序列的重複發生，可能在治療後的數個月或數年之後，需要再度強化個體的技巧；有關結案、追蹤與治療的其他層面之議題也需要考量。這裡的重點是，倘若過程是複雜的，那麼便有更多機會有效地應用心理劇方法。

四、摘要

總之，可以透過心理劇方法的使用，促進團體治療中的療癒因素、自我強度的成分，以及心理治療的各層面。

15

應用角色理論Ⅰ：
一般性考量

心理劇使用劇戲的語言，那表示它將以人們所扮演的角色、他們如何扮演那些角色、什麼是那些角色的成分和定義，以及許多相關考量的方式，來談論情境。Moreno 是社會角色理論的創始者之一，而且，賦予它一些深度，所以可用來作為問題解決的方法——那就是為何我稱這個處理方法為「應用角色理論」，我認為，這也許是對心理學界一個重大貢獻，雖然，它也被運用於心理劇方法之外的相關範疇。 150

一、歷史背景

社會角色理論是美國人對社會心理學獨特的貢獻，主要發源於一九三○年代到一九五○年代期間，最初出自 Ralph Linton （1936）、Talcott Parsons（1937）、Theodore M. Newcomb （1942）、Theodore Sarbin（1943）等人的著作，以及在接下來幾十年其他人的著作裡亦出現。同時，George Herbert Mead 在哲學 151 上的貢獻，對角色理論的改革也十分重要，他於本世紀二○、

三〇年代在芝加哥大學任教，特別是他頗具影響力的遺作《心智、自我和社會》（*Mind, Self, and Society*）（1934）。

從一九二三年起，Moreno 就開始思考有關角色的概念，「由社會的世界開始，角色的功能融入潛意識中，並產生它的秩序和型態。」他寫下以上句子，用以廣泛地暗示他期待作為社會相關戲劇部分；於是，這些話語於一九三〇年代被視為他對社會計量法、心理劇和社會心理學的想法。

社會學的角色理論和 Moreno 的取向有兩處主要的不同，首先，前者較傾向描述性、學術性的練習，而 Moreno 則強調實際的應用，其分析的行動是為了參與者改善與再評估他們生活目的。

第二個相異點在 Moreno 注意到，角色或多或少都有以創造性方式扮演的潛力。這正如我所解釋，包括了我所謂「後設角色」的隱含思想，可以使人們變得更能反思，且對其他可能性（改變）開放。這個扭轉就是讓他的取向真正有用的原因。

社會學的角色理論在很多書裡都已經討論過，隨後附上的參考書目是值得注意的資源；也許 Biddle（1979）的摘要是最好且最新的。在社會工作及精神醫學著名的人物裡，已經使用角色概念為呈現多層次和心理學臨床取向時的重要因素（Pearlman, 1968; Ackerman, 1951; Spiegel, 1971）。Moreno 的概念也被許多專業人士所發展（Blanter, 1991; Clayton, 1994; Lawlor, 1947; Yablonsky, 1953）。近代對角色理論的其他貢獻多來自戲劇治療，該領域領導者之一 Robert Landy（1990）的作品是較為突出的。現在，在人類學、歷史學、護理、教育或政治社會學中，也可以發現對角色的評論。

二、角色及後設角色

「全世界是一個舞台，所有男人和女人只是舞台上的演員……」〔莎士比亞《皆大歡喜》（*As You Like It*），第二場，第八幕〕哎喲，但是我們不必全是演員！我們也可以變成編劇家和 152 導演，甚至於，如專業演員學習「角色距離」的策略，既能全神專注地扮演這角色，還能維持自我觀察的分寸，這都是為了能較順利改善從扮演中「退回來的能力」（step back from）（Landy, 1983）。那是種替身察覺的形式，孩子也有這種能力——這是假裝遊戲的要素（Blatner & Blanter, 1997, pp. 11-15）。心理劇聚焦於增長這種自我反思能力的應用，不是為了藝術或娛樂，而是想讓每個人過更有效能的生活。

除了我們所扮演的角色之外，尚有另外一層的角色扮演——「後設」（meta-）層次，雖然 Moreno 從未特別加以區別，但卻是涵蓋在他的取向學派中的；它是描述反思、評論、有意識地協調，和修正其所扮演的角色及構成要素的能力（Bateson, 1980, pp. 128-130）。以編劇的術語而言，心理學的理論需要特別注意的是作者、導演、觀眾、評論者、製作人及演員的角色（Wiener, 1999）；而大部分社會角色理論都聚焦於演員的，但對每個扮演的角色也有許多相關的提問：

· 所扮演的是哪些角色？（作者或編劇）

· 此外，這些角色如何扮演？（導演）

· 為了使這角色被成功地扮演，還有什麼需要準備妥當或安排的？（製片）

．表演要如何讓他人接受？（觀眾）
．依據不同的標準，這角色如何有效地扮演？（評論家）

那些後設角色只是在精神分析或認知心理學裡，用所謂「觀察的自我」（observing ego）或「後設認知功能」（meta-cognitive functions）命名。「心理學心智」（psychological mindedness）表示一種自我觀察方法的使用，一種轉變成後設角色位置的能力，角色語言只是讓這些自我反思過程更具體化，提出更有意識地使用它們的方法。重點是，當心理治療、個人成長和創造性社會改變時，需要一個清楚的自我評估歷程，而這歷程是一個心理學視個人改變的原動力。

這個節章嘗試較有系統地發展 Moreno 角色理論的概念〔在這本書的上一版和在 1991 年所寫的一篇文章中，我用了「角色動力」（role dynamics）這個專有名詞；但我更仔細地考慮過，為了避免這類不必要的專有名詞增加，我只稱其為應用角色理論〕。

三、使用親和性的語言

應用角色理論最重要的特色是，對所有各種社會心理的介入來說，它是個實用的語言，一種在很多不同原理間，如心理學、社會工作、精神醫學、護理、人類學、牧靈諮商、家庭治療、組織（企業）的諮詢、個別「教練」等等討論問題的共同語言（lingua franca）；因為此專用術語相當具備熟悉感，我已經能想像以應用角色理論作為教育課程中應用心理學、教育裡的主要成分。

　　正如稍早在第五章和第十三章討論過，我並不認為任何單向
的心理或社會的理論化可以完全地足夠，我也不認為我們應如此
期待。然而，這並不暗示因為應用角色理論是「心理學理論」，
就意謂著得要求提出一個嚴謹的、內容豐富的解釋；相反地，它
是一個鬆散的、一般概念性的架構，因此，很多其他組成要素的
理論可以更有效地被整合。

　　應用角色理論提供一個具概念性整合架構功能的豐富工具，
它有能力去轉換和整合很多其他理論所產生出來的洞察（Blatner,
1989）。我將之視為如同電腦領域的突破，當編碼完成，任何操
作的需求都改為以映像為基準的系統時〔首先由蘋果（MAC）系
統，然後由視窗（Windows）〕，小小的圖像象徵更複雜的操作；
而且，一個「指間與喀擦聲中」動作完成之前，是需要很多訓練
有素的程式設計師所會的編碼，才能完成操作的。這簡化的技巧
使電腦簡單易懂，人們——甚至於孩子們——可以學習操作機
械。同樣地，對心理學而言，一個更簡單而熟悉的語言，可賦予
更多的人們權力並和「專家」一起思考；普及這個嘗試且逐漸減
少在諮詢者和治療者身上的權力，換言之，這樣的改變能提升更
合作態度。

　　應用角色理論提供了令人熟悉的語言和取向，多數人幾乎以
直覺理解這些概念。人們知道演員所扮演的角色，他們在電視或
電影中看見戲劇的演出——有時候，那些故事是有關戲劇業自身
的事件：電影銀幕放映著導演正在製片、喊停或者和電影明星爭　154
論。這些電影演出了演員們和製片商正在製作和扮演戲劇。大多
數人甚至曾經投入短劇、假日盛裝遊行、學校戲劇的製片和表
演，因此，人們往往很快地接納互動的暗示，並視之為如同他們

正在一個舞台劇或電影劇的場景上。

　　所以，角色的概念是一個平常熟悉的概念，正如同一個角色分派的概念和一個演員與其所演出部分的區分一樣。同樣地，藉由觀看誰是演員、角色定義和那些角色的成分，並察看那些角色被扮演得多好或多糟，分析互動的概念也相當為人所熟悉。

四、有力的隱喻

　　應用角色理論除了作為語言的功能之外，也可以解釋和整合從其他理論所發展出來的許多洞見和能力，應用角色理論也提供了很豐富的特定概念。這些概念在很多方面，是「生命就如同戲劇」這般更基礎概念的延伸和聯繫；「人生如戲」這句話表達了一個戲劇寫作上的隱喻，應用角色理論和角色概念以此隱喻作為其參考架構。

　　隱喻是用一個較熟悉的字眼或片語，以之來形容較捉摸不定的事物，例如，太陽是紅的、月亮的倒影是一朵在湖上的蓮花，或生命是一碗櫻桃；特別是在心智範疇的處理歷程使用隱喻——包括藝術、靈性和社會文化現象。在心理學裡，有時心智被視為機器，可以修理好，有時一個複雜的社會系統充其量只能以此或彼種方法引起注意。生命本身可能被視為一個掙扎或平衡的行動，像是一個「白痴所說的故事，毫無重要性」，或者一個靈魂的學校一樣（LeGuin, 1985; Lakoff & Johnson, 1980）。應用角色理論的例子基點在於「戲前編寫的隱喻」（dramaturgical meta-phor），正如同前面所表達的「世界是一個舞台」（Berger, 1990; Hare, 1985）。

的確，「角色」的字眼出自戲劇。在古代的戲劇裡，演員研讀捲軸形式的劇本，拉丁文中的 "rotation"（轉化），也是與「迴轉」同一字源；意義是轉變自自然拼湊的羊皮紙，引申為扮演的概念（Moreno, 1961）。

角色概念是有力的，因為它喚起的是靈魂，因為它在戲劇、劇本、製片和其中複雜的互動裡，喚起心智元素的華麗呈現，例如，以所扮演角色的方式來思考不同的社會心理問題。因此，以下有些相關問題是必須考慮的： 155

O 一般而言，戲劇被視為藝術的一種，在我們的文化裡，編劇家和演員必須是有創造力的；演員被預期對所扮演的部分帶來一些獨創性和特色。一位之前是藝術家的早期精神分析家 Otto Rank 發現，將生命的隱喻視為藝術作品特別地有效果；他和佛洛依德決裂後，他的治療方式不再只是揭發和詮釋過去（很多次，佛洛依德用考古學的隱喻來形容精神分析）。 Rank 認為生命是進行中的藝術作品，而且積極地助長其個案的創造力。因此，如果我們是演員，在應用角色理論上，讓我們及在專業上變得更有創意。

O 這強調創造力的推斷暗示著，在角色理論戲劇的隱喻裡，有某種程度驚喜的期待，所以，治療者不可能知道接下來將會發生什麼，而減低了已被理解的個案和治療者之間的權力不平衡，將治療師變成如教練般的角色，當事人真正地享受被視為有創造力的生命——他期待是最好的且支持著他們的啟發。

O 演員如果能扮演各種而不只是「典型的角色」，他們將被認為是更具技巧的，這意謂著有更廣泛角色的戲碼上演；而

且，一個人愈拓展其所能扮演的角色領域，他就愈能變得更有創意和具有技巧。

O 因此，戲劇是互動的，應用角色理論帶給生命這個概念：心理學大都是人際的，而非只是個人的產品。

O 甚至，個人心理動力也已經開始被精神分析家和其他人認為是一個內在角色活生生的精神代表，如父母、愛人、「他們」（想像的觀眾或審判的「他人」）的記憶和想像回應、「內在小孩」等等。

O 應用角色理論所推斷暗示的是一個「多元模式的心智」（pluralistic model of the mind），那表示，它視人格包括很多部分、有衝突、增強、分離或整合等不同的方式，而且常常是有用的（見下一章）。

O 戲劇主要包括對話和行動的形式，協助超越只是敘述或討論的理智化，而對話則引發立即感和直接性，更活潑生動；而且正如前述所提，藉由重現不同部分自我之間的對話，亦可成為內在關係工作的方法之一。

O 通常多數的互動，是被一、兩個角色所獨占，也許再多一些角色的潤飾會更好；角色代表了更複雜人格中不同的樣子，這使他們更容易被考慮。在此的重點是，藉由一次分析一個角色互動，慢慢地，一個更為複雜的整體圖形可以被建立起來。

O 在戲劇裡，經由角色交換，角色可以被重新協商。一九六○年代，偉大的百老匯音樂劇《屋頂上的提琴手》（*Fiddler on the Roof*），主角 Tevya 修飾他「父親」的角色；在變遷的世界裡，當他的女兒要求在她們選擇結婚對象時能漸漸增加

156

決定權，他由推薦改為接受。這個戲劇的隱喻暗示著，我們認為理所當然的規則比我們所以為的更有彈性一點。

O 觀眾可以認同任何角色，也可改變認同；演員可以在這個劇本中扮演一個英雄，而在下一個劇本中扮演壞人。這個概念呈現的是，理論上，任何人可以扮演任何角色。這使人們準備好接受角色對換的挑戰、放棄一個人自我中心觀點的挑戰，而想像一個人的生命變成任何一個其他人會是怎麼樣的情況？甚至於變成一個人的敵手會如何？這就是同理心和情緒成熟的起步。

O 在戲劇中，呈現出情境，所以觀眾可以看到角色，於是抽象的概念多多少少變得具體了。在心理學，一個較普遍的問題是，以抽象模糊的字眼進行思考的傾向，卻也助長了掩飾起來的困惑。充分而生動地描述一個感覺或抱怨，使得聽者可以真正具體地想像到底發生什麼事，這個挑戰本身常常是心理治療或諮詢上重要的一步。

O 角色是社會—行為的完整、形象和行為的完整複雜性，特別是心理學上的診斷或者動力的形式化，也許比大多數抽象概念更容易為心智所接受。

O 甚至像民主、忠誠或完美這樣抽象的概念，也能以一種人的形式想像著；一個編輯的卡通人物就具備了此項特質，這種心智的操作，被稱為擬人化。這是一種典型的戲劇手法（心理劇對一些包括抽象概念，或一般概念性的現象態度的探索，被稱之為神劇）。

O 當戲劇經由大眾媒介，變成一個在世界文化裡逐漸普及的要素，就涉及在一個系統中所扮演角色的概念，這便使得角色

157

的概念為之擴大了。例如，有些文章書寫有關玉米在黏著劑工業中的角色；太陽輻射體在彗星形成上的角色，或農業在歷史中的角色。在心理學裡，我不僅提到在一個家庭中不同的角色，也提到一個人往往包括很多角色。在一個團體裡，不免有些好奇——誰扮演代罪羔羊？誰是和事佬？誰在這些角色中動彈不得？等等。

O 戲劇也暗示假裝的範疇和邀請運用一個人的想像力；更慎重地投入想像力，只是以一個簡潔的步調，來探索在平常談話中不會使用的觀點（在討論「附加現實」時再更進一步探討）。

O 演員可以或好或壞地扮演一個角色，這暗示著技巧熟練和注意到一些有關一個位置呈現*方法*的概念。所以，很多人傾向於聚焦在*什麼*是他們所在乎和需要，而不察覺藉由他們*如何*讓這些感覺被知道，他們如何地在破壞自己與他人的關係；於是，戲劇上的隱喻引發其在歷程和內容，以及在非語言和字眼的選擇上反思。

O 戲劇可討論很多在人類組織／機構上和彼此之間不同層次的議題，個人、團體、文化都互動地運作著，所以應用角色理論顯得特別有力，因為它可以處理社會心理學和家庭動力的事件或者個人的內在戲劇。

O 同樣地，戲劇可以包括很多參考架構——喜劇、悲劇、聖經上的主題，或世俗的性或戰爭，和知識上的思想或政治上的緊張狀態。

O 角色可能有關未來、現在和過去，這使得這個手法更易令人理解；運用角色理論，未來可能以想像和行動來考慮、預演

及探索，過去可以更生動地去回憶，而以一些心理學上有效的方法，修通就已完成了。

158

O 在戲劇中，角色並無法以簡單的標籤（命名）來解說，它呈現的是複雜性和矛盾——他們的角色無法輕易簡化成「邪惡的」、「病態的」、「古怪的」、「卑鄙的」；應用角色理論提供一個較中性的語言，比起其他心理學的語言，較不會使人負起專門術語一類的情緒重擔。在談論到一個問題中的角色扮演，就算考慮到角色戲碼上演的部分或許需要修正，也使人可以輕易地保留其自尊。

O 因此，我尚未發現任何心理動力的心理學主題，在以應用角色理論方式表達後，不能被輕易地了解。雖然所包括的議題是戲劇裡的角色互動、防衛機轉，但如「自我客體」、「投射性認同」及其他概念，都可以轉換成更親近易懂的語言。當然，這增長了在不同訓練背景的專業人士或不同的理論背景一個更大的能力來溝通。

O 角色是複雜的，可以用角色成分來加以分析，換言之，這些可以更進一步以他們欠缺的組成分子來分析；所以，應用角色理論允許一個想像中心理動力的心理治療，及認知重新評估的謹慎歷程。

O 分析其組成分子如何界定，換言之，暗示它可用不同的方式來界定，並留下一個可重新定義和重新協調的空間。應用角色理論的這個特色，開放一個反思的過程給與政策上的評估，以配合兩性平權主義者或建構主義者的思想。

O 戲劇常常包括了隱藏想法的層次，作為旁白或「重複聲音」表達的設計，允許觀眾清楚地聽到與認識一個角色；對人們

所考量的開放概念是：他們不願公開地對大多數人承認，如何能對特定的人如諮詢者或治療者分享其想法。

O 一個相關的概念是，戲劇常常變成自我欺騙的主題，特色之一是愚弄自己、或過度、或缺乏評價一些情境。獲致戲劇性的隱喻，當事人常會被鼓勵去思考在自己的情境中是否真實。

O 正如先前提到的，演員和所扮演角色的區分——角色距離，甚至和更進一步所有的內在導演、編劇家、評論家的後設角色，與前述的要素增強了反思和「心理的意志能力」，以便利用治療或監督回顧歷程的能力。

O 角色距離的延伸是失去認同的歷程，那是很多沈思歷程的一部分。心理治療中所謂的「心理綜合」（psychosynthesis）的發展者——Assagioli 提出，人們學會對自己說：「我有這個想法，但我不是這個想法。」換言之，這種練習引出甚至更大的自我察覺和角色彈性。

O 當角色理論可以提供諮詢者或心理治療一個有用的語言，甚至更支持角色扮演和心理劇的運用，而不需要依賴任何行動方法的運用——這具有一種自然的互補性。

O 最後，角色概念有很多相關的用語：平衡一個人的角色，學習他們、放棄他們。一個人可以是初學者、有經驗的人，或失去接觸者。

那麼，這就是為何應用角色理論反應在戲劇上的隱喻，會特別地喚起和具啟發性的原因了，也就是，很多假設和相關概念產生的特別原因。

159

五、角色理論的困境

正如我所質疑的，如果心裡劇是這麼神奇，為何每個人都尚未運用它呢？這裡有一些理由，雖然沒有一個是特別的突出，但是，它們的確反映了事實的狀況。

首先，只要行為科學如化學或物理一樣，尋求如同實驗科學一樣的地位，它們就將自己歸於可質疑其有效性的標準下，例如，準確性的概念；因為它可被運用於很多情境中和很多不同層次的人類組織中的能力，角色概念對準確性是盡可能迴避的。抗拒精確的定義（Neiman & Hughes, 1951），在實際上的觀察行為是沒問題，但是，在研究和補助申請的學術領域裡，某些可下定義的傳統被不幸並不適當地持續著（那些看法也在第五章神學的基礎中加以討論）。

第二個原因普遍存在於文化中，認為演員和表演是虛假而非真正的小心謹慎，因此，影響到假裝、相像戲劇的社會地位有關。這些抗拒狀態的一部分也反映於想像的遊戲，在我的《扮演的藝術》一書的第十至十二章中，曾更進一步廣泛地討論（Blatner & Blatner, 1997）。 160

對於考量應用角色理論的價值和反對它的非理性偏見，我再次重申我的提議；在行為科學、管理學、教育和其他行業中的專業人士，需要使用這個不可思議的工具作為他們共同的語言，來陳述和從事社會心理現象使用。

六、角色重現的層次

一般而言，一個人扮演大約十至二十個主要的角色，和其他次要的角色與更多較短暫的角色。Moreno（1960）用一個分類法來區分三種主要的角色：

O 身心角色：吃、睡、排泄、習慣的姿態或臉上的表情，或保護地盤的行為，以及當人生病、快死時如何表現其行為——在每一個文化裡，人們學習他們自己在這些基本功能上的常規。

O 社會角色：在角色理論的書籍中，所討論的大部分角色都可納入考慮。

O 心理劇角色：那些運用戲劇或想像情境的角色、一個人的經驗拓展超過一般物質現象之外的角色（見有關「附加現實」的章節）。因為許多這類角色存於心智中，也許這些類別最好被稱為「心理上的角色」，當然，他們可以用行動技巧來表達，但他們確實的動力會分別地從任何治療的歷程發生。

雖然我認為 Moreno 的分類系統，應被視為主要是為了更多擴展和改善的空間，但我欣賞他第一和第三種類別的註解，因為很多人忘了生命中普遍的角色是如何，他引起我們對那些角色複雜性的注意；而對那些複雜性，例如像吃，我們不是將之視為理所當然，就是傾向於將之視為非常主觀。例如，童年時期幻想的角色扮演；以 Moreno 的天才和註解可知，表面上看似世俗和幻想的，其實對人類生命是十分重要的部分。

Landy（1993）在古典戲劇中不同情節的方向上，有一個不

同的分類系統；我建議Moreno系統能加上一些新的分類（Blatner,
1985），做一個相當長度的延伸。

　　有趣的是，應用角色理論多層次的特性是不易理解的──因
為角色包括了內在心理、人際、大小團體、次文化及文化的層
次，如果可能，不是把角色，就是把角色的分類定義清楚。而
且，因為各種層次和結合各種參考架構（其他角色位置）在各種
情境中的界面都不相同，因此，我質疑嚴謹的角色分類方法之需
要或價值；反之，接受一個鬆散的架構，在角色分析時，被視為
不同面向和角色種類的提示，可能更為有用。

161

　　心理劇（心理學上的）角色也包括了我們的記憶和未來，希望
與恐懼。有一個「真」的過去的想法，本身在哲學上是值得存疑
的，因為為了所有實行的目標，我們不斷地重述我們在自己心中的
自傳，按照目前的動機和自我形象，忘記大部分的經驗，選擇和重
選最相關的，它是一個建構的持續歷程。的確，早期受 Moreno 所
影響的角色理論家 Theodore Sarbin，對這方面曾廣泛地書寫，並建
議講故事的概念──敘說──對心理學有其價值取向（Sarbin, 1986）。

　　Moreno 也提到角色扮演可以有不同程度的創意，首先，一
個人只是依據表面的典範來行動，並跟隨著清楚的規則來模仿，
他稱此為「取得角色」。然後，在更加熟悉和熟練後，人們便開
始加上個人風格的要素，也許一些新奇和小小程度的革新，使他
們坑弄其角色，Moreno 稱之為「角色扮演」。

　　在某個階段，有些人夠確定、安全或精通這角色了，所以他
們可以，開始引進更激烈的革新，也許甚至敢於重新定義角色，
Moreno 稱之為「角色創造」。

　　Sarbin（1954）提到角色扮演可以有不同程度的參與，所以，

在某一個極端，也有相當隨意且幾乎是不投入的；參與的不足也許是由於角色相當不重要，或者這就是一個人心中表面的本質；有時候，這種現象可以在靈性的戒律裡發現，如以打坐和去認同、扮演生命角色，但是尚能從一個角色抽離的角度來經驗這些角色。

在另一個極端，有一種熱中於所給與的參考架構的角色，巫毒教的死亡可以視為一個例子，激起個人身心全面啟動直到死亡的團體共同信仰系統。一個比較不極端但是仍然呈現過度投入的是，那些忘了「這只是一個遊戲」的人，這些人扮演他們的角色，而沒有能向後退一步去察看較廣泛的狀況。

162　　大多數的人大部分的角色都是介於這兩個極端的某處，心理治療的目的即在於增長一個較高程度的認同，較能夠去考量角色是如何被建構和扮演的。

七、摘要

角色理論提供一個概念性和易懂的語言，從許多層次和不同的參考架構來思考心理學。我認為，它也許是目前協助心理治療行業內、外，如應用社會學、管理學，和很多其他致力於助人工作的最佳工具，它是整合很多不同理論和方法最好的洞察力。

然而，它不應該被應用得好像沒有其他理論也能運作，那就是為何我將其視為一個後設一理論的語言；我們需要承認且整合而非對抗和減弱其他行業所說的心智的發現和複雜，單一的理論是無法包括且不足以陳述它的。然而，應用角色理論可以有助於一個更高程度的綜合，有關更進一步的原理原則，我們將於下一個章節討論。

16

應用角色理論 ▐▐ ：
動力概念

應用角色理論本身雖不足以自成一格（相反地，卻可以整合 165
或補足其他理論），但它也提供了許多有用的觀點，來全面了解
內在心理與人際動力。

一、角色情境與心理決定論

即使不比早期童年經驗重要，當前的困境對現在以及未來的
期待也具有相當的影響力。因此，源自心理分析背景的應用角色
理論，便提供心理動力學一個修正性的觀點：那就是，大部分的
異常行為主要是由童年時期的反應模式所引起（在這點上，角色
理論與存在心理治療的目標仍然是一致的）。

分析當前困境必須包含許多因素，不僅強調環境，也包括人
們的氣質、能力與興趣等等。它是個相當有效且具有彈性的概念 166
工具，可以檢核來自類似角色衝突、張力、壓力、負荷過重、不
一致等問題的許多資訊。有些問題可用來表達某種情境，包括：

○ 人們在不同角色裡，是否確實學到如何適當地表現自己？有

沒有應該或需要被訓練，而事實上卻缺乏的元素？

O 無論人們是借用或監督此角色，或是因為不適當的角色表現而感到挫折，在那些角色裡是有必要卻沒被察覺的能力？

O 是否對角色所具有的期待已經改變，但卻沒有明確地告知或訓練仍在角色裡的人們？

O 是否曾有道德、鼓勵、重要性或其他轉變上的損失，或減少到足以影響態度？

O 決定人們如何定義角色的潛意識信念與期待是什麼？這不僅包括早期童年經驗的殘餘影響，也包括一般宗教、政治、經濟和其他角色定義的層面（Gillette, 1992）。

O 角色超載（role overload）是個常見的問題——這種不知不覺間就逐漸增加額外需求的傾向，使得人們在角色表現上被拉扯成過於薄弱（Swenson, 1998）。

　　想像自己被困在局中，是一項用以衡量當前真實角色壓力，以及過去經驗所引發極端傾向或敏感性之相關影響的測驗。藉由理性地詢問：「我會不會也同樣感到衝突或沮喪？」可了解重要角色裡所具有簡單但真實的壓力；如果此人似乎反應過度，在假設他或她是否為「神經病」之前，可先尋找在此情況裡各項議題的相關範圍。

　　如果診斷過程並不充足，可以試著考慮來自早期經驗的期待與態度的影響。當然，這只是可能發生但並不是經常發生的。在沒有先檢視當前的現實議題之前，最好不要假設早期經驗的干擾。這樣的做法是要避免將人們視為有問題，也就是以病理的觀點看人，並同時盡量擴大解決問題的正向可能性。

二、角色的深度

在任何賦予的角色裡，都有許多可以被開放且明確揭露的層 167
次。首先，是可以向一般社會訴說的；其次，則是只能說給親密
且信任的人或治療師，而非大部分人知道的，這種層次是經過選
擇且私密的。

而在第三個層次，也就是所謂的「前意識層次」（pre-con-
scious），人們可以知覺到自己的想法，但對這些想法卻不舒服
又想要推開。若能像第十章裡討論過的，把這些想法帶入清楚的
意識層次裡，會使人們更有建設性地來處理這些想法；而這正是
大部分心理治療及探索式心理劇的主要焦點。

接下來一個「更深的」層次（借用空間概念來做隱喻）就是
所謂的「潛意識」，那是不被自己所允許的情感與想法。我們可
以藉由心理分析的「自由聯想」、身體運動等等技巧，在充分的
支持與鼓勵下，喚起人們直接的感動、印象乃至情感等，從潛意
識層次進到前意識層次，再逐漸進步到願意跟可信任他人分享的
層次。

容格另外提出了一個潛在認知的分類：即當人們還沒有獲得
足夠能量或做法，以進入意識型態的模糊前意識。它並不是人們
刻意去壓抑或抗拒，而是人們尚未有任何具體或重要的察覺。舉
例來說，當事人可能會說：「我一直在承受，但我不知道這有什
麼不同？」Bateson 解釋這訊息是指「足以產生差異的差異」，
若缺乏有意義的對比，我們所接收到的就不會有意義。換句話
說，若要產生不平衡，就需要知道「比較好」的選擇。

最後一種分類包含許多從未被考慮過的概念，類似數百年前女性參與政治歷程時的概念。這些另類的概念在之後的改變過程裡有其功能，尤其是在當挑戰成為創造性選擇的開端時。

上述這些分類並不明確，而且也有可能是組合在一起，或是介於兩者之間的經驗。而之所以強調不同層次的重點，是因在任何角色或次角色的分析裡，有必要評估第二和第三層次表達——私密與前意識狀態裡所傳達比較精要的態度。替身、內在對話，以及相關技巧的使用，都是為要促進動力。在這些層次裡，為了解決問題或衝突，通常需要澄清情感和想法。

168

三、角色的其他向度

角色是學習而來的，但學習的過程卻會被個人的焦慮所污染、被潛意識動機所強化與曲解、被難以自制的操控所偽裝而形成。比如說，常引起廣泛誤解的不適應感，也就是說不出來的文化規範。

角色可被指定、自願接受（但仍然比所預期的還需要得更多）、被卸除、被丟開、被遺失，或者以其他方法來處理。

就某些層面而言，大部分的人都處在角色轉換的狀況裡，比如說老化、由生澀到熟能生巧、進進出出關係等等。有些我們可以輕鬆應對，有些則會讓我們產生重大的壓力。而所謂的「創傷」，指的就是在這些角色轉換中產生的強烈迷惘和困擾。

在較輕微的角色轉換中，可能有文化上的、經濟上的，乃至多面向的，大都也會有些模稜兩可的議題足以產生心理上的衝突：

○ 哪些角色元素需要被保留？哪些需要被釋放出來？

○ 有什麼支援可以用來發展或加入角色裡？

○ 有沒有意識到角色的轉換？或者是因為抗拒，而處於否認的狀態？

讓我們來想像一對剛結婚，正開始討論如何慶祝假日、處理宗教上的差異、應對親戚等問題的伴侶。他們正在跟誰討論這些議題呢？他們需要擁有什麼樣的知識基礎來增進有意義的溝通呢？很多年輕人幾乎都不知道這些問題的存在，因為我們的文化將愛情浪漫化，而且以一種不可言喻的假設來教養年輕人，只要意圖良善，就可以神奇地確保對於任何議題的了解，並取得和諧。這個例子正顯示角色轉換中的原則，在轉換過程中，經常需要許多支持性的調整，且對問題有意識、有目的、有技巧地檢視，但這些卻少有人做得到。

有個相關的問題常見於大部分的組織：就是人們之所以受雇 169 於一份工作，可能是因為他正好符合此份工作的正式要求，卻不是因為他具備這份工作的所有實際條件。一旦這個人被置放於這個工作角色裡，他／她就好像理所當然地具有該工作應有的能力。「彼得原則」（Peter's Principle）裡便半開玩笑地說，人們是因為無能才被推到最高的工作位置上，正好最近的連環漫畫「呆伯特」（Dilbert）也生動地用圖像把這一意思表達出來；根據我的觀察，大部分的組織都只有許多的人應有工作能力的最低限度條件，而且彼此共謀地忽略關於無法勝任的問題上。

其次，許多的督導者也沒有接受過診斷與建設性處理此問題的訓練（順帶一提，下一章節即將提到的「角色分析」，在此方面提供了相當有效的方法）。缺少了這些澄清的過程，他們充其

量只是具有最低限度條件的（以及次要條件的）能力，因此這可
能會導致組織裡全面性的問題。雖然未經證實，但這類問題通常
起因於某些原因或某些人，卻因而造成嚴重的人際或團體衝突。

四、多元的心智模式

> 人們因為與各種不同的社會團體或層級連結，而擁有許多
> 不同的社會自我。這些自我就跟其所來自的社會團體或層
> 級一樣，彼此有所不同（Sorokin, 1947, p. 345）。

應用角色理論的主要好處之一，便是提供了一個「多元整
合」的心智模式。

首先，關於心智的多元化特質，當代的暢銷作家 Rober Fulghum
（1993, pp. 8-10）曾經這樣描述：

> 「我腦海中的委員會組成包括：一位有智慧的老人、一位
> 技工、一群熱心的人、一個傻瓜、一位科學家、喜劇演
> 員、音樂家、舞者、運動員、魔術師、教授、一個情人、
> 審查員、警察、消防人員……等」，或許還有個「只會腹
> 語的傻瓜來當主席」……「我自己的分裂……就像是小鎮
> 會議，而且總是無時無刻地開著會。」

經過一段時間之後，多重心智的觀念已經逐漸為大眾所熟
悉，心理治療的領域也接受這樣的觀念（Beahrs, 1982; Samuels,
1989; Schwartz, 1995; Hardy, 1987; Rowan, 1990; Rowan & Cooper,
1999; Vargiu, 1974）。角色理論讓這個模式更容易理解，且更容

170

易應用於治療診斷的過程：只要在對話中，將不同的角色擬人化即可。當然，我們也可透過日記的書寫來達成，但如果此類的對話能夠在心理劇裡完全且身體力行地演出，會更具威力且有效力。

多元模式的優點之一，就是鼓勵角色特質更寬廣地發展。它挑戰強調一致性與單一認同的殘存文化態度。但其廣為人知的既定特質卻限制了從事差異甚大興趣時的樂趣，以及言語表達的模式。在古希臘時代即已鼓勵人們同時均衡發展所謂「嚴厲的」體育教育，以及所謂「輕柔的」音樂教育。

後容格學派學者、創立「原型心理學」（archetypal psychology）的 James Hillman 建議，應該協助發現各種截然不同熱情的表現，以及各種不同的天性。他反潮流地提出警告，過度強調整合各項功能的「自我」原型，反而會消弭人格各種不同面向的豐富性。

戲劇裡的隱喻再次提供解決策略：即進行各項角色的整合時，並不需要打亂各自的協調表現，就像在莎士比亞的悲劇裡，也常會有丑角的戲謔演出。自我就像個藝術品一樣，因為各種不同的型態而更為豐富，所以不應有太多的調整。

多元心智模式結合應用角色理論，在處理當事人常有的「混亂」抱怨上，具有實際的效果。此項策略主要在重新框定兩個或更多部分間的衝突，正因為衝突過於擾人與模糊不清，以致當事人無法聽得見他們各自陳述的是什麼。藉由重置一個新角色，所謂的「調停者」，可以逐次地將各部分的雜音沈靜下來，最後就可以找出真正衝突的角色。在實務上，也就是經由「替身」（doubling）的技巧，來協助各個角色充分地表達自我，接著進行「角色命名」（role naming）的動作。通常潛藏的角色都不善於表達，必須藉由此類溫和的處理過程，才能將之引導出來。

五、心智整合

　　多元心智的觀點並不新穎，也不因某個理論就限制了它的數目，佛洛依德曾假設它有三個部分，Eric Berne 也重新命名過它。

171 就此方面來說，容格的「原型」概念在本質上較像是「角色」，雖然它比較精細且原創。然而，心智作為一個各部分整合的論點也有問題，因為如此的說法並無法道出誰是主其事者？情緒健康的一項重要因素，便是承擔責任的能力，可是「我」在哪裡（Frick, 1993）？

　　Alfred Adler 將他強調人們、心智功能不可分割的方法稱為「個體心理學」（individual psychology）。應用角色理論包含兩個面向：一是心智多元化的特質，也就是心智所扮演的各種角色；二是心智的整合功能，也就是「後設角色」（meta-roles）。此雙重的功能在前一章提過。就戲劇而言，所謂後設角色，可以是編劇、導演、製作人以及評論家。如果我們把心智比喻成一個大型組織，所謂後設角色就是負責管理與執行的功能。

　　因此，在某些層面上，我們都是所謂的「多重組合」（multiple），這可不是精神醫學上所謂的「多重人格疾症」（multiple personality disorder）；相反地，我寧願稱之為「多重人格秩序」（multiple personality order），只是這秩序的條理程度有賴於管理功能的強弱（Blatner, 1991）。換句話說，心智本身存有各種不同部分並沒有問題，但假如後設角色沒辦法進行整合，那麼心理失調的各種問題就會接踵而來。

　　之前所提到的「多重人格疾症」〔精神醫學診斷手冊第四版

DSM-4，重新命名為「認同分裂疾症」（disociative identity disorder）〕代表的不僅是差勁的管理，同時也是意謂著無法整合各個部分以發展人們的自主性。因此，目前多重人格疾症的治療過程，除了發展整合技能以外，將上述角色的概念以及後設角色的觀點帶入，會更能促進治療目標的達成。這些方法可更具體且生動地溝通健康自我的需求，經由新領域的勇敢拓展、各種角色間的討論與協商，及清楚地朝向有效妥協的努力，都可以平衡安全感上的需要。

六、角色取得：關鍵技巧

只要時間一到，人們很自然地就會取得各種角色。只要簡單地仿效，從幼小的孩子開始，就能夠學習到所有的態度與行為。起初所需的因素可能略微膚淺，但不久之後，人們就會開始具體展現一個新角色所應有的表現，而其中所呈現的語言和行動，通常都是合乎文化期待的。

Moreno 曾對「角色取得」（role-taking）與「角色扮演」172
（role-playing）進行區隔，他並非以研究的方法而是改採描述的方式來進行。他所強調的是，當人們熟悉某個角色，就會開始探索它的界限且遊戲其中，而無論是任何變化、附加的人格型態，都能從各種可能性的探索中獲得快樂。社會學家 Ralph Turner（1962）也說過，角色的扮演是一個動力且是連續的創造過程，而不只是表現與既存預期一致的行為而已。

Moreno 更進一步地指出，取得角色且修正後，在「角色創造力」（role creativity）的潛能有時甚至會挑戰一般的期待與社

會常規。女性在開始確認自己同時作為母親以及職業婦女的權利之後，就會重新定義「女性」這個角色。

另外，尚有兩種角色創造力需要注意。一種是清楚地扮演角色以吸取相關特質，也就是 George Kelly 所說的「個人建構」（personal construct）理論中的治療方法。

另外一種，則是清楚地取得他人的角色以了解他人。除了治療與社會性目的外，也可藉此來表達同理心，但是，一般的角色取得多是膚淺的，能對取得的角色有所同理，則是需要明確的訓練（參見第十二章）。

我發現角色取得的方式，對於了解我的當事人有很好的成效，而且也有助於我接受同事們的諮詢。其好處不僅是在專業技巧的建立上提供了有效的工具，更重要的是，它也有助於教導當事人如何更了解他人。有些心理失調的問題是因為改不掉既定的習慣——一種總是認為別人都應該像自己的習慣。藉由學習上述的技巧，可以讓我們更有想像力，更能從自身出發來考慮他人的困境，變得更為成熟且解決「自我中心」（egocentricity）的問題。同時，當事人也能因此更了解「內在自我」（inner selves）的情感需求，並從扮演戲劇裡的角色過程，學到將情感表達出來，而不是去解釋或理性地處理自己的情感。

七、角色如同「鏡頭」

應用角色理論的相關好處之一，便是讓角色取得的過程變得
173 可行。人很複雜，也許可視之為許多角色的組成，且幾乎不可能在自己的心裡完全地去體會他人。但是，這種從另一個人身上去

想像角色的觀念卻相當可行。舉例來說，如果要你告訴我關於你母親的種種，對你來說可能很困難，因為你不知道從何說起；但是，如果是要你告訴我母親的某個角色，比如說她跟錢的關係，或者她清理房子的態度，這樣或許就能幫你集中回憶及想像。也就是在了解另一個人時，可以找出他在某個時間點的某個特定角色，準備好後慢慢地想像那個角色可能的樣子。

有些其他的線索可以派得上場，比如說，想一想這個人是如何和他人說話或互動，將那個畫面描繪出來，讓他的聲音「響起來」──不要太清楚地用你自己的期待來想像，而是自然開放地「讓他來」。

此外，也不要試著去了解每件事情，讓自己去回答目前的曖昧問題，而且想一下和這個問題最相關的角色。對照之下，心理學上使用測驗或訪談清單的做法，也就是我所說的「捕魚大隊」（fishing expeditions），也許偶爾可說是多產的，但通常都是更浪費時間、錯誤引導當事人，讓當事人搞不清楚到底訪談者要問什麼？

諮商規範之一，就是將探索重置於約定的問題上，也就是檢驗研究的過程。在諮商員或當事人所做的事情上，我們所追求的會有差別嗎？這方面說明了資訊超載以及「資料迷障」的潛在可能。 在過往，一般以為獲得大量的歷史資料，或者簡單的自由聯想總是有效的，因為所有找到的資料都會有幫助。這正好符合當時長期治療的模式，也有助於治療師的經濟收入。就政治動機以及知識假設的觀點，像這種蒐集大量資料的觀點實在應該被質疑。我們需要重新聚焦治療與問題解決的方法。

我必須提醒，我所闡述的技巧是需要反覆練習的，你無法只

靠閱讀就能精熟，且文字也捕抓不住練習這些活動時所產生的想法與觀點。不過，這些討論的紀錄不管是在臨床或商業上，特別是在說明「技巧值得多多練習」，與達到「助人者」角色的發展時也是有用的。

八、角色取得時的相互關係

174

儘管蕭伯納（George Bernard Shaw）說過：「別用你喜歡別人怎麼對你的方式來對待別人，並不是每個人都有相同的品味。」但在角色取得、想像自己會如何感覺的練習中，去做仍然比完全不做還好。但是蕭伯納沒有錯，你卻可能有錯！你要如何降低把自己的錯誤強加在其他人身上的可能性呢？

相互關係（mutuality）包括人際關係中屈辱的可能。人們因自尊而受傷，當人們嘗試去了解另一個人時，就已經無可避免地會有錯誤的可能，其輕率之處卻正建立在持續修正的過程裡。

再一次，應用角色理論提供了可參考的模式。我跟我的當事人說：「我想要了解你從何而來。在聽過你的故事後，我將試著站在你的角度，而且用你的方式來說話。這可能有些是對的，有些是錯的。但因為我的工作就是跟上你的頻率，所以，我會需要你的回饋好讓我能更加地精確。」

這過程也就是我所說的「積極同理」（active empathy），將互動性的關係與角色取得的技巧混和在一起，被同理的當事人就能夠自在地回饋改正給同理的人。這種角色取得的方式就是心理劇中的替身技巧，它的「角色交換」或「輔角的自我功能」（auxiliary ego work）的概念，和一般治療裡 Carl Rogers 所稱的

「與當事人的*自我系統*（self system）一同工作」有所關聯。它的重點是，使用當事人的語言，而非硬梆梆的心理學術語、專業的行話，或是其他知識性的泛泛之論。

這點和治療或團體中經常發生的有所不同，在一般的治療和團體中，人們進行「解釋」（make interpretation），以智識分析的方式來揣測他人如何感受或思考。如此做不僅毫無助益而且流於虛偽，此外也常讓人感到被冒犯、稍顯唐突且有脅迫感。

治療的目的是要協助人們超越他們日常的思考態度，跨出一小步，擴展想像力以及自我覺察——那是任何人都可以控制的，只要一次一小步即可。進行激進的「解釋」或「面質」，雖然看起來似乎可以安撫當事人的外顯行為，卻容易造成混淆或停滯。175

大膽地使用此項技巧並無損治療師的權威，相反地，它卻相當地有趣且令人耳目一新，可以緊緊抓住當事人的好奇心。它引起當事人的興趣而且挑戰治療師，看他們是否能真正地同理當事人，並使用當事人可以了解的語詞來回應。這種微妙的、好玩的做法能夠似有若無地表達對於當事人當前苦惱的真摯感受，進而找出相互了解的動力，並形成新的策略。

當當事人過於依從、恭敬，或者非常地安靜，我常要他們學著反覆練習糾正權威者。我會提醒他們，我就像個演員而他們才是編劇或導演；我只是試著把劇本演出來，並表達他們所知道的角色而已。這是一種角色訓練的過程，但它卻能深具效力地降低治療師與當事人間緊迫的關係。

在此稍微離題一下：心理治療中的移情（transference），是助人者用以協助處理當事人不可忽視的因素之一，但助人者鮮少讓當事人在此點上來指導或改正他們。這點或許從來不被視為問

題，但確實是人際間彼此缺乏互信的象徵，且有損大部分的助人關係。或許，在經過多年的古典心理分析關係的解釋之後，這些動力終將清晰顯見，但仍然無法回答該如何處理此類問題。

更糟的是，傳統上對移情抑制或反應的解釋常常錯得離譜。如果這樣的觀點沒錯的話，那麼，事實上大部分的助人關係都會是有問題的，將目前的移情視作早期親子關係的扭曲，將會誤導當事人，而且無濟於舒緩彼此間的不信任感。

真正的解答是，助人者要願意接受指正、與當事人相互合作，且主動地引導與啟發這種互動的過程。唯有雙方參與這個嶄新的、健康的做法，並斷絕其他虛假的扭曲與誤解，才能協助當事人避免該如何領悟或無法直接確認的疑惑。

前面我曾提過，角色取得對治療師而言是如何有趣，且具創造力的挑戰。在彼此互動的探索過程中，當事人也能享受到建構意義的樂趣，並且從給與正向回饋的參與裡獲得力量──雙方就像彼此合作的藝術家，共同將他們內在的經驗更完全地表達出來。這種有趣的要素也可以用遊戲的方式應用在團體的探索裡，只要團體的領導者能開放且樂於試驗。

176　　在下一章，其他有關應用角色理論的實務應用會有進一步的描述。

17

應用角色理論 ▮▮▮：
特定技術

本章我們將會呈現許多 Moreno 角色理論的實際應用：角色　177
命名、角色分析、角色圖解，以及社會原子（social atom）。在
此必須再次強調，即使這些做法不見得與心理劇所制定的方法相
關，但仍相當有用，而且這些做法是可以綜合運用的。

一、角色命名

> 為某事命名，是種召喚其存在的方法，讓人們有機會看見
> 以往所看不見的型態（Rheingold, 1988: 3）。

在問題解決的過程中，為複雜情境中的角色命名相當重要。
命名的過程將矛盾或內在混淆分類成可工作的組成，因此具有輕
微釋放的效用。命名使角色可以被定義與分析。隨後的 Max 與　178
Lynette Clayton（1982, 1993）等紐澳心理劇專家與社會計量學者，
對於發展角色命名與角色分析特別積極與創新，並實際應用於心
理劇上。

　　為角色命名並不是要給與人名，例如「約翰」、「瑪莉」等等（除非當事人深受人格分離之苦，而且真的經驗到不同的分離個體，而此個體確實已有個真實的人名），一般而言，我們依據角色的功能而給與相關的命名。

　　除了為角色命名以外，Claytons 學派更進一步將能厚實角色描述的名詞「形容詞化」，以精緻此項技巧。這做法需與主角協商，並且投入團體（最重要的是過程絕不能急促），通常我們會在白板或是墊子上寫下各個角色，也就是角色圖解的過程。

　　角色命名過程中很重要的一點是，必須有相互輪流的過程。所選擇使用的字眼既非導演，也不是團體成員可以擅自決定，而應該授與主角，由他或她來決定最適合的名字。假使主角過於順從團體，導演便應該主動提醒他或她，沒有其他人知道該用什麼字最好。被命名的角色承擔了許多的情感意涵，而這正是「語意分析」（semantics）研究領域的所有重點。舉例來說，在協助主角定義他好玩的那一面（playful side）時，使用「愛瞎鬧的」（funny）和「無聊的」（silly）字眼之間，也許有細微但確實的差別存在；或許他更喜歡「班上的開心果」（class clown）、「小丑」（joker），甚至「搗蛋鬼」（mischievous）這樣的字眼。有時，這種協助他人去感受自己在角色命名時的喜好，就已經是種介於「真實自我」（real self）與「假象自我」（false self）間的強制性社會差距的治療。對某些當事人來說，像這樣花點時間來鼓勵並允許自己脆弱直觀與個人慾望的重新開放（並非他們所被教導該怎麼想），就具有很大的價值。

　　同時，已被命名角色所附帶的描述性也需要一些斟酌，如此一來，這些角色才有與眾不同的獨特性，過度的概括只會削弱這

過程的效力。舉例來說，「好父親」（good father）的角色應該被拆解成數個部分，並且找找看到底哪些部分才是所謂的「好」。選擇如何描述這些角色的斟酌，常常會帶出豐富的討論，甚至有時候會帶來治療性的突破。舉例來說，在這個變動的世界中，一個所謂「成功的成人」（successful adult）是個「心智成熟的人」（spiritually mature person），還是「真正的男人」，或者是個「真正的藝術家」？像這樣命名組成以及協商個別的特性與成就的衡量標準，就具有很好的治療或覺察效果。 179

二、角色圖解

主角的角色命名後，我們可以在白板或墊子上將他們條列出來。之後，呈現的角色便可作為幕與幕之間，提供主角布景和重新聚焦（refocusing）的方式。隨著心理劇或治療工作的進行，就可以建立起新的圖解，以反映角色與角色間的關係改變。

一九三〇年代時，Moreno首先將角色圖解的概念應用在社會計量學上。這個概念很簡單：我們所知覺的或直覺到的關係面向，可以在兩度空間，例如紙張、幻燈片或投影片、黑板，以及白板等材料上，用筆描繪出來。將角色命名且拆解成數個組成後，就可以用圖解的方式，例如圓形或其他形狀，來描繪彼此間的關係。當考慮到其他的關係面向或生活領域時，可能得重新描繪這些圖解，例如過去及未來、恐懼或期待等等。在家庭或團體時，每個人可以先畫出自己的版本，然後進行彼此間的比較。

另一種反映不同角色關係的方式，就是藉由物體的使用。William（1995）使用吸附在大金屬板上不同圖形的冰箱磁鐵來當

工具。不同圖形的選擇代表不同的自我或社會網絡裡的不同他人，這種做法就是個小型的投射測驗，類似沙箱治療（sand-tray therapy）裡的圖形選擇。其他類似的做法包括使用棋子或錢幣等等，都能夠引發當事人聯想起，在社會領域裡，什麼樣的人該用什麼樣的角色（當然，這跟學童選用不同的玩偶、玩具來直接或間接地代表家庭成員的意義相同）。

在家族治療裡，利用「家庭圖」（genogram）的技巧來代表家庭中的正式親屬關係。由早期醫療基因學與星座學而來的基因圖，有助於帶出可能潛藏其下，包括許多細微、家族世代間的傳統議題（Ancelin-Schützenberger, 1998）。此外，一些比較能夠客觀地解釋心理或關係狀態與動力的圖解方式，也可以藉以運用之。

三、角色分析

180   分析意謂著把某件複雜的事情拆解成原始的組成部分，我們也可以依據個體所扮演的角色加以分析，必要的話可以進一步地定義個體，並且拆解他的組成而進行分析（Moreno, 1953, p. 293; Hale, 1975）。婚姻伴侶中的角色、其他的動力關係、家庭與團體等，都能用類似的方法進行分析。

當事人會發現，此種分析的過程在判斷自己的角色功能以及和他人的關係時，比起大部分診斷的過程更有相關性；而且，當其他診斷評鑑可能有所忽略時，它也能處理真正重要的議題。角色分析對以下的問題特別有幫助：

○ 是否某些人格的面向被壓抑了？這就是問題的起因嗎？

○ 當某些角色正在表達過度或扭曲的動機時，實質的需要能被

察覺嗎？

O 是否某些正在表達的人格面向角色被過度發展，同時其他的部分卻被忽略了？

O 是否有人格發展中重要的面向被壓抑或否認？而用其他的行動來補償或掩蓋這些需要？

在定義「什麼」（what）時，清楚「多少」（how much）是個重要的元素。例如，「身為一個孝順的女兒，就應該拜訪生病的父母」，女性可能會這樣認為：「這就是我所選擇的價值」；但接下來我們就得問：「多久拜訪一次？每次拜訪多久？」像這樣的元素可以使覺察更清晰，將人們從流於陳腔濫調以及泛泛之論的態度，轉換成自己建立起特定標準的成熟與真實，倘若沒有這樣的做法，只會持續對模糊期待產生質疑。

關係也可以分析，並且有助於真正地圖解出不同的組成與次組成（Hale, 1975）。舉例來說，在婚姻關係裡面，管家這個角色的組成需要分析誰做什麼家務、如何決定這個角色的分配，而且誰負責維護達成的標準。家庭裡的角色分析可以呈現出三角關係的型態，比如在某些狀況時，父母和小孩在某些角色裡是互為結盟的，但在其他角色時則互為競爭，又或者父母中的一人只和小孩子中的任何人結盟。像這樣的分析可用來解釋違規或功能不佳的情形。

角色分析的另一項好處，是能夠重新架構整體人格中某種特定角色的行為，而且有助於減少負面判斷。舉例來說，有些年輕人和家人在一起時經常舉止消沈，若僅以此作為判斷的依據會有危險的，我們應該也要評鑑當他們離開家裡和同儕在一起時的行

181

為。當他們和父母在一起時，可能會被嚴厲地責罵，被迫與父母站在相同的立場、承接父母的悲痛，或者用其他方式來反應家庭的動力。

角色分析也能應用於治療，例如可經由發現某項優點，並以此來協助其他較弱的角色。比如，青少年和異性在一起時也許非常的害羞，但對某種職業興趣卻非常有自信。創意地重新架構那些較成功的角色組成，也許有助於連結且發展某些有些風險且較易受傷的角色。正由於角色是不斷地在轉變、重新協商與定義，因此，角色分析在心理治療療程裡是相當有助益的。

四、社會網絡圖解

在社會計量學裡，圖解也是個元素，這方面我們在下一章裡會進行討論。有種稱為「社會原子」（social atom）的圖解形式常被廣為應用（Moreno, 1947），它的基本概念是請當事人將他們生活中的重要他人描繪出來，並把自己放在畫的中央，然後把其他人用小圓圈或其他的形狀，以不同的距離各自描畫出來。如此一來，可以更增飾且精細地說明所產生出來的圖解內容（Buchanan, 1983; Edwards, 1996）。

這種技巧——個人偏好以「社會網絡圖解」（social network diagram）來稱呼——可以隨同上述的角色命名、圖解，以及角色分析的技巧來進行診斷。在工作坊或研習會裡，這種練習可作為很好的暖身之用。人們可藉此更具體地知道自己所處關係的模式，許多在生活中與關鍵人物有所摩擦、矛盾，或者差異甚大的議題，就會變得有所相關且便於討論。

典型的社會網絡圖解可參考圖 17-1。在這個網絡中有許多的元素可被註解出來，看起來就跟社會關係圖（sociogram）頗為類似（參考 p. 240，第十九章），但不同的是：

O 可以把寵物放進來，然後在圖上加個耳朵；或者在情感上仍 ¹⁸² 然感覺「存在」的已故者也可以放進來，只要用括弧註解一下就可以。也可以把一些朋友或其他團體放進來。

O 與中心圖形和其他人之間的距離代表著自己所認定的不同親密度（closeness）。

O 除了用實線或虛線來表示對某圖形正面或負面的感覺以外，矛盾或猶豫的感覺可用波浪形狀來表示，冷淡或中性的感覺可用較輕的虛線來表示。

O 社會領域中各個不同的人與中間圖形相連的線（也就是構成整個圖解的線），除了用來表示此人對其他人的感受以外，相對，可能也表示在線遠端的他人對此人的想法。

O 依據你的目的，通常會留有可供改變的餘地。

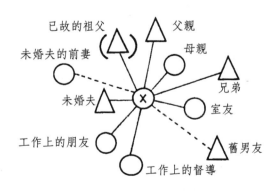

17-1. 社會網絡圖解

社會網絡圖解可加以修正，也能適當地呈現不同的情境（Treadwell, Collins & Stein, 1992）。通常，人們會同時把生命中的重要他人畫出來，但也可以有其他的變化，包括：

○ 可以把誰畫進來而使未來生活變得更「理想」？一年？十年？可以清楚地把時間標記出來。

○ 過去童年時期、青少年期或其他時間。

○ 團體網絡呈現出不同的團體、俱樂部或組織。

○ 附加的現實網絡：英雄、協助者、上帝、耶穌、其他精神實體、天使、惱人的惡魔、鬼魂、祖先、嚮導、圖騰、動物……等等。

就如同上段在角色分析時所提到的，當事人懂得這種做法。將這些圖解全部擺在一起，就可以讓治療師、諮商員與當事人有機會一起檢視當事人生活裡較明顯且重要的議題藍圖，如此一來，便能強化治療或工作同盟（working alliance），且在詢問當事人生活中的重要他人時，也會顯得較人性化而不會過於機械化。對當事人關係的關懷，可使發問者能更注意維持支持性的工作關係，以表達對當事人生活中受傷的直覺感受。

圖解的另一種價值，在一開始或許被忽略，但在稍後的階段裡，能有助於註記某些可能的領域；而且，像這類較有支持性連結關係的討論，常也是種鼓勵的方式。能夠將其中組成轉移以協助應對比較有問題的關係，有助於成功地分析角色。

「社會原子」一詞本身的意義也值得質疑。Sorokin（1958）指出，這和真正的原子比較起來是有所限制的。Moreno 的用意就是鼓勵大家，將人們視為社會過程的一份子。說過類似觀點的

兒童心理學家 Winnicott 也認為，沒有所謂的嬰兒，意思是要我們牢牢地記住，發展只發生在關係的交錯裡。我也發現，最好不要介紹任何屬性清楚的專有名詞，以免更難將心理劇解釋給那些還不熟悉而且沒有意願了解其概念的人；所以，我會選擇「社會網絡圖解」一詞。

五、創造角色

> 當我們因為恐懼、羞愧或者囚禁我們的自我憎惡，卻找不到出路時，便會被卡住，但想像力的增加卻往往能帶來勇氣。喚醒想像力、喚醒心靈，讓心靈無限延伸（Fox, 1991）。

184

在角色應用理論裡，是否和個人既定的角色目錄共同工作並不重要，人們是受邀來清楚地想像和經驗新角色的組成（此點和 George Kelly 所說的「固定角色理論」一樣）。此外，它的用意是在重新架構某些角色，或者將我們所認定的部分人格略做改變（Moreno, 1934, p.326）。

我們創造角色、命名角色，進而發展角色，用意是在提供治療或者人格發展過程裡所需的認知導向，如此一來，有助於將所學的建立得更好。這並不是要人們接受他們目前現有的角色本質。刻意且精確地去創造角色的假設，並無損真實；相反地，創造角色可作為附加現實與一般現實間的橋樑。

角色發展裡最重要的類別是所謂的後設角色（meta-roles），他們的功能是將其他扮演的角色統整起來。因此，後設角色的組

成包括良好的雙親、總經理、調停者、給與支持的朋友，以及有創意的問題解決者等等。治療師在治療過程中所需要的主要工作同盟就是這類角色，只要扮演得精確、假裝這是演員陣容裡主要的演員，就能相當有助於治療。

當然，就某方面而言，這種角色早就存在，只是許多人經驗不到而已。它像是一種放任不羈的角色（laissez-faire），幾乎不知道如何做他／她自己的工作。大部分治療的目的就是在強化這種後設角色，而藉由命名對身在其中的當事人進行治療，就能將這種角色更清楚地帶出來。

後設角色的其他樣貌包括聽眾、評論家，或者是企業裡的品質控管人員，會來觀察自己與組織並評估表現。人們從中所需要學習的重要執行功能，包括自己進行判斷、診斷可能無法進行的部分，以及了解為何無法進行。

另外還有一個關鍵性角色，不只是從事管理和統整的功能，而是真正地進行領導、發展夢想、建立真實的目標。許多人只是渾渾噩噩，害怕設定目標；這種角色的扮演無須一絲不苟，或具完全的主導性——有時反而渾渾噩噩、「隨遇而安」最為適合。但一般而言，一些須指引方向的工作，還是有此功能會較理想。當這樣的角色被激勵出來時，對於治療或是人格的教導常是強而有力的。以戲劇語言來說，它可說是真正的劇作家；而就精神語言來說，它就是管理者與激勵者最好的結合。

DeBono（1985）對於解決問題提出六點不同的做法，就是要人們在每戴上不同顏色的帽子時，就得接受一次不同的問題。黑帽子是：「會發生的壞事有哪些？」黃帽子是：「好事有哪些？」紅帽子是：「對於這些事，我的感覺是什麼？」藍帽子是：「對

185

於事實，冷靜地分析為何？」綠帽子是：「具創意的不同做法有哪些？」白帽子是：「團體過程如何進行？每個人都被聽到了嗎？何謂公平？」這種做法有六種執行或說是領導的次角色，而重點是要將他們帶到前端來。

某種有趣角色是需要發展，那就是真誠的觀眾，也就是影迷（fans）。他們不做任何評論，無論你做什麼表演他們都會喜歡。想像一個觀眾喝采區，有群隨從、給自己一個影迷俱樂部。無論是其他治療所說的「肯定」（affirmations），或是這種角色的創造，都能讓當事人想像其他人正在說著最鼓勵自己的話；而這些話倘若只是奉承、討喜，就容易流於無效，所以這種角色也需要培養。在創造內在的觀眾喝采區時，得操作這類真實但令人振奮的正向措詞，也是個有趣的挑戰。

角色不僅僅是創造而已，也須加以運用、推敲、發展，同時徹底地修正；而且，導演的後設角色也須檢視其他不同角色的功能。滿足缺乏與需求是所謂的矯正嗎？有過度發展嗎？想像這些功能之間的理想交互作用，可更清楚地說明各方均衡的好處。

在許多案例中，人們會發現自己正深受過度嚴格超我（super-ego）或是自我批判的良心操控，人們會想要擺脫這些操控，但就是做不到。這種情結大概是在四到六歲時就被「租用」（hir-edon），以協助訓練任性的感覺；之後的生命裡就容易表現出這類行為模式，像是個剛正不阿的警察或是訓練有素的軍人般的誇張版。由於他們的心智是以一種較簡單的二分法方式操作，孩子們就會創造出比較極端的內在角色。他們的成熟要不就是修正自己的孩子氣，不然就是發展出過度概化的認知模式。

有種應對內在警察或是檢察官的方式，就是創造出一個內在

的「辯護律師」（defense attorney），他能使用所有像在書上或電影裡看到的律師伎倆，來挑戰超我的嚴苛和自責（在 Ellis 的理情治療裡，治療師塑造這個角色，主動地將之放入當事人的信仰系統裡）。

186

另一種方法是想像這個內在的檢察官正在管理訓練學院，學習最新有關主動協助他人的觀念。人們通常想要擺脫這些負面的東西，但總是做不到。如果本我（ego-self）能決定潛意識的話，就不需要任何的治療了。這些內在角色是沒辦法「開除」的（fired），但是，他們卻可以被運用或「再教育」、換上新的角色，或擴展原來角色的本質。例如智慧者，這個想像出來的新角色，企圖呈現舊有的「恃強欺弱」角色型態是多麼的沒用；取而代之的，則是發展出全新、更均衡的自律方式。

在過去幾十年裡，廣為人知的角色已被喚起——那就是「內在小孩」（inner child）。如果我們將一些比較成熟的角色與這個角色交錯地進行訪談討論，就能獲得許多的觀點。我也會提醒人們，在容易受傷的、無知的、需索的內在小孩之後，就是那個貪得無厭、愛好權力、自私自利而且滿懷恨意的「內在頑童」（inner brat）（Wolinsky, 1993）。這些角色總是帶來歡樂，而且開啟更為人熟悉，卻較不為社會所接受的人格全面之門。

有個必須創造的重要角色，就是所謂「內在的管理者」（inner manager），他藏於心中但卻能從角色命名的過程中得到好處，而且可以好好地用於「較高自我」（higher self）或「靈魂」（soul）。這種角色在心理治療裡最常被廣泛使用，作為當事人獲得鼓舞、引導、舒適，以及歸屬感（或說是「連結」）等資源的基礎，這些資源在我們的社會裡卻常常被遺棄或忽略。對某些

人來說，這種角色常常被連結或甚至視為精神上的媒介，例如耶穌，或是直接與當事人的上帝概念有關。這種角色的運作超越潛意識創作層面的潛能，而所用的技巧只是簡單地開放自己，和有意識地接受自己直觀及充滿想像的點子而已。並不需要不加批判地接受每件突然跳入心智的所有事情，而是能採用平衡良好判斷的方式，與接受自我控制（ego-control）的衡量。

用我們的心智能力與我們的靈性（spirit）更親密連結而進行的角色創造，是在我們所遭遇的事情裡，令人感受最強烈的創作。這種做法既不膚淺也不會矯柔造作；相反地，它讓我們重新思考、重新接受向來被視作駑鈍的天生本質。它就好像是你家後花園的石頭，事實上卻是顆鑽石。

所有創造出來的角色並不需要太正經或是有深度，有些人需要發展的正是玩樂、藝術、社會關懷的那一面。這個概念是為傳達一個人能夠選擇擁有真正多元、令人滿意且均衡的角色本質。 187

六、摘要

應用角色理論不僅提供概念，而且提供很多情境裡可以實際應用的工具；命名、分析、圖解，以及創造角色，都是可運用的做法。角色理論也與社會計量學有關，這將在下一章裡進行討論。

18

社會計量I：一般考量

社會計量是接觸團體動力某些面向，同時也是評估團體成員
間相吸相斥模式的一種特定方法。團體通常具有正式的結構，包
括被委任的領導者及分配好的各種角色，甚至可能包含權力關
係。此外，團體還具有由成員個人偏好所決定的非正式結構，也
就是Moreno所稱的「心電感應」（tele，之後會再行討論）。社
會計量就是要測量這些模式（Moreno, 1933, p. 31）。

Moreno 相信，這些非正式的微觀社會學動力，在影響較大
型社會團體的士氣及效率上，扮演著非常重要的角色。偏好是一
個含有自發性的社會心理現象，找出尊重這些心電感應式偏好的
方法，也提供一個更大的願景，就是創造更健康、更真實、人際
互動更自然的社會。

社會計量是 Moreno 哲學及普通社會心理學重要的一部分。
一開始，Moreno（1934, p. 10）將整體理論及特定方法做了區分，
他稱整體理論為「社會學」（socionomy），而特定方法則指實際
上與數學運算相關的程序。但幾年後，特定方法從原來的用語，
被沿用同時包含了廣義及狹義的意思。在本章中，我們將討論廣

義的部分，下一章才會談到社會計量的方法。

一、人際關係

Moreno（1953, p. ix）主張，他是精神病學中第一個使用「人際關係」這個用語的人，比起較廣為人知 Harry Stack Sullivan 的使用還早了幾年。這個用語出現在 Moreno 首次出版的專業期刊《社會計量：人際關係期刊》（*Sociometry: A Journal of Interpersonal Relations*）的副標題中，也曾出現在他早期的文章中（Moreno, 1937）。無庸置疑地，他是以現在稱為「系統」的觀點，思考個人及團體如何在相互影響的場域中互動。團體動力不僅是個別成員表現出的情感轉移，同時也是更複雜層次的反映模式，影響這個領域的一些面向及要素包括：

角色分配	偏好
角色衝突	相互感知
自我的部分	期望
衝突處理	人格差異
相符的興趣	非口語的溝通
獲得的接近	共享的價值
築起藩籬	溝通種類
承諾的程度	對抗的承諾
口語技術	心理感知能力
性欲求	認知到的權力升降
金錢與安全	事業有成

政治興趣 　　　　　　　　文化融合

　　本書前幾章討論過的 Moreno 角色理論，以及他的「心電感應」想法（之後會再詳述），有助於我們了解團體動力，但是我們不應該認為這些就已經足夠。如社會心理學、團體心理治療、傳播、組織發展及其他類似的領域，已經撰寫過一些其他面向，心理劇家也應該學習這部分（Corey & Corey, 2000; Ettin, 1992）。

二、社會的一份子

　　Moreno 對社會面向特別敏感，視人性根深柢固於關係的互動場域中；無論是以歷史或概念的觀點來看，稱心理劇是由 Moreno 社會計量的想法脫胎而出，應該都算是持平的說法。這些想法比人際關係更進一步注意到，團體運作不僅僅是個別成員的總合，還有本身複雜的動力，這是一個較全面而非簡化的觀點。換言之，除了西方社會高度個人主義的文化之外，不論是好是壞，人們還是有在集體層次經驗及運作的潛能。 　190

　　人是社會的一份子、是群體性的動物，在我們的自我中心傾向之外，還存有著共同體的潛能，超越那種共有，「我們」的經驗取代了「自我」的感覺。了解到這一點，我們需要一個連結個人及社會心理學（或社會學）的方法，例如，應用角色理論，以及如社會計量學、應用角色理論、心理劇方法，以建立更強的團體凝聚力及共同創造力。

　　團體根深柢固於許多文化制度中（政治、經濟、藝術、各種風氣、休閒、語言等），這些制度本身甚至產生更複雜的動力。

因此，心理學系統必須能夠從這些相關領域的研究及具建設性的活動中學習，並且提供貢獻。

或許無法完全地描述一個場域中運作的所有元素，但是，特定問題還是可以在適度考量現象及動力的情況下被提出。例如，在某種程度上來說，現今的家庭動力依賴更廣闊的社會模式或變動的期望，這些事物的本身在紀律、日間托兒、性教育等方面便已具爭議性。在這種概念下，許多心理劇也包含了社會劇的元素。

身為社會一份子的結果是，我們了解到個人的就是政治的，女性主義者和自我心理學家都已經觀察到這一點。換言之，共同參與的事情，或者不幸地，更常見的是共同避免的事情，都具有影響個人的一般性結果；因此，心理劇也具有可以被昇華為社會行為（也就是社會治療）的元素。

三、共同的潛意識動力歷程

191 　　這個有趣的概念是由 Moreno 和許多與團體研究相關的人所提出（Moreno, 1972, p. vii; Zuretti, 1994; Bannister, 1998）。在心理劇中，一個常見的現象是，當主角在暖身後進入高度自發狀態時，實際上，他們常常會選擇與他們具有相同特質的人來擔任輔角；例如，這些人和他們擁有相似的經驗，但是過去雙方從來沒有談起過。許多其他與直覺相關的事件、不可思議的「巧合」（容格稱之為synchronicities，意指同時發生），以及其他類似的事情，都證明了ESP——超感覺的認知，或者在團隊運作中，無意識連結的動力——存在的可能性。

　　最有名的當屬英國團體分析家 Wilfred Bion 的著作，以及他

提出的「團體心智」理論，或「成為一體的團體」方法（Neri,
1998）。雖然大部分的人對於何種方法或結論可以以這種假說為
基礎，仍抱持觀察的態度，但這似乎和 Moreno 的共同潛意識具
有相似的精神。

四、心電感應

同樣是無形但卻更能被測量的是人際間偏好的現象，也就是
人們或團體成員之間產生的相吸相斥。Moreno 認為，這個動力
是團體動力中最重要，但也常常被忽略的要素之一。

Moreno 稱這個包含了正負偏好的範疇為心電感應，社會計
量測量的焦點便是這種動力（Barbour, 1994; Blatner, 1994）。心電
感應絕不是非常抽象的，想想那些你偏愛或在某些方面喜歡的
人，你對那些人便是擁有正面的心電感應；有一些人會讓你感到
不舒服或排斥，你對這些人便是擁有負面的心電感應；有些你認
識的人在你的生活中具有重要性，但是你對他們卻沒有特殊的感
覺，這種情形可以被稱為中性的心電感應；此外，在你身邊有一
些人則是不具重要性，你對他們也漠不關心。有趣的是，這些感
覺常常是互相的，每個人在他的社交圈中，對其他人都有這些變
動的各種反應。

然而，如果仔細審視，其實心電感應就是角色依賴（role de-
pendent）。人們由於不同種類的需求，因而對其他人會有不同的
偏好。在一個團體中，一個人可能會喜歡三個人，但是第一個人
代表的是異性間的吸引力，第二個人可能對他有實質助益，第三
個人則是可以擔任煩惱的傾聽者。

192

雖然心電感應是複雜的人類互動，但它也是自然界中處處可尋的一種動力的自然延伸。即使是最原始的動物，也展現出對某些同伴的偏好，像是為了交配而感受到的強大吸引力，或者因為對方看起來像是一頓大餐。較複雜的生物則以許多不同的社會形式形成組織。儘管動物擁有本能，但是人類擁有更複雜的神經系統，可以讓這些本能以情緒或意象表現出來，本能及意象的綜合體，便是容格所稱的「原型」。

Moreno 認為，區別心電感應及情感轉移間的不同，具有特別的必要性。情感轉移牽涉到將過去與其他人相處的經驗，帶到目前的關係中，以致扭曲了真正的關係；相反地，心電感應牽涉到以理解對方真正特質為主的互動。就算不是大部分，至少在許多關係中，它同時包含了心電感應及情感轉移。精神分析家Greenson及Wexler在一九六九年時指出，精神分析對象有許多反應，分析師都誤以為是情感轉移，事實上，它們是奠基於對治療師口語或非口語行為（例如，心電感應）的真正解讀。而被認為是心電感應式偏好的反應，則常常混在情感轉移及不真實的幻想之中。社會計量與動力心理治療一樣，都把釐清人際互動的真相——區別真實的認知，及投射、刻板印象與其他非理性的思考方式——視為目標。

如前所述，偏好是奠基於有意識或無意識的標準，要釐清這部分可能會是心理治療或個人發展中最複雜的行為之一。引發正負面選擇一些較常見的原因如下：

人格的相似性

人格的相異性　　　　　　　　　文化背景

能力或經驗	地域背景
外來的相異性	生活方式，價值
親密度	氣味，聲音
身體的親近	易獲取的成功
可敬的對手	共同的興趣
活力的層次	
角色互補：	**吸引力：**
領導者／追隨者	身體的，性愛的
主動的／被動的	思維的，社會的
協助者／被協助者	精神的，有趣的
談話者／聆聽者	情緒的，藝術的
	以及相互關係

193

最後的一個元素——相互關係，其重要性足以在之後做更深入的探討。當事人通常發現，探索他們偏好的理由是最重要的，而且這些標準的適用性，會隨著角色及環境的不同而改變。因此，社會計量強調詳加說明選擇標準。在分析某一個特定情形時，如果我們想要真正了解其中的互動，就必要為牽涉其中的特定議題命名。

普遍性的兩個選擇標準可以類分為：社會性感覺（sociotelic），指共同的目標或興趣，以及心靈性感應（psychetelic），指個人的特質或非功利性的密切關係。社會性感覺標準，在一個因為共同關心事物而組成的團體中可能較活躍；例如，「政治可以讓陌生人成為枕邊人」，這個諺語說明了一個事實，我們因為某種原因而選為同伴的人，不見得是我們會選為朋友的人。相反

地，心靈性感應標準反映出較直覺和個人的密切關係；它在自然形成的小群體，或一起喝咖啡、邀請彼此參加派對、休閒時一起進行戶外活動的團體中，較可能出現。

了解**心電感應**還有其他實用的原因，其中之一是，人們開始對以往忽略的事物具有更高的敏銳度、注意到他們自己的偏好，以及他人似乎是對那些感覺做出對等反應的非口語線索。相反地，不了解心電感應則會導致傾向藐視或忽略這些人際互動，引發各種人際衝突，然後，這些衝突又被誤認為是因為其他的事情而產生，增加了問題的複雜度。

了解心電感應的另一個好處是，因為心電感應是一種大部分為直覺的程序，因此人們愈練習如何去應對它，他們就對人際愈敏感，這是一個可以培養的技巧。

心電感應概念的第三個價值是，如同人格、非口語的溝通、角色分析等一樣，心電感應是種一般性的工具，以致它可以被討論、協商，以及在有衝突的地方，尋找具創意的替代方法。社會計量讓這些議題受到注意，心理劇則幫忙解決它們。

194　　概化的傾向是人際失和發生的原因之一。當正面心電感應存在時，人們傾向理想化彼此；當心電感應為負面時，人們則傾向大幅貶抑彼此。理想化的意思是，特質被歸因於其他未被證實的事物；貶抑指的則是，只因為不理解對方，因此拒絕承認他有擔任任何正面角色的可能性。理想化導致失望，而貶抑則引發築起牢不可破的藩籬。

了解心電感應是隨角色而變，以及意識到心電感應式反應的原因，有助於對抗那些過度概括化的現象。取而代之的，這種了解可以幫助人們明白，一個人或許在某些角色中獲得正面的評

價，但是在其他角色中卻平平無奇。這種情況同時也意謂著，人們應擁有重新協商在團體中扮演角色的自由，避免無知覺地被強迫以一種別人可能最不喜歡他們的方式運作。探索這些主題，對持續性的團體治療或治療圈，可能會有幫助。

有一點應該被強調的是，當關係中的心電感應為負面的時候，並不表示雙方中有人是錯的、不好的或應該被責備的。當人們碰到負面的心電感應時，常常會感到羞愧及罪惡，但是事實上，有時候兩個在其他方面都很好的人，不僅不對頭甚至討厭彼此。他們應該接受這種情形，不要忽略感覺到的反應，試圖變得很友善；當兩人間的感覺不對了，這些努力容易讓衝突變得更複雜。相反地，他們應該把努力集中在表現出適度的友善及禮貌上，或許在不久的將來，另一個角色面向會出現，他們可以從中找到更多的密切關係，但是這是無法強求的。

五、相互關係

相互關係指的是對方以相同感覺回應的現象。社會計量的研究指出，正負面的心電感應大多是相互而較少是偶發的；有時候，甚至在雙方還沒有太多的互動之前，這種直覺式的感覺就已經產生了。當然，當一方表現出正面的傾向，顯示出喜歡或有興趣的感覺時，比較容易讓對方以相似的感覺回應；同樣地，顯示出不喜歡，且令人難以理解的行為時，對方常常也會相等回應。還有一些互動中是沒有相互關係的，當甲喜歡乙，但是乙卻很冷漠，甚至討厭甲，這種情形稱為「混合的心電感應」（mixed tele）；這些互動可以被當作有用的證據來源，以重新檢視在這

195

種情形中的選擇標準。

相互關係的主題對心理治療非常有用，因為它處理了人際關係中的複雜性。互動比較不是單向或是雙向的過程，而是牽涉到一連串持續進行的溝通及解釋，因此，當一方發生下列情形時，互動就可能產生障礙：

O 傳達出混淆的訊息，無論是包含著不一致的非口語訊息，或者模糊、依情況改變、難以捉摸的口語溝通。

O 不充分的回應。

O 錯誤地解讀對方的溝通。

O 不願意或者不知道如何檢查解釋的對錯。

O 顯示出不想討論溝通的過程。

O 傳達出負面的期望。

O 對非口語線索或甚至清楚的說明都不敏感。

當一份關係中的關係人，能夠以開放的態度溝通，提供或接受注意力、興趣、尊敬、幫助或支持，便能建立互惠的感覺。當人們能夠相互顯現出願意付出同等的努力，以達到一個共同目標時，互惠關係也會增加。在治療及教育中對這些主題的討論，提供建立更有效溝通技巧的基礎；人們透過知道各種獲得注意力或製造藩籬的成熟技術，以擁有更大的支配感時，比較不可能退化去使用以往操縱的手段。

相互關係的概念之所以有價值的另一個原因，是它提供了一個有力的工具，去探索移情、投射及人際領域中其他的失真現象。透過討論心電感應、偏好、相互關係及其他類似主題的一般概念，當事人會了解一個概括、簡單的表達方法，以及檢視人際

關係的準確性及動機的期望或模式。

六、社會計量的運用

因為心電感應在人際關係中是如此普遍和重要的動力，因此，轉換這些互動成可用資訊方法的發展是有其意義的；如此可以有意識地將團體組織得更好，並具有建設性地管理其中牽涉到的所有人的感覺。對於倡導更多的意識，無論在於或超越心理治療範疇的一般趨勢，Moreno 的態度始終保持一致；他了解：知道並且以正確的資訊做決定，比保有錯誤的想法及逃避好。當然，無論在個人或團體心理學的領域中，逃避常常可以提供短暫的放鬆，不用面對令人不舒服的事實，但是長期而言，問題容易因此變得更複雜。

然而如同治療，敏感的議題在社會計量中已經被提出，且必須被謹慎地處理。團體起初有必要建立保有穩定和互相支持關係的環境，這被稱為「團體凝聚力」（group cohesion）。有了這種支持的背景，才能有勇氣探索關係中的不同面向，這些面向有可能是令人害怕的情緒。社會計量調查的準備及追蹤，常常比執行的實際過程需要更多的技巧、訣竅和心血，這一點之後會有更詳盡的討論。

事實上，團體產生及保持一個想要了解自身動力的模式，比方法的本身更重要。社會計量真正的典型技術只是一種回饋技術，如同在控制體重時，體重機所發揮的作用。真正的改變媒介是更廣的社會計量程序，包括建立對自我誠實及清楚回饋的普遍性承諾，接著練習增進人際關係及團體凝聚力的技巧。換言之，

196

社會計量不僅包括蒐集整理團體中的心電感應模式，還包括了讓團體有建設性地參與，然後處理那些資訊的工作。

七、歷史發展觀點

第二章中已經討論過，社會計量是起源於 Moreno 在一九二○年代左右的經驗。當一九三○年代初期，他在紐約 Hudson 的州立女子訓練學校擔任顧問時，進一步建立了這個方法（Hare, 1992）；這些試驗成為 Moreno 經典著作《誰該生存？》的基礎（1934, 1953b）。

社會計量是早期出現而且較實際的一種社會心理學方法，但一直到了一九四○、一九五○年代時，才引起比較多的注意。
197 Moreno 的期刊中刊載著許多著名社會科學家的鼓勵性話語，特別重要的是，了解 Helen Hall Jennings（1950, 1959）早期的重要社會計量著作。在一九五○、一九六○年代時，這個方法主要使用於教育系統中（Evans, 1962; Gronlund, 1959; Northway, 1967），其他的應用則被記載於 Moreno 以這個主題出版的書籍及期刊中（見參考書目）。

社會計量及與之相關的心理劇與團體治療方法，都需要參與者承諾秉持更誠實的態度，並且給此時此刻的真正關係予以關注。在會心團體的前身之一——T 團體（T-Group）的方法論中，也可以找到這些主題。

一九四六年時，由 Kurt Lewin 團體動力研究組織的學生在緬因州的 Bethel 某進修中心所舉辦的領導力訓練課程中，將目標放在處理社區議題，例如種族間的緊張關係上，而 Lewin 也受到

Moreno 的影響。這些進修課程的工作人員很快地發現，他們的課程（包含角色扮演）開始刺激回饋時間的出現，這些回饋時間「處理」（processed）了之前集會中所發生的事情；如此一來，導致了團體動力持續不斷地自我反映，也就是T團體，它的作用有點類似一般正常人的團體治療。

　　T團體的幾個創立者，例如之前提過的 Ronald Lippitt 及 Leland Bradford，都很熟悉 Moreno 的方法（Moreno, 1953a）。事實上，在一九四六、一九四七年，約當T團體成立之初，一些早期的文章都發表在 Moreno 的期刊上（Lippitt, Bradford & Benne, 1947）！幾年後，T團體在教育及社區組織發展中被修正及應用，漸漸地以敏感性訓練法為人所知。十年後，這種方法與逐漸出現的人本心理學融合，成為會心團體。

　　一九五〇年代及一九六〇年代時，在社會學及社會心理學的學術性領域中，社會計量主要被使用為一種研究工具，然而即使在當時，它也還不是非常普遍。在一九五六年，Moreno 將他的《社會計量期刊》轉讓給美國社會學協會，之後許多年，該協會持續發行這本期刊，但是幾乎沒有刊登過 Moreno 或較忠心於他的追隨者的文章。在本書撰寫的此時，大部分的社會學或社會心理學教科書的索引中，幾乎都已經沒有提到社會計量了。

　　社會計量是社會學中最早使用的科學方法之一，雖然它最常被使用在研究上，卻極少有人將關於被研究團體的發現付諸實行。這和 Moreno 當初的意圖直接牴觸，他想讓現今所謂的應用行為科學出現——應用行為科學能夠直接幫助被測試者（Mendelson, 1977）。他視社會計量學家為過程中的參與者，這是一個道德上的責任，也是他存在哲學的延伸。社會計量是人們可以使 198

用來蒐集自己團體功能情況的工具，有了這些資訊，他們可以做出有根據的決定，以更改團體的模式、程序及角色。除了描述團體動力的現象外，發現、創造及解決有關糾正「團體病態」（group illnesses）的技術性問題也是相當重要的。

當然，社會計量需要的不只是一般研究者的部分技能，但只有少數的社會學或社會心理學教授，在團體治療方面所接受的訓練，與他們的本科一樣多；然而，這種綜合訓練對 Moreno 稱為社會治療師的出現是必要的。Moreno 希望，在診斷及治療團體、鄰里、組織，甚至國內與國際的衝突時，這種新領域專業人士所扮演的角色，如同心理治療師在治療個人或家庭一樣，能夠獲得社會的認可。無庸置疑地，這種角色有其存在的空間，因為更大型的組織展現出更危險的精神疾病及自欺的形式。我們未臻成熟的知識及共同抗拒的存在，不應該妨礙朝向承認這個角色的正當性及方法上的想像和發展邁進。

八、現狀

事實上，社會計量在行為科學中的地位是微不足道的，因為與心理劇無關的人大都沒聽過社會計量！自從一九六〇年代開始，社會計量成為一種沒沒無聞，只有偶爾被運用到的社會心理學技巧。此外，它最常被學界運用的主題是，有關較容易控制的小學或學齡前遊戲場及課程的情境，以提出這些年齡團體中人緣、社會技巧及形成小團體的現象（Bukowski & Cillessen, 1998）。而這些學術性的研究，幾乎沒有人真正以 Moreno 原本希望的情況使用這種方法，以幫助人們達到讓他們可以和感覺最密切的人

199

一起工作或娛樂的狀態，也可以處理妨礙團體凝聚力的衝突。

另一方面，澳大利亞及其他國家的心理劇家，尤其是為企業及其他組織諮商的人，現在都很有建設性地在使用社會計量。

理想上來說，對防衛性適中及真正有興趣了解本身組織互動的人，社會計量是非常有助益的工具，問題在於，這需要某種心理成熟度及情緒彈性，但是這都還很罕見。換言之，社會計量在大部分的情形下，尚未準備好成為被普遍使用的方法，然而，相同的說法也可以適用在許多其他的團體方法上。儘管如此，有時候其他應用科學的成熟，可以使之前不可能的新整合成真。

即使在教授心理劇時，許多訓練者在訓練的初期也鮮少提及社會計量。在考試委員會建立他們的認證程序，以及將有關社會計量的問題變成筆試的一個重要部分之前，甚至在中階的訓練中，社會計量都不常被教授！但現在它已經成為愈來愈多心理劇家知識中的一個重要元素，這種情形引發一些隨之而來的有趣問題。

我認為，在應用社會心理學、心理學或團體工作中，社會計量必須被視為一個與心理劇不同的方法，在不相互依賴的情況下應用每一種方法是頗為可行的。此外，除了一些歷史和哲學的領域整體之外，心理劇和社會計量理論重複的部分並不多。吾人有足夠的理由主張，社會計量在非心理劇的團體工作中，也具有相等的關聯性，但是這種立場明顯地具有爭議性；一九九九年，在網路上條列式的「團體討論版」中，有些人贊同這種看法，有些人則持強烈反對（Forte & Propper, 1999）。

那些主張這兩種方法是不可分的人，他們的說法之一是，當進行團體工作及心理劇時，知道及意識到社會計量的動力是有價

值的，雖然，相同的說法也可以適用在許多其他種類的動力上。
我並不是不欣賞社會計量，我真的欣賞它！相信它代表了心理學
或社會學大部分領域中沒有被充分提出的一個想法組合。只是我
200　更體認到，它能夠以一種應用社會心理學的方式獨自存在，雖然
它仍是非常新的一個領域，還有許多尚待學習。

　　Moreno 以長篇方式，提議不同社會動力「法則」的形式撰
寫社會計量，然而嚴格來說，稱它們為「假說」（hypotheses）
會比較恰當，因為它們不是未被充分測試過，就是實際關係並不
清楚。這些假說中有些比較顯而易見，例如，如同「擁有某事
物，便會得到更多此事物」（校閱者註：種瓜得瓜，種豆得豆）
這種陳腔濫調所具有的意思，可以套用在朋友上，也可以套用在
金錢上。然而，儘管他和其他人擁有大量的著作，但在幫助團體
檢視他們自己，以及有建設性地解決他們的問題上，仍需要建立
更明確的指導方針。在下一章中，我們會討論一些這種特定的方
法。

19

社會計量 II：方法

自從 Moreno 建立社會計量至今，典型的和一些變化的方法，都已經被大幅改良過。我並非試圖全盤描述這個方法的所有知識，而是要提供非常簡短的評論，以及對一些更常被使用技術的意見，我鼓勵讀者去閱讀其他更專門的資料（Hale, 1985; Carlson-Sabelli, 1992; Treadwell, Kumar, Stein & Prosnick, 1998）。 203

在典型的社會計量中，團體或社區中的人們被要求在不同角色及特定情形中，回答對他人偏好的相關問題，通常是透過筆試；有時候，事先設計的表格可以幫助這個歷程完成。理想上，被提出的問題奠基於真實的選擇上，有可能被回答的問題包括：你喜歡和誰在同一個工作團隊中？你喜歡和誰一起進餐？你喜歡和誰成為宿舍的室友？這些偏好可以被分級為：誰是你的首要選擇？次要選擇？第三選擇？有時候問題還包括：「（在某種角色 204 下）你最不喜歡和誰在一起？」誰是你的次要選擇？

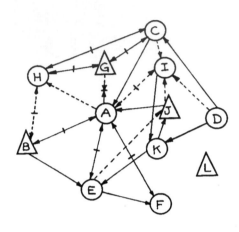

圖 19-1

　　這些回答會被製成圖表，之後會在團體中分享結果，有時候以社會計量圖的形式呈現（見圖 19-1）。依據這些回答，幫助團體同意以盡可能符合提出的偏好來分配工作，尤其當偏好是雙方互相都有的情形時。同樣重要地，幫助團體討論他們的發現，以及處理當這種層次的人際關係被揭露時，不可避免地會出現的議題。

　　不幸的是，如同上一章所提到的，與 Moreno 表達的希望相反，社會計量更常被使用為一種研究工具，這種工具極少真正分享這些主題的結果。

一、抗拒社會計量

　　以 Moreno 想要的方法使用社會計量會產生的問題之一是，社會計量學家必須在處理使用社會計量所產生的議題上，具有非

常好的技巧。清楚說明所有偏好的這個挑戰，坦白說是十分令人
怯步的，會引起一些焦慮，人們通常表達的一些典型恐懼包括：
「我怕……」

O 如果你發現我喜歡你更甚於你喜歡我，你可能會嘲笑或利用　205
我。

O 如果你發現我喜歡別人更甚於你，你會怨恨我，或者可能會
傷害我作為報復。或者，我會傷害到你的感覺，我會因而有
罪惡感。

O 如果他們喜歡我更甚於你，你可能會受到傷害，或者更糟的
是，你可能會感到嫉妒或羨慕，因而惡意傷害我。

O 如果我不喜歡受歡迎的人，他們也會不喜歡我，所以即便我
喜歡你，我也不敢表現出來。

O 雖然我喜歡你，然而我更喜歡他，但是如果他不喜歡我，我
不希望你會因為你不是我的首要選擇而生氣，否則我喜歡的
兩個人我都得不到。

O 你會發現我一點都不喜歡你，事實上我討厭你，但是一來因
為我害怕告訴你原因；二來因為我不知道原因。對我而言，
原因不是很清楚；再者，我怕需要探索我的反感的根本，以
及所有害怕受傷及憤慨的感覺。

　　社會計量帶出許多鮮明的內在精神及人際議題，如同在精神
分析中，探索內部精神領域的深層遭到抗拒；在探索人際領域
時，同樣有個人及共有的抗拒。在某些方面來說，情況甚至更
糟，人們現今對一般的心理學比較熟悉，而且許多人會承認擁有
在五十或七十年前聽來可能令人吃驚的感覺及情結，但是人際主

題至今仍屬禁忌，揭露偏愛的挑戰也引起一種比在團體治療或個人成長團體中的一般防禦感更尖銳的感受。

另一個更深層，但是同樣相當敏感的層次是，表達選擇原因的相關社會計量歷程。人們感受到這個部分是不可避免的，而且常常令人感到相當不舒服，好似他們會下意識地想：「糟糕！如果我參與了這個歷程，我就必須正視我好惡這個團體中不同人的原因，我有預感這些偏好的原因牽涉到我會羞於承認——甚至向我自己承認——的感覺！」

人們對他人好惡的標準，通常具有深層的意義，也會被認為是情緒上的弱點。如果夢就如同佛洛依德所說的「通往潛意識的忠實道路」，那麼，社會計量就有資格成為通往潛意識的「急速河流」。關於在工作、教會活動、同伴、嗜好及穿衣風格的偏好，和潛意識生活有許多的關聯，這些關聯比夢更具重要性，因為它們在生活中是如此明顯且具決定性的因素。因此，人們感覺到，探求這些議題可能會迅速地導引他們到自省的層次，而這是許多人寧願避免的。

另一個對社會計量抗拒的感覺是：「如果沒有解決的好方法，為何要提起人際間的問題？」當人們還沒有學會一些解決衝突技巧的基本，他們會覺得不要碰這些問題比較好，這是非常合理的；如果動手術可能會使病人致死，那麼不如不要進行手術。手術要成為有效、能被接受的醫療部分，必須具有許多其他的技術，例如，消毒、麻醉、肌肉鬆弛、安全輸血等。同理，進行社會計量會揭露非常敏感的議題，因此需要一些修復方法的知識；同時也要相信，團體的領導人和其他成員都知道這些方法。

除此之外，還有共同抗拒的動力，也就是團體成員傾向有意

識地串通，以及潛意識地否認引發各種團體緊張狀態，或者難解、行動外化行為的真正原因，甚至否認明顯緊張狀態的存在。取而代之的，他們懷抱著問題會奇蹟似消失的幻想；另外，他們也否認一個事實，那就是逃避問題容易讓問題變得更複雜。

我認為，混合否認及缺乏人際技巧知識的普遍現象，是造成現今不健康的社會疏遠的一個主因。心理劇和社會計量方法中的角色交換、替身及角色分析等，都能有建設性地被應用來處理這個問題，當人們學會將團體及人際意識技巧當作工具時，他們可能便準備好去面對知道團體中誰是孤獨的或被拒絕的，以及造成這種情形的原因；誰錯誤認知他人對他們的好惡；何種次級團體存在；哪些不同的角色或標準，可以讓某人獲得他人的認可。我們目前的文化表現出的特徵，是來自一些社會改變，這些改變需要更高層次的心理學彈性，以及創新的應付技巧，透過教育團體利用社會計量及心理劇方法的經驗，這些都可以被建立。

團體及組織會繼續抗拒使用社會計量，直到建立起基本的態度及社會心理技巧。因此，過程之前的準備、團體的暖身，都可能需要數天或數星期的教導，經過較不令人害怕的嘗試性練習、建立團體的凝聚力，以及增加他們的動機後，便能讓他們接受了解似乎比逃避有用。　207

有一些比較不令人害怕類似社會計量的技術，可以當作暖身的一部分或替代方案，這些技術同時可以幫助團體處理它自己的動力，例如，Remer（1995, p. 82）建議，根據團體的選擇，提出一個匿名的社會計量圖，讓不同的團體成員想像（和扮演）不同角色（明星、孤獨者等）可能會有的感覺。另一個被提出的變化做法是投射的社會計量圖，也就是團體成員猜測他們在團體中的

地位，想像他人如何選擇他們。很重要的一點是，給與整個歷程足夠的時間，並且討論回饋，必要的話還需要後續的集會。

在此，我懷疑 Moreno 的自我陶醉及膽量，將會蒙蔽到他看到人際間焦慮的程度，這種焦慮是大多數人都有的問題。但是，在這點上，他的弱點可能恰恰就是他的優點。他可以預見人們相遇時，有不同層次的自發性和自由度，只有少數人能夠想像，但至今情況卻尚未發生。這種想法後來漸被了解，而其他人也開始了解了！這個洞察激發了會心團體運動！未來，如果人們因為經濟的壓力而被迫住在社區中，這個技術很有可能成為讓人們解決必然發生衝突的一種潤滑劑。

二、其他社會計量方法

最常被使用的社會計量技術，和典型的社會計量在某些方面有所不同。有些方法，包括讓一個人有意識地選擇及允許自己被選擇（或被不選擇）的歷程，但是沒有使用任何系統圖示，也沒有討論選擇的過程。其他的方法，像是角色分析、社會網絡圖表，則包括清楚呈現合理的動力，其中只有偶爾包含了心電感應動力，這些都已在第十七章中討論過。

三、選擇夥伴

社會計量的一個主要原則是，人們和他們覺得擁有正面心電感應者在一起時，他們的表現會比較好；當雙方都擁有正面心電感應時，他們的表現會更好。在大部分的情形裡，這個原則都被

208

忽略或藐視，在許多學校、組織和其他團體中，人們被依照一些任意的標準分配為同伴，這些標準只為了行政管理人員的方便，例如，依照身高、姓氏字母的順序。

結果造成許多人對做選擇感到麻木，在研習會和其他團體，尤其是把自省和學習團體動力視為一個目標的團體時，培養這種敏感度是有用的。這個目標可以簡單地透過練習一種活動達成，這種活動是建構經驗，讓一個人有機會做選擇，然後跟被他選擇的人討論他做這個選擇的原因。

例如，在一個針對培養學習角色技巧的研習會中，我使用了一系列兩人一組的活動，在每個活動中，每組的一個人要以一種新角色訪問另一個人。在活動間，我要求團體成員四處觀看，以便挑選下一個活動的同伴，之後，我建議新組成的小組，花些時間討論為何他們選擇彼此，以及他們對做選擇和被選擇（或被不選擇）的感覺。

這個暖身活動具有幾個功能。首先，透過幫助人們找到一些享有共有經驗的「盟友」，建立團體的凝聚力；其次，做選擇練習了直覺式心電感應的功能；第三，團體成員對沒被選擇，或因為自己選擇其他人，而傷害到別人的恐懼，會變得較不敏感；第四，人們開始注意到，並且思考他們選擇或避免選擇的模式。最後，進入在家庭或社會情境裡，感覺偏好或拒絕有非常豐富及喚起情感的主題中，能透過這技術為團體暖身。

在和新同伴討論所做的選擇時，成員有了更多的回饋。有些人找不到對他們的選擇做出同等回應的人，這一點也是值得我們思考的。團體需要被提醒，釐清一個選擇的原因可能並沒有牽涉到真正原因的本身，原因可能與完全不合理的因素、難解的暗示

和髮型相關的某事，或者一個說話的片段有關。有些理由是十足可理解及正確的，有些理由則非常不正確是比較投射性的，無論是哪一種情形，只要活動形式輕鬆，對於談論選擇，成員會開始覺得比較自在，即便選擇不是奠基於理性或客觀的元素。

四、選擇主角或輔角

209　　無論主角是由導演或由團體選出，心電感應在其中都發揮了某些作用。注意並且思考這個過程，以便意識到團體中的動力，及某成員的習慣性反應模式，是有其價值的。團體成員選擇一個人當主角可能有許多原因，從肉體或精神層次受到吸引，以致想要更了解他到單純地被似乎熱情想要參與的人所吸引都有可能。主角的選擇具有一些面向，Bradshaw-Tauvon（1998）及 Blatner（1996）對這方面有更進一步的討論，這裡要談的是另外一些類似社會計量的技術。

　　導演常常會請求可能想要擔任主角的人，讓團體知道他們的意願，或許請他們站到團體成員的前面（所有成員都站著會比較理想，因為大家都坐著時，需要更多的暖身運動，團員才會有勇氣主動站到團體前面）。之後，要求表達出有意願的人，談論一下他們想要處理、面對的主題。最後，要求團體成員站起來或走到前面，站到主題看來和他們的生活較有關聯的主角候選人身後（或許可以讓成員把一隻手搭在候選人的肩膀上）。獲得最多成員支持的候選人，成為之後繼續進行演出的主角，這種做法不僅尊重整個團體較關心的議題，而且也讓選擇比較不是針對個人的拒絕。

然而，在持續進行的團體中，一些其他的動力可能會出現，有些成員比較常熱情地表達想擔任主角的意願，有些成員則可能太沈默了。在分辨出模式後，需要清楚說明這些模式，是補助使用行動方法的團體歷程的一部分。

然後，在選定主角而且開始探索問題時，便需要選擇輔角，輔角通常是由主角挑選。導演詢問，在某一特定場景中，還包含了哪些人，在命名這些人物後，導演會要求主角選擇團體中的成員擔任角色，選擇輔角的細節，在其他文獻中有討論（Blatner, 1996; Holmes et al., 1998）。在此，主要的重點是，在選擇中出現的難解線索，通常是運作中的「共同潛意識」的重要例子（這種類似精神感應現象的討論，見第十八章）。

五、行動式社會計量及「雕塑」

這些技術包含了對團體中感知到的關係的具體化和描述（Sea-120
bourne, 1963），從某種程度上來說，這是社會網絡圖表（在第十七章中討論過）的具體呈現。當輔角在舞台區出現，團體成員代表的不同角色就像是在透視圖中被雕塑的形體，主角和其他人間的距離、他們的姿勢和手勢等諸如此類的事物，都生動地代表了主角如何理解這個關係網。

應用到家庭上，行動式社會計量被稱為家庭雕塑（family sculpture，或只是「雕塑」），以及「塑造雕像」（statue build-ing）。這種處理家庭動力的方法，是一九六〇年代末期，由David Kantor 獨自創建。Kantor 在一九四〇年代時，曾經向 Moreno 的學生 Paul Corynetz 學習心理劇（Duhl, 1983）。顯而易見地，Virginia Satir 也是在一九六〇年代末期建立了這個方法，她大概受到了 Will Schutz 會心團體中的多元探索模式所影響。

從那時候至今，出版了許多關於行動式社會計量的著作（Duhl, Kantor & Duhl, 1973; Constantine, 1978; Sherman & Fredman, 1986; Wegscheider-Cruse et al., 1994; Duhl, 1999），它不只可以被應用在不同類型的團體工作，還可以被應用在教導團體動力上（Duffy, 1997），例如，幾個團體成員可以輪流建立他們自己的雕塑，然後進行討論。有時候，角色也要說出別人給與的、表現出特徵的杜撰台詞，這增加了另一個面向，此時，主角可以進入場景，有機會對不同的角色做出反應。

在團體工作中，行動式社會計量可以被用來了解團體中隱藏的聯繫。導演請求團體成員站起來，把他們的一隻手搭在他們在之前的活動中認識的某成員，或者他們覺得想要更了解的某成員的肩膀上。導演甚至可以請求成員用兩隻手去連接兩個人，這會引起一些笑聲，因為有些小團體會被拖著走，結果會呈現出群體、相互連接的雙雙對對以及串連等型態。

六、光譜圖

這種「直線」形式的行動式社會計量，是提出團體中許多議題的最有用的技術之一（Kole, 1967）。許多主題不會因為一次簡單的投票便出現，讓團體成員起立，並且在想像的一條線上選定位置站著，線條的一端是問題的一面，另一端則是另一面，可能可以較完整地代表反應、感覺或情況，如此可以具體化多元、難解的反應。一個光譜圖可能代表的問題的例子包括：

211

你有過多少次的心理劇體驗？有較多經驗的人站在一端，

　有最少次經驗的人站在另一端。

對於團體的歷程，你感到多自在？

在高中時，你的社交經驗有多成功？在大學呢？

你和你的另一半多常爭論？

對於「選擇」或「反對墮胎」，你的立場有多強硬？

　這之中存在著許多變化。導演可以讓成員互相討論，協商他們應該站在哪裡，比較他們的答案：「我覺得我比你更像這樣，因為……」「沒有，我覺得我比你更像這樣，因為……」或者，導演可以要求團體在不交談的情況下做出反應。在直線形成後，在端點的成員可以對話，甚至嘗試更動。為了帶出此反並存的議題，站在線端的成員可以離開直線，然後，原本站在直線中間的成員，依據修改的標準，變成站在線端。

　有時候，某團體成員建議變化問題，以致團體重新分配；或者，另一種類型的問題可能被提出，結果形成另一個與原先的圖表垂直的光譜圖，以致成員可以選擇站在某個象限中。

　這些技術的共同點是，社會計量幫助團體給與它自己回饋的原則。這個回饋是關於成員與他人的親密度、吸引力或共同興趣的感覺上的相對關係，回饋來自決定具有意義的問題，以及表達圖示中或一些肢體形式反應的合作過程。

七、聚焦詢問

　最後，社會計量在很大程度上依賴問題的建構，以把注意力

集中在考慮角色的哪一個面向上。可能被提出的不只是直接偏好的問題，還有「認知社會計量」（perceptual sociometry），以探索人們理解、直覺、希望或害怕他人對他們可能會有的感覺。家庭系統工作還增加了「循環的」提問：「你覺得甲會選誰當領導者？」（Williams, 1998）

212

八、摘要

社會計量是一個豐富的領域，這兩章只提到了它的一些重點，強調我認為需要被考慮而在其他地方不常被提出的元素。

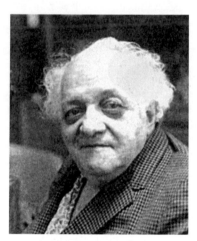

J. L. Moreno, 1972.

20

相關方法

戲劇的方法有些是起源於 Moreno 的作品，而有些是獨自興 214
起的。這一個章節將要針對那些釋放意識形式的方法做討論；它
們共同的根源，可以在模糊的史前時代治療和宗教儀式中的戲劇
元素裡找到（Snow, 1996; J. Moreno, 1988; McNiff, 1988）。

本章要討論的有：

角色扮演	戲劇治療
角色訓練	教育戲劇
演出方法	互動劇場
社會劇	重播劇場
聖經劇	表演藝術

這些相關方法之間的界線通常是模糊不清的，同時，非心理
劇導演在這個領域的著作，對基於理性的心理劇基礎也提供了重
要的幫助。

一、角色扮演及角色訓練

215　　　這是心理劇中最為普遍的一個分支，事實上，是這個詞彙常被當作同義字使用（Corsini, 1966; Etcheverry, Siporin & Toseland, 1986; Kipper, 1982）。無論如何，在心理劇導演之間，**角色扮演**不是藉由給出問題，然後試驗不同的反應來探索個人少部分的特性，反而大都意指在非治療背景下，減低挑戰地去釐清個人最深處感覺方法的應用（Swink, 1993）。

　　　如果目標行為已經知道，這就是已知的**角色訓練**，也被稱作「行為預演」（behavioral rehearsal）。當問題被澄清，且已達成某些理解和態度的改變，接著的挑戰就是發展更為有效的行為功能。角色訓練裡的關鍵技術就是再現重演，是一個去重新評估自己在每一個「重－拍」（re-take）之間行為的機會，直到感到滿意。主角可能需要角色交換而且體驗行為將是如何被接受的。有時候，其他的團體成員示範他們如何扮演，或是以鏡照的技術由外界觀察互動。角色訓練同時結合了團體的回饋、支持及對非語言溝通的注意。

　　　角色訓練可適用於許多種類技術的建立，諸如在團體系統裡的自我肯定訓練、生氣管理或對抗同儕間毒品或性的壓力，對那些已經長期收容在社會福利機構的人而言，發展社會和自我照顧技巧、工作面試準備、學習給出建設性的批評，或教家長有效的教養方式；角色訓練代替了只是談論這些狀況，給與足夠的時間，以便讓這些人可以練習並熟練技巧的重點。

　　　模仿包含了角色扮演中較複雜的形式，通常包括複雜的程序

和技巧。飛機飛行員、太空人、深海潛水員和大規模的軍事訓練（「戰爭遊戲」）都利用角色扮演的原則，來試驗策略、新技術、新設備，以獲得例行或新演習等等的「訣竅」。預演是必要的，因為在高度複雜的系統中，有不可避免的未預期變項。

二、演出方式

演出方式並非全屬於心理劇過程的一部分，也可以是個別應用於心理劇或其他建構式的技術，它是治療、商業上的諮詢，甚或每天生活中的一部分。其他的名詞則被用於經驗取向、建構經驗和其他相似的結合。總之，我認為這種廣泛的使用，將對於世界上心理劇的整體發展有很大的影響。 216

這些技術不單單從心理劇，也從劇場遊戲、創作戲劇練習、引導式幻想、戲劇治療和其他有效的治療方法衍生出來。它們可能為了需要而更改，並和其他方法整合，而且運用到較廣範圍的用途上，包括：

> 一般自發性的訓練　　　　建立團體凝聚力
> 更近一步探索的暖身　　　帶出團體所關切的
> 引起更強的自我覺察　　　解決特定問題

三、社會劇

這個方法滿足了團體或次團體間彼此相關的動力（Kellermann, 1998）。社會劇的有些例子可能包含：

O 母親和女兒間關係的研習工作坊。

O 處理種族間的緊張局勢或其他形式的偏見。

O 人們尋求了解、與正是或曾經是敵對國家間的會心。

O 警察和社區成員間的會議。

O 常見社會或道德問題的探討。

O 商業上生產減速的問題解決。

O 在教室、國際間的專業行政機構或是社區群聚裡，探索歷史或社會政策問題。

　　個體可能被認為是個別角色的聚合，當在團體中彼此間的關係裡，會考慮到少數一般角色的關係。儘管如此，在同樣相關的簡單角色中，仍存有大部分的豐富資源。任何被賦予的角色都有它自己潛藏的狀態，有一定程度與之相關的特徵，還有優點及缺點，這讓它更有深度。舉例來說，一位女性在面對未預期的，或高度矛盾預期而受孕時，其中所牽涉的有關個人和社會的議題。

　　社會劇可能相當注意議題是如何浮現的，哪個角色是被挑選做探討的，還有哪些角色是如何分配給不同的個體的（Minkin, 1999）。舉例來說，在教室裡討論歷史、議題及角色是否被扮演，通常由老師事先決定（Zeleny, 1956）。另一方面，團體正在經驗內部緊張的感覺，要確認什麼才是代表團體緊張氣氛的議題，並且哪位成員擔任團體發言人會增進團體的自發性，而這程序全是導演催化的。

　　在團體中，也常會探求青少年的親子關係；舉例來說，導演會讓團體決定議題，像是零用錢的策略，然後導演可以或多或少扮演主動角色去為將投入的角色命名。通常由團體的成員志願參

217

與，但在某些情況下會用指派的。讓團體認同出現的角色及角色的構成要素，在歷程中是重要的步驟。

主題的選擇有時候是事先決定的，對於像是以下的議題——課程要求的部分，或雇用社會劇導演的一般原因，及召開會議，如在商業中使用再次申明反對性騷擾的方法，希望能以經驗性的方式處理，而不單單只是講述而已。另一個治療團體的形式，在事前會議中已經被提到的議題，每個人都想要持續深入地探討。另外，這挑戰涵蓋團體是否能夠確認他們所關切及發現潛在的議題。

在許多社會劇裡，有些團體成員或許在真實生活中正經驗所討論的議題。相同地，在心理劇團體裡，團體成員可能會在許多一般角色或團體間議題中產生共鳴，像是一位想要處理在一份特別關係裡被拒絕感受的女性成員，能夠引發有關當時在約會關係裡規範的感受。這些都要看如何安排，社會劇會被當成心理劇的暖身使用，或心理劇可能引出社會劇。無論如何，在許多背景脈絡中都混合了兩種形式的禁忌！

如果人們討論一般性議題，將人置於現場卻聚焦在個體及需要個人透露未說出的契約。雖然他們在當時可能有意願，也或許是來自暖身的產生，但到後來才發現他們過度暴露及被背叛了。這些在商業、學校及教會團體中更要特別注意（Stein, Ingersoll & Treadwell, 1995）。

就連在治療機構裡，分辨角色扮演裡焦點和重要性的差別，對社會劇和心理劇間做清楚的轉換都是明智的。在社會劇中，團 218 體成員清楚理解去扮演許多角色，同時帶著被扮演的角色，而這不代表表演者實際立場（事後，如果表演者選擇承認在他所扮演

的角色中，有某種程度的成分是他們自己生活中的真實，這是他們自己的選擇權）。相反地，在心理劇中，只要在心理層面上，就能更感覺到主角所扮演的大都是「真實的」。

社會劇的工作，如前面所提及演出方法的使用，可能比傳統治療性心理劇，具更多社會的影響。Minkin於費城以社會劇發展「整合性」（年長成人和青少年）劇場計畫，並用在商業上——實際上，多以角色扮演和模擬的形式（Torrance, 1975; Mickey, 1955; Wiener, 1997）以及其他方法呈現（Sternberg & Gracia, 1987）。

四、聖經劇

這種修正的社會劇是由聖經的內容或其他宗教的典籍所提出的（Miller, 1998），而且通常在天主教避靜所，或其他機構的宗教教學課程中被用來加深對典籍的了解。其他文化的神話和傳說同樣可能被探討，但是，如果團體成員稍微熟悉故事的內容會比較好；同樣重要的是，要讓團體成員對故事中特定角色的鮮明特性做暖身。

Pitzele（1998）最近發表了對於聖經戲劇方法的詳細描述，他同樣也在 Genesis（Pitzele, 1995）故事中更運用個人期待的例子。這個過程需要先進行之前提及對所選內容的暖身，然後設立從故事中套用的場景並演出。心理劇的技巧也加入在這些戲劇的探索中。

五、戲劇治療

　　這個領域和心理劇的區別，一開始就在演員和導演在醫院和其他臨床機構的扮演被顯露出來。在一九七〇年代，Moreno 式的觀念逐漸地被治療界接受，而且最近在這個領域裡，心理劇已經是主要的構成要素（Emunah, 1997）。約從一九五〇年代開始，主要在美國和英國〔在英國他們用「戲劇治療」（dramatherapy）稱之〕，一些研究者對不同形式的戲劇治療做試驗。這個領域在一九七〇年代時更凝聚性地出現，並於一九七九年，在美國組成了國際戲劇治療協會（Landy, 1997）。 219

　　有數種不同的方式進行戲劇治療。有些團體演出標準戲劇腳本中的一部分，然後探討各個角色的反應；有些根據他們自己的生活故事或創造一個混合作品撰寫和製作劇本。David Read Johnson 使用一種他稱為「轉化」的過程，這個過程是在個案和團體領導間，進行轉換角色扮演進行的即興作品。Renée Emunah（1994）描述心理劇中，從疏遠角色的一般自發性活動，到角色扮演實際演出的移動過程。我們將對其他增加的變化和與其他方法的整合，做更進一步的探討。

　　同樣整合了其他創作藝術方法，如詩歌、藝術、做美術拼貼、建築物、服裝、模型、創作文章和混合演出和演技的舞步。每一項都考慮到有深度的感覺。當 Moreno 方式的率直和自發性有些還要說明的時候，有些人受益於具有不同治療功能的傳統活動。那些團體繼續創造表演，不是個別表演的集合或是共同作品，而是可以用在作為一個經驗持續承諾、合作、自我訓練和焦

點的準備階段。

目前，大部分的戲劇治療訓練計畫把心理劇包含在他們的課程裡。相對地，心理劇導演可以從戲劇治療中學到相當多的方法——不只是技術，還有豐富的理論架構、文章和其他引起更進一步的創作綜合體（Johnson, 1984）。令人高興地，兩個領域的專業人員逐漸出席彼此的討論會，而且甚至偶爾會舉辦聯合討論會。

怎樣的方法對怎樣的個案會有較好的反應？關鍵的問題可能是角色距離間需要的變項。心理劇邀請主角去承認問題是因為他（或她）而存在，這對許多人來說是過於沈重些（Fox, 1996），這需要某些程度的心理衛生的概念。對那些傾向需要看到所有其他人都有問題，或以另一種方式否認問題存在的人，較為適用的第一步可能是探討有相當距離的問題。舉例來說，當小孩玩玩具220 或布偶隱含的訊息是：「這不是*我的家*，只是一個家罷了。」然而，以更深一層而言，這演出就呈現操縱布偶者的投射。

距離可以藉由在劇本裡扮演角色，或甚至部分是在即席創作的戲劇裡，准許角色用過度自我揭露的緩衝產生——甚至對自己而言。去取代承認「這就是我生活中的我」，個案可以較不用直接地表達：「這就是我看到的國王（或是反派或一些其他的角色）在此幕中的表演。」再次地，隱含的訊息是：「這只是在胡搞並不算數——這跟我無關。」當然，即使這是真的，主題或情緒某種程度的共鳴仍舊會被喚起。

戲劇治療在暖身運動上同樣的豐富，這有些是來自於心理劇，而有些則優秀到心理劇導演來學著用（Emunah, 1994）！進一步的建議是，可以把其他步驟，如將更多符號的整合或結合的儀式，加入許多的心理劇中。整個利用儀式的概念，是經由貫穿

心理劇傳統方法論，擴張心理劇的潛力。讀者可以推論出，我看到兩個方式之間持續的交流和彼此友善關係的建立（Blatner, 1994）。戲劇治療持續的成長，而且這個領域的專業書籍和文章，通常在心理劇的理論基礎上增加了更清楚的理論（Jennings, 1998; Langley, 1995; Casson, 1996）。

六、教育戲劇

一九二〇年代由 Winifred Ward 在美國開始進行，英國則是在一九四〇年代由 Peter Slade 開始進行。這個領域有顯著的成長，開始和學校的戲劇系融合，同時也有些分開的趨勢，但在教育上更能以經驗性的方式學習有關文學、社會調查，甚至和科學及數學。角色扮演被這個領域整合，而不同的思路也進行了重要的結合（Shaftel, 1982）。

在英國和加拿大，另一種專長的作家和教師興起，包括 Peter Slade、Gavin Bolton、Richard Courtney、Dorothy Heathcote、Veronica Sherborne 和 Brain Way。在某些方面，教育戲劇和戲劇治療有重疊部分，這些方法著重在自發性和即興作品的變化程度上，傾向於把焦點放在學員們的經驗上，而不是外在的觀眾身上。這相對於「結果導向」（product orientation）被稱作「歷程導向」（process-orientation）（Martin-Smith, 1996）。Courtney 的著作（1990, 1995）在整理心理劇的概念上特別豐富。

心理劇許多重要的應用之一，是能夠修正用來增進適應這個充滿變化社會中，有關社交和情緒挑戰所需要的不同技巧，特別是需要在溝通、問題解決和自我覺察方面（Pearson-Davis, 1989;

221

Blatner, 1995）。更深一層來說，像在技巧學習的章節中所提到的，同時也發展了自發性和積極性的概念（Neville, 1989）；「創作戲劇」的一般領域也與之相關，而且這個領域有進一步發展這些技巧的可能（Sternberg, 1998; Clifford & Herrmann, 1999）。更多如戲劇方法應用的證明，可參閱我和妻子的書《扮演的藝術》「教育中的應用」章節中表演的技巧（Blatner & Blatner, 1997）之附註。

七、互動劇場

Moreno 大約在一九二〇年時，發明了他自己即興創作劇的形式，並視之為一種對社會而言最寬廣的治療和促進察覺概念的治療方法。而且，許多其他類似想法的發現亦個別地產生，在這些之中最值得注意的是，Augusto Boal（1995）在巴西開發了「壓迫劇場」（Theatre of the Oppressed）。最近，Boal 提出急速成長的問題，指的是輕微的神經症問題可能再度構成內在的壓力（Feldhendler, 1994）。追求這個新形式的戲劇藝術家人數正在慢慢增加，而且這個領域的子類型被稱作「論壇劇場」（Forum Theatre）。

互動戲劇，從追求純粹的環境到示範一些互相傾軋的姿態，到包含觀眾在互相遷就有關不同社會議題的想法，有許多其他的形式。例如，一些組成類別是從外行人到專家的「心理衛生演員」（mental health players）團體，為了提升意識的目的，他們已試圖呈現出結構性的簡介。

其他應用互動的團體就沒有這麼把重心放在相關的社會議題

上，他們只用在促進相關的事和某種程度的自發性（Wirth,
1995）。Wiener（1994）教導即興而作的技巧來擴張人們的角色
功能，其他的人則描寫演出像是終生發展的技巧。

八、重播劇場

這是一種中間的形式──一種「未標準化」（non-scripted）　222
的戲劇類型，這個方法慢慢成為流行。在重播劇場中，由小團體
訓練過的表演者演出經過篩選和簡化的觀眾中成員的故事。這是
即興的，而且只借助很簡單的道具，如一些現成的箱子、不同的
布料等；還有可能的話，一個人用極簡單的樂器用音樂陪襯來強
調演出。

約在一九七三年，由曾經經歷其他不同的戲劇形式和心理劇
的 Jonathan Fox 所開創的，這是被 Moreno「社會感」的觀念所影
響而呈現的普遍形式。不過，這並不是心理劇，而且這兩個方法
應該要清楚地區分。它的目標是朝向更為美學的，而且沒有去
「修通」任一個帶出敏感議題的隱含契約。雖然觀眾通常在進行
分享，同樣地，這相近於特殊形式的心理治療不如說是一種社會
互動過程；至於其他的特質，可能需要超過目前討論的領域來描
繪之（Fox, 1992, 1994; Salas, 1994）。

重播法已有現成的觀眾而且數量正在擴張中，也有許多國際
的團體形成。許多心理劇導演和戲劇治療者使用重播劇場（playback
theatre, PT）於特定方向的訓練和治療架構中（Fox & Dauber,
1999）。

九、演出的藝術

　　另外一種方法，是屬於小團體的社會劇類型，其中的角色來自於個體的幻想，這是由我和內人所發明的，Allee 在一九八〇年代初期在我們的書中曾敘述之，一九八八年的《扮演的藝術》——修訂再版於一九九七年。事實上，它只是一種成人創意戲劇的形式，而年紀較長的青少年同樣可以在其中得到樂趣。這是一種通常只需要四個人的小團體就可以演出，演出時，由團體其中一人提出想像的人物或角色，以十到十五分鐘演出。每一個人輪流擔任主角、導演或輔角。另外，當其他人在理想中不超過十個成員的稍大團體裡，一個受過較多訓練的人可能持續擔任導演這個角色，去探討既有人物形象固有的可能性。

　　其目標是在促進自發性和想像力的過程，也可以當成是只為223　了好玩的一種娛樂，輪流地進行會促進某人與玩伴間的親密程度。因此，它也建立了溝通或社會整合的方法。這個方法有許多其他的益處，在我們的書中有更完整的描述（Blatner & Blatner, 1997）。

十、多樣化的方法

　　多樣化的戲劇是由不同成分集合在一起混合的方法。Sara Schreiber 在密西根的「同理劇場」（Empatheatre）混合活動，有類似重播戲劇、部分的心理劇和互動戲劇的成分。有部分的「心理衛生」表演者上演社會相關議題的短劇，然後由表演者和觀眾

討論被引發的感覺。有些人將戲劇輕描淡寫，但較傾向於故事述說過程的養成，使人們可以去分享他們在團體裡的故事。

利用相似於「家庭雕塑」活動，「家庭重塑」的工作坊將戲劇的成分置入（Nerin, 1986）。戲劇在這裡具有好比層次的能力及改良的持續潛力；與此有關的一些實驗，在早期的版本中可能並未成功，但是它們潛在的元素仍將被澄清與重做。

十一、摘要

心理劇的理論基礎可能遍及相關領域的著作。試圖劃清這些努力嘗試間的界線可能會被誤導，諸如增加學科間的活動、共同研究和綜合體的產生。由歷史上來說，心理劇逐漸形成有關社會相關、即興劇場、團體治療和應用微社會學（社會計量）的實驗；在世紀中，心理劇基本上參與了心理治療的興盛時期。在早期學科的競爭年代裡，治療本身就是一個易受壓迫的主題，現在，治療超越醫療的模式，再度成為具有原創的運用社會觀點主要範疇，以產生更寬廣的社會轉化。

21

使用心理劇技術的原則

　　心理劇最主要的應用，是設定在釋放出個人、團體或整個組 ²²⁷織的創造力（Ortman, 1966）。基於此項目標，幾乎只要是富有建設性，且能維護團體或者個人福祉的任何方法，都能被列入考慮。本書所列舉的原則，是為協助並導引實務工作者如何選擇適當的技術。有些基本的重要主題，潛藏在下列這些變化情況之中（但這些也可以被合併討論）：

○ 多使用肢體動作，少用敘說的方式（也就是多用動作表現出某種情況，而不是只用說的）（Z. Moreno, 1959）。

○ 盡可能提出真實的遭遇，且主角和輔角彼此間應直接對話，而不是對著導演或觀察者做解釋。

○ 鼓勵輔角自發性的行為和主動，以喚起主角更多的自發反應或行為。

○ 使抽象情境更為具體化，並在特定場景下工作。

○ 鼓勵參與者多用堅定決斷的陳述，說出他們的渴望、恐懼和 ²²⁸意圖，且使用「我」為開頭的句子表達。

○ 把過去或未來的情況，當作是在眼前當下發生的事情來處

理，即是此時此刻。

O 重視重新決定、重新協調及當下經驗的可能性。

O 也要注意他們的防衛性語言和非語言的溝通（如：聲調、語氣的抑揚頓挫、強度、說話的速度、姿態、手勢和表情）。

O 透過角色交換，讓參與者們立即練習同理他人的技術。

O 應致力於提升自我揭露和誠實的層次，尤其是對個人的情感。

O 在利用團體動力方式進行的過程中，應尊重並充分允許個別不同的偏好（心電感應）。

O 有條理地做評估及協助，使團體能給與他們自己回饋，並顧及他們集體性的選擇（也就是社會計量），以培養凝聚力並化解衝突。

O 在適當的時機下，以玩笑的方式穿插介入其中。

O 把主角轉換到別的角色，使用鏡照、角色交換及變成自己替身等方法，以避免過度涉入，並以各種不同的可能感覺去刺激。

O 活用象徵及隱喻的方法，並使其更具體，或以聲音表示，就好像它們也有像人一樣的靈魂。

O 把演技的範疇擴大，納入其他藝術原理原則和手法，如動作、舞台劇表演、服裝表現、詩詞、美術、音樂或聲響以及燈光效果。

O 用誇張的行為以爆發出更大幅度的反應，而不只是有更多表現而已，有時甚至還可以用極端的畏縮或退卻。

O 肯定暖身程序的本質與價值，並活用作為創造性行為的前導過程。

O 引導和提升興奮、熱情和活力。

○ 積極地活用並培養理想化，以作為創造能量來源的管道。如此便能提供其他「神經質」或「性格學上」動力來源。

○ 活用團體治療的治療因子。

○ 透過其他的心理治療取向，如行為學派的取向、引導式幻想、催眠、完形治療、生物能量分析，和其他創造性的技術或休閒治療法（Corsini, 1967; Shapiro, 1978）。

一、技術的種類

心理劇技術大致可以分成四個較普遍的類別：基本的、相異 229 的場景、衝突解決，以及暖身的技術。

● 用來催化多數過程進行的基本技術

演出	大聲複述	獨白
替身	自導自演劇	具體化
多重角色	旁白	重演
角色交換	鏡照	使用輔角

● 相異的場景在暖身及動作產生時使用

搖籃景	死亡景	未來投射景
神奇商店	夢的心理劇	轉背

● 解決衝突的技術

角色扮演	角色訓練	建構式協商
闖入	光譜圖	非語言的相聚

● **暖身技術**

輔助椅	祕密分享	行動式社會計量法

● **一般自發性訓練方法**

藝術、美術拼貼	劇場遊戲	感官覺醒
引導式幻想	詩歌	建構經驗
運動	舞蹈	音樂、旋律

　　這些技術由近五十年來不同的心理劇導演和 Moreno 所發展，不只能應用在傳統的心理劇裡，同時也可以修正的形式應用在非正式的環境。很明顯地，接下來的許多技術都需要團體的支援，但是要考慮到運用這些技術在個人或夫婦時，這些技術在修正或適應上的可能性。其必要的原則是利用聚焦的形式想像力的力量。

二、心理劇技術的目標

230　　心理劇的技術可以應用於不同的方法。為了要澄清主角的態度和感受，一些有用的技術包括替身、多重自我、旁白和獨白。為了澄清人際互動，可用重演或再行動演出、角色交換、鏡照技術或轉背技術。

　　過去事件可能會被當成發生於現在式的探討，而且主角可以經驗到共同創造的場景主題，正可能完全實現他們的渴望。當然，這挑戰了他們能否清楚地表達這些渴望，也就是清楚敘述對自己的了解——通常是心理治療進行中核心的過程。這個技術被

稱作行動實現（act completion）。如果主角要改變演出，可運用
重演技術，也可以使用另類可變化的場景或議題。當主角需要真
地了解過去某人的可能動作和態度，是需要時間的，而角色交換
的技術在處理這些情結時，可說是極珍貴的（Carlson-Sabelli &
Sabelli, 1984）。

　　談到澄清目標的挑戰，個人成長的必要元素，時常被模稜兩
可和含糊不清的潛意識動機搞得混淆在一起。對議題做簡單的討
論，太容易落入這種自我欺騙形式的圈套中。未來投射景技術產
生具體例子，其議題可以涉及對他們的實際價值做證明和測試。
神奇商店是可以催化討論有關目標和為成功所需付出代價的另一
種技術。

　　隱喻的角色因為在催眠、家族治療和其他當代的學派取向
上，更廣泛地被認定為治療的重要元素。心理劇的技術可以用來
訓練主角對隱喻形象的處理能力。具體化允許主角去實際地經歷
心理上的經驗，而身體多層次的資源排列可以被當作自發性和洞
察力的工具。幻想、幻像和夢的重演，可利用心理劇的附加現實
類別，以帶出伴隨著主角幻想未說出來的感受和態度。

　　各種暖身技術是適合用來發展安全感、工作同盟和手邊一些
為了增加投入感的議題（Blatner, 1996; Sachnoff, 1996）。例如，
用最簡單的建構經驗方式，可以使團體成員配對來了解彼此，隨 231
後對團體介紹彼此以產生團體凝聚力。在家族治療中，這可以被
某成員以簡單而非抱怨形式來告訴治療者有關其他人的事。其他
前面介紹的技術可以帶出間接形式的素材。藝術治療經驗、簡介
相關角色扮演（但沒有負載太多的情緒）情境、劇場遊戲、運用
引導式幻想、感官覺醒練習，還有挑戰團體成員自發性的方法，

可以打破僵局，且給與參與者成為討論焦點的經驗分享。我發現，結構性的暖身可以引領出更有內容的素材，以及頻繁的變更團體成員的關注。

Yalom（1995, pp. 442-448）強調須在適度節制裡運用建構經驗。他對於過度依賴這些方法提出警告，而且我也同意，在較完整的團體過程裡，互動和大量的非行動式討論是需要時間的。因為這個原因，我質疑心理劇是一種團體類型名稱的想法，倒不如說，它可能就是個運用多重方法的理想團體程序。我同樣認為，Yalom可能低估不同方法的心理劇技術，可以被應用在支援團體動力和個人發展或治療中。

在處理不同的議題時，不同的技術可以幫助磨練區辨能力。例如，用大聲複述的技術，可以探討從抑制到粗暴地過度表達的反應程度。一部分的場景可以讓主角或輔角用最情緒化、理想的、天然的、荒謬的、愚笨的或悲劇的方式扮演，以便增強他們的角色。不管他們一開始看來是多麼的難以置信，選擇的類型是為了開拓主角對另類範圍的感覺。

所有的技術都是運用人類的心理想像力、玩笑和創造力資源的方法，它不單單只是了解或洞悉，一些建構性的主動也是需要的。佛洛依德和 Moreno 的方法比較可以用下面的分析說明：如果佛洛依德被認為是心靈新領域的探險者的話（他在某方面，甚至把自己比喻成哥倫布），那麼，Moreno 就可以被認為是一個發展建築道路技術、耕種大地，諸如此類的人，他的挑戰是利用心理和社會系統未被使用的資源。這些方法可以應用在平常意識的淺表層面——在教育、娛樂和社區工作，或者它們可以被應用在更深層的心理層面——在動力取向心理治療中。我把心理劇看

232

成是其他治療方法的催化代理人，類似木匠業受動力工具的影響。治療者的判斷依然是關鍵因素，方法論在未受過訓練人的手上，是無法做有效發揮的。

三、說話及行動的平衡

某些團體受益於行動方法的優勢，這些人是口齒較不清晰，對一般語言式團體治療傾向較沒有耐性。另外，有反社會傾向者（像受監禁的犯罪者）傾向於用防衛性的語言交換甚於用建設性的。至於其他的團體，無論如何都能在議題浮現後實際的運用時間去反映和討論議題。這對導演而言是重要的，不要讓他們感覺在整個團體的全程中要讓團體持續活動。

這些反映可以讓團員間，甚至和團體領導者間的各種情感轉移浮出表面。Shaffer（1995）和Garfield（1999）清楚地註明，情感轉移動力的變化會干擾心理劇團體療程的過程。最近較廣為人知的是一種稱為「投射分辨」（projective identification）的動力學模式，它不只包含個人對角色某種程度的投射態度，同時還包括其他人互動時的反應傾向。在心理劇場景裡，了解或甚至誇大這些互動，更能表達其潛藏的非語言訊息、微妙的束縛等等成分。用角色交換或鏡照技術能更有效地帶出這些動力。

重點是，給出對程序歷程和主題聚焦顯示，有必要經過適當時間的討論。心理劇的行動技術不是被過度評價，就是被當成單一形式來運用。

四、摘要

心理劇技術的範圍是潛力無窮的。當你讀到且試用不同的方法時，對其他修正提煉、實驗、創造的新方法感覺是自由的。根據背景和母群，適應技術包含於下列領域中：即興劇場（Spolin, 1963）、創作戲劇（McCaslin, 1984; Polsky, 1980）、戲劇治療（Emunah, 1994）；組織發展或治療裡的建構經驗（Morris & Cinnamon, 1974, 1975; Pfeiffer & Jones, 1969-1974, 1972-1975; Saretsky, 1977; Timmins, 1971）、遊戲治療，和其他創作藝術治療（Costonis, 1978; Espenak, 1981）。多數其他的參考書目請參照第三版的《心靈的演出》（Blatner, 1996, pp. 60-63）。以其他治療和探索的方法，及不同族群和不同背景的應用來整合這些方法。當你發現或創造一些你覺得有幫助的技術時，請寫下它，並和其他專業者分享！開拓治療、團體益處或教育的資源，是我們可以貢獻發現更有效方法來增進個人和社會和諧的最好的方式。

233

附錄

心理劇專有名詞
及技術摘要

　　我沿用了本書自一九七〇年起所列出的心理劇技術，並且在
每一個版次更新；心理劇的創新及原有技術改良與變化運用也不
斷地在發展。以下列出較廣為人知的部分（若你有一些尚未公開
發表的技術，希望您向心理劇相關專業期刊提出，好讓我們能夠
學習您的創造力）。有些專有名詞或技術已在前面的章節中詳
述，亦可在本書的索引部分查閱（註：我嘗試避免使用具性別意
義的代名詞，但為有助於描述心理劇中的角色互動，有時仍須援
用）。

Act fulfillment or act completion　　**行動實現**　　主角的情緒經驗
　　及可以主動選擇的感覺，可從心理劇中透過願望的實現、夢
　　境或心理衝突得到正向解決，或者，改變原先的挫敗感，或
　　實踐了之前覺得不可行的計畫，而獲得其成功巔峰的經驗。
　　例如，一幕童年創傷或失落的景，經由一些元素的改變而被
　　改寫；如，協同治療者或其他團體成員可扮演「完美的」父
　　母親或老師的角色，Franz Alexander 提出此技術不須治療者
　　親自介入去滿足當事人的需求，而是可以提供一個直接的

「情感更新經驗」（corrective emotional experience）（參見第十章）。

Action sociometry　行動式社會計量　（參見第十九章）。

Advice giving　給建議　由主角給他想像的重要他人（如：已故的父母親、離家出走的孩子……等）建議，可能由輔角扮演或運用「空椅」；反過來，由主角扮演對角（其他人）給主角自己建議（如：長大後的主角對過去孩童時期的自己；或，未來年老時的自己對現在的自己）。

Amplification　大聲複述　由替身或導演大聲複述主角之前所說過的話；特別適用於大型的團體情境（Ossorio & Fine, 1957）。鼓勵主角以一種更肯定、具有力量的方式重述之前說過的話；或是去詳細陳述某些想法或感受，有時替身可在此時協助主角表達。

Asides　旁白　當主角在旁觀看舞台上呈現一幕互動的情節時，時而發出評論，或時而用大腦來下指令，或舉起、緊握一隻手時，均顯示尚有其他未被呈現的角色參與這個互動。因此，潛藏的想法及感覺與已經表達出現的部分能夠同時呈現在舞台上。

Audience　觀眾　在心理劇團體中未站上舞台的成員稱之。有時觀眾扮演的是集合角色（collective role）〔參見齊聲說（chorus）〕，團體規模視不同的情境而定（參見第一章）。

Audience analyst　觀眾分析　當心理劇正在舞台上進行時，讓一位團體成員呈現出觀眾（其他團體成員）正在發生的動力，此人的功能像是扮演一位團體觀察員，向團體報告出他所感受到觀眾對舞台上心理劇的感覺（Weiner & Sacks,

1969）。

Autodrama　*自導自演劇*　　等同於獨角戲（monodrama），
　　主角同時扮演自己及輔角（其對角），且同時引導心理劇進
　　行的方向（做導演）；有一種變化形式允許輔角的協助。

Auxiliary chair　*輔助椅*　　參見空椅法（Empty chair）。

Auxiliary（ego）　*輔角*　　（參見第一章）在演出過程中協助　237
　　的演出者。

Auxiliary person　*輔助者*　　乃由一位團體成員扮演一潛藏未
　　明的角色，在舞台上來回地走著。導演的指導語為：「這是
　　你生命中的一個人，可以是男或是女，是老或年輕，你可以
　　用曾有過的經驗方式去互動。」這是暖身技術，和空椅的用
　　法差不多，但這種方法較具立即性，允許較多動態的互動發
　　生。例如，在一場景中，這個輔助者可能會是主角死於越南
　　的哥哥，接著便可進行修復悲傷的程序（Eye Fechin Branham,
　　1975, personal communication）。

Auxiliary world　*輔助世界*　　為了再造主角的主觀感受經驗，
　　由團體或真實情境下所建構出來的場域稱之。Zerka Moreno
　　曾提及一位自認是耶穌的妄想病人，指定許多協同治療者及
　　醫院工作人員來扮演他的門徒與信眾；他演出了許多不同的
　　宗教儀式，使得他停留在耶穌這個角色裡的需求被滿足了，
　　終於也能夠開始放開那個妄想的需求。

Axiodrama　*神劇*　　探索關於道德倫理、宇宙秩序關係或價值
　　觀的議題的心理劇。如：主角可能會去檢視其與上帝、撒
　　旦、靈性的導引、死亡、未來（擬人化）或完美的關係〔參
　　見審判景（judgment scene）〕。

Behind the back　轉背　　讓主角走到角落並背向團體，而團體討論主角的事，當作主角不在場一般；另一種方式是在主角呈現一幕場景後，團體討論相關的議題而不再討論主角本身；第三種方式是團體成員被導演要求背向主角，不論主角如何引誘都不回應，然後再讓主角向每個成員去談他的感受。

Breaking in　闖入　　又稱「插入圈內」（plunging in circle），主角用力地（非暴力地）闖入由團體成員六到八人組成的小圈圈內，成員彼此面朝內，肩靠肩，雙手勾緊，不讓主角輕易闖入圈內。藉此，主角能將內在被孤立的感覺，轉化成積極因應的具體力量（Weiner & Sacks, 1981）。

Breaking out　突圍　　又稱「擠出圈外」（pressure circle），當主角有被困住的感覺，導演具體的做法是：讓團體成員緊緊地將主角圍在圈子裡，不讓他輕易離開圈內。接著，主角會試盡各種辦法衝出圈外。主角會把此情況視為他在生活中遭逢的某種特定壓力，或許就僅是某種無特定壓力源的壓迫感覺。當主角覺得無法與他人進行這樣的互動時，可以用椅子圍成圈來替代；而圈子的大小以六到八人組成為宜（Weiner & Sacks, 1981）。

Chorus　齊聲說　　由觀眾或一群輔角一起複述某些話，就好像古希臘的合唱團一般，重複那些內心常浮現的責難、懷疑及一些會引起焦慮的話語，或深植於主角經驗中的規範。亦可在當劇進行至較健康的整合階段時，以支持性的語言配合此技術的使用。

Closure　收場　　在行動演出及分享階段〔參見分享（sharing）〕之後，可以檢視一些程序是否完成：確定一下參與的成員是

238

否已去角〔參見去角（de-role）〕；成員是否已充分表達自己想分享的部分；主角身心狀態漸趨平靜，有完成的感覺，並在劇結束後得到充分的支持與休息。

Coaching　教導　　在劇進行的過程中，導演的功能就像教練般，適時地給與主角或輔角一些教導，如：探問、肢體動作、姿勢、聲調、說話速度或是角色的定義上，都有各種不同的運用方式。甚至有時，導演還會指定某個團體成員來扮演教導主角的角色。在一個學習角色扮演的情境中，團體中某個人被指定來聽從其他成員的指令，扮演一些和他真實感受或反應不同的情況，可以輪流一次一個人來嘗試扮演，或是整個團體就只指導某個特定的扮演者，呈現當他們在某情境下會有的反應。

Concretization　具體化　　是心理劇工作中很重要的部分，由於模糊是一種避免直接處理內在心理議題主要方式，所以，此法目的在協助主角將其抽象感受或想法轉化成較具體的呈現與表達。主角可能先有一個一般性議題，諸如與權威角色的衝突，接著把它轉變成某一特定場景，如主角生活中與老闆、父母或老師互動的情境。另一種具體化的方式，是把隱喻化為真實。如「我希望他們能從我背上除去」，導演可以讓一個輔角伏抱在主角的背上來強化其感受。而孤立感則可 239 透過讓觀眾向後退，離主角更遠，將燈光調暗，或使用闖入技術。

Crib scene　搖籃景　　讓整個團體（以少於十二人為較理想）都經驗到像嬰兒一樣，在吃飽後被輕輕地安撫、搖晃入睡的過程。讓成員以最舒服的姿勢，躺在柔軟地毯或墊子上，身

上可以蓋條小毯子。導演及一、兩位助手慢慢地來到成員身邊，用手輕拍或輕撫，如同哄嬰兒入睡一般，並以催眠式的口吻說道：「媽媽好愛寶貝，會好好照顧寶貝，你是一個好棒的寶寶……」此歷程進行至少十分鐘，接著，慢慢地讓成員從嬰兒的角色中甦醒，「現在寶寶會慢慢地醒來，慢慢地移動身體，慢慢地伸展……」最後，讓成員去角並回到自己。這是一種催眠的方式，可以做類似方式的運用。要注意的是，以一種具支持性，且從容不迫的聲調及速度，清楚地表達暗示語（Twitchell-Allen, 1969）。

Cutting the action　喊停　　在心理劇進行中，可能因主角陷入角色的無望感，被「卡住」無法繼續而中斷時，可以在當事件進行到尾聲，或是導演發現有機會進行另一條脈絡或採用不同的技術時「喊停」，可激發主角產生較高層次的創造力思考〔cutting the action 一詞是源自拍電影時，導演喊「卡（cut）」〕。當導演下新指令後，心理劇再繼續進行。和此技術相似的指令是「暫停！」（freeze），指的是要調整的部分較小；而舞台上扮演的成員需要將當時的情緒及肢體動作暫時停住不動一陣子，之後再繼續。關於「喊停」技術，有一個應用的情境是，當導演認為主角憤怒到有失控的危險時，可採用此法；另一個情況是，當舞台上的場景變得讓人混淆弄不清楚時，此時，除了「喊停」外，再使用一簡短的鏡觀技術（參見 Mirror），就是讓主角暫時離開舞台上的互動，站到舞台旁（outside），用不同的角度或觀點來看舞台上的情形。

Dance and Movement　舞蹈與肢動活動　　為了更完整地表達

情感，主角可能會被鼓勵或容許在某些場景中，以肢體動作來表達，或是協助其暖身。附帶一提，在一九四〇年代及一九五〇年代，在華盛頓特區的聖依麗莎白醫院的心理劇治療方案中，結合了 Marian Chace 舞蹈治療工作的運用〔參見音樂、歌唱與旋律（music, singing, and rhythm）〕（Levy, 1995）。 240

Death scene　死亡景　當主角對著其快要死去或已亡故躺在棺材中的重要他人（由輔角扮演的）說話；及反過來由主角扮演死者，由輔角來對著他說話。這是一項非常具震撼力的技術，需要主角的暖身已相當充分後才進行（Siroka & Schloss, 1968）。

De-Roling　去角　（亦可拼作 deroling）當演出結束後，輔角甚或主角會需要做一特定的行動，去區辨自己及所扮演的角色。有的做法是一些肢體的動作，如：站起來，在自己身上拂一拂；轉個圈；或是做某個戲劇性的姿勢動作。在動作同時伴隨一段聲明，如，「我不是 John 的母親，我是我，Mary。」另一方面，有些人會想留住他們之前扮演角色的某些特質。重點是從所扮演的角色轉換到再進入團體中的角色，除了是短暫注意力的聚焦外，更可積極地進行更深入的內在探索。

Directed dialogue　直接對話實驗　Emunah（1983）所提出的一項引導性技術，讓團體成員實驗以不同方式來說某些話；在兩兩一組後，每個人被指定重複地說同樣的一、兩句話，但可以變化用不同的聲調、語氣或姿勢來表達。這些語句如，「我要離開」配上「我要你留下」；「我要它」配上

「你要不到」；「我有話要告訴你」配上「我不想聽」。

Director　導演　催化心理劇歷程發展的人（參見第一章）。

Double　替身　由主角選來扮演自己的輔角，可由協同治療者或團體成員擔任，此角色功能是輔助呈現主角的肢體動作、姿勢與感受。在心理劇中，替身就像是電影中「旁白者」（voice over）的角色。替身首先要與主角建立同理連結（empathic bond），通常替身會站在主角斜身側，才好就近觀察，同時複製出其非口語表達（姿態、表情等），呈現出與主角的「統一陣線」（united front）。替身是心理劇中最重要且基本的技術之一（Leveton, 1992; Lousada, 1998）。

241　Double protagonist session　雙主角劇　〔參見多重主角（Multiple protagonists）〕可用此技術來探索相對應兩方所呈現的關係型態，如夫與妻、病人與護士、父母與小孩等等。

Dream presentation　夢的心理劇　彷彿正在發生似的來呈現主角夢境的心理劇。輔角可扮演夢境中有生命或無生命之物。將未結束的夢完成，除了更明瞭自己的恐懼，亦可確認自己積極選擇的決定（Moreno, 1958）。對於延伸夢境及拓展個人內在歷程而言，心理劇是良好的媒介。James Hillman曾邀請大家一起「做之前的夢」（dream the dream onward）（1979），Moreno則說：「我教大家把夢再做一次。」（Leutz, 1986）

Ego building　建立自我　讓主角安靜地面對團體，並聽聽成員對主角誠實地回饋。團體僅針對主角的正向特質來回饋、討論，當團體已經討論得差不多，並且也理解接納討論人的感受（及團體成員的感受並將之表達出來）後，導演就喊

停。每一個想要有此被回饋經驗的成員都應給與公平的機會
（Feinberg, 1959）。

Empty chair　空椅法　又稱「輔助椅」（auxiliary chair）。由
空椅來替代另一個人去扮演與主角互動的對角。當團體成員
扮演不出來，或主角自己和其他人互動覺得尷尬時，使用此
法反而有更多自發的空間來表達憤怒或是溫柔情感（Lippitt,
1958）。在一對一的治療情境中，此法更是一相當重要的技
術，並已被完形治療所整合納入。

Family psychodrama　家族心理劇　治療者或導演直接與家族
成員，甚至是更延伸的家族系統，使用角色交換、未來投射
景及其他適合的心理劇技術來工作。家族成員學習去做對方
的輔角，工作重點包括教導家族以角色交換的技巧，來建立
對他人的同理與關懷，並使參與者都能因之獲益。心理劇模
式是一具診斷性、治療性及教育性的有力工具，能有效地運
用於家族治療中（Blatner, 1994; Remer, 1986; Williams,
1998）。心理劇亦能有效應用於由數個家庭形成的團體治療
中。

Final empty chair　最後的空椅技術　在心理劇歷程的分享階
段，觀眾可能在自己的生命經驗裡，會和主角所呈現的劇或
劇中角色相呼應，為了促成觀眾的宣洩（spectator catharsis），
導演會讓他們做一段短短的劇（mini-enactment），令其與主
角劇中角色或是他們自己生命中的某個人物進行會心。可能
是表達其憤怒、悲傷的情緒或是一場和解；可能會與由空椅
代表的對角進行角色交換，也可能沒有（視需要而定）（Speros,
1972）。

242

Fishbowl　金魚缸　　將團體分成兩組，一組坐成圈圈臉朝內，進行一些活動或討論；另一組坐外邊，並觀察圈子裡的動力，然後兩組交換。外邊的人也可做圈內人的替身。

Freeze　停止　　參見喊停（cutting the action）。

Future projection　未來投射景　　仔細地鋪陳出未來的某個特定場景。像是：最想要的結果或最害怕發生的事、誇張其反應及較高期待，或僅是探索即將來臨情境的部分。在角色訓練中，此技術可用來提供精熟反應或行為練習的機會（Yablonsky, 1954）。

Gibberish　胡言亂語　　為了增進個人在互動中，對自己與團體他人非語言表達的觀察力，讓一些團體成員（或僅由主角與輔角）以口中發出無意義的聲音取代話語的表達，來重現一個場景或繼續其互動的方式。可以像嬰兒說話般的「伊伊啊啊」；或者，像說外國話一樣；也可以只重複一些音節，如「巴拉巴拉」，重點是仍保有原來情境或演出的情緒與相同的表情、聲調，以及肢體姿勢，而只改變所使用的語言。

Goodbye scenes　告別景　　此技術是用來完成未竟事務（unfinished business），且是悲傷工作中很重要的一部分（Blatner, 1985a, pp. 61-72）〔參見死亡景（death scene）〕。

243　Guided fantasy　引導式幻想　　讓主角或團體成員放鬆，以口述的方式描繪其腦中幻想，就像是一段航海的旅程、身體探索之旅，或是進入一幢雄偉而奇妙的城堡探險一般；由導演引導出幻想的基本架構，而讓個人的前意識來創造後期反應出特別有象徵意義的重要性事物。它可以成為非常有用的暖身技術（Samuels & Samules, 1975, pp. 181-207）。如同在第十

三章最後的提醒，心理劇技術或許會在修正及應用協助主角與他們所想像角色間更有意義的互動。

Hallucinatory psychodrama　幻覺心理劇　　以病患所描述的幻覺或錯覺為處理主題的心理劇，就好像做夢的心理劇一樣。將不同的聲音擬人化並仔細鋪陳，進一步探索可選擇的結果有哪些（Moreno, 1958）。要使用此技術需要有良好的臨床判斷力為基礎。

High chair　站在高處　　讓主角或輔角站在一平台或較高的椅子上，當主角站在相對較高的位置時，會以較有自信的態度及勇氣來表達自己；若是輔角站得較高時，則主角可能經驗到與權威者的互動。若舞台上有露台，此技術亦可做此應用。

Hypnodrama　催眠心理劇　　先引導主角或是整個團體進入潛層催眠狀態後，才進行心理劇。使用此模式的治療者須受過適當的催眠治療訓練（Greenberg, 1977, pp. 231-303）。

Idealizations　理想化　　讓主角描繪出其理想自我的模樣，並讓這個角色與主角內在的其他部分進行對話。而理想他人，如父母、孩子或配偶，通常是為了讓主角藉由扮演某一幕而獲得行動實現，才透過附加現實技術，協助主角去創造出來。例如，主角藉由扮演自己理想的父母親，然後角色交換去被自己理想中的父母再撫育（reparenting），搖椅在此場景中常是相當有用的道具。

Identity　身分認同（澄清與整合）　　主角選擇兩個輔角，一個代表自己，另一個是「負面的自己」（negative identity）是一個他憎恨、厭惡或不喜歡的人（在二者間他能比較現實我與理想我間的差距），當主角舉出二者的差異時，兩位輔　244

289

角就背對背地從舞台中央，一步一步地愈走愈分開，只有在
主角提及二者的相似點時，兩位輔角才會退一步靠近一些。

　　另一個做法可用來澄清與減少移情的現象（transference
phenomena）：當主角在對待自己妻子就像對待他的母親一
樣時；對治療師像對他的牧師；在自己身上看到父親的影
子；或生命中任何兩個重要的人物，可用此技術：讓兩位輔
角站在相距幾呎之處，當二者表達出相似的口吻、態度時，
就讓他們往中間走近一步；呈現不一樣的表達時，就往兩旁
走遠一步（Miller, 1972）。

In situ　情境心理劇　　Moreno 認為，心理劇可應用在許多不
　　同的情境中，像是家庭中、校園、職場或在大街上，故亦被
　　稱為未計畫的心理劇（unplanned psychodrama）。此法更適
　　合使用在如營隊、日間治療中心或精神專科醫院等具治療性
　　社區性質的場域中。

Instant sociometry　立即性社會計量　　在一個大型團體中，進
　　行了一系列暖身活動後，讓成員隨意亂走尋找有「家人」感
　　覺的人。導演的指令是：「去建立你的家庭團體」，團體所
　　形成的樣貌可供後續討論與作劇的材料。

Intensification　強化　　Goldman 與 Morrison（1984）提出，可
　　藉由使用各種技術來顯明及強化感覺，如迴響法（echoing）、
　　重述重要訊息、口述感覺、用雕塑肢體來表達感覺、定位出
　　感覺在身體的什麼位置等。我強化行動式社會關係圖的方
　　式，有時會讓許多人（輔角）進入主角的社會原子（social
　　atom）中，慢慢地將主角包圍並向他靠近，而每個人都邊走
　　邊說一句與主角有關特定的訊息。當主角覺得被困住或感覺

要被撕裂時，讓輔角一邊拉扯主角或是施壓力在主角身上，一邊不斷地大聲地說某些話，以具體化地呈現其感受，直到主角覺得受不了，情緒湧上並獲得宣洩，也協助主角準備進入下一階段的整合工作。

Judgment scene　審判景　　將主角所呈現的內在衝突用法庭景的方式呈現。原告、被告、法官、辯護律師、陪審團等等的角色都有重要的象徵意義。此技術亦可改變應用在做死後的審判景中，會有懲罰或是寬恕的情節。在心理劇中，可包含 245 主角外的他人或只有主角的各個特質呈現（Sacks, 1967）。

Letter　信件　　主角用想像的方式寫一封信給重要他人，或是讀一封重要他人寄給主角的信。此技術適合用於暖身，為進入行動的心理劇演出前做些準備。用於劇的結束時，可以帶出主角的決定感。透過寫信給人，呈現出對這份關係的建議或感謝；透過讀信，也顯現出對這份關係偷偷的盼望為何（Sacks, 1974）。

Lighting　燈光　　舞台上若有各色燈光及可調節亮度的設備，將有助於心理劇的呈現。某些場景在特定燈光下會顯得更生動：如，紅色：地獄或憤怒的情境；琥珀色：俗氣或低級的事件上；藍色：內省、天堂、夢境般、憂鬱時；較暗的燈光：羞恥、親密、被孤立時；綠色：令人羨慕的或虛假的，等等。主角亦可要求他們要什麼樣感覺的燈光，而在一天中的什麼時間或是什麼地點，也會決定什麼樣的亮度較適合。雖然有燈光設備可以增加氣氛的催化，但專業劇場的燈光設備並非進行心理劇絕對需要的條件。

Magic shop　神奇商店　　一次一位團體成員輪流與店主來進行

交易，商店裡有任何可以滿足成員所需要或最想要的有形無形的事物。可有一些富神祕性的陳設與裝扮來營造商店與店主的神奇性。可請觀眾來幫忙確保交易具相當的公平性（Barbour, 1992; Blatner, 1996, pp. 48-49）。

Masks　面具　　此技術可用以提供個人與扮演角色的差距，強調在那個情境中的是扮演的角色而非個人本身，故此技術可催化社會劇的進行。Landy（1985）提及在個人層次中描述主角準備透過四個薄紗溶劑塗抹石灰在表面的面具建構儀式，鑄模或裝飾面具以便能夠達到象徵自己，或雙親及手足。這些便是修正行動式社會關係圖會心所使用的器具。每個面具角色都是透過「訪談」出現意義的，主角扮演每個角色的特質，然後主角跟著他們一起進行行動式會心。這個使用面具的想法應該更需要綜合藝術及心理劇考量。

246　Mirror　鏡照　　主角站到舞台一旁觀看輔角來扮演他方才描繪的情景，此技法就像錄影帶倒帶一般，只是無須任何輔助設備。可用做強烈的面質技術，但使用上須謹慎處理，避免諷刺主角（Torrance, 1978）。

Monodrama　獨角戲　　由主角一人來扮演心理劇互動中的所有角色。此法之優點：都由主角的觀點出發；不需要任何輔角協助，故可在個別治療中進行；透過角色交換（role reversal）可以開拓主角不同的觀點。通常此法會與空椅法並用，藉主角轉換於不同的座位間顯示扮演不同的角色。此法之缺點是：缺乏來自輔角所扮演的行為中所產生的刺激。Fritz Perls的完形治療將此法的應用做了一些調整〔參見單人心理劇（psychodrama a deux）〕。

Moving feelings　移動感覺　當主角的情緒被「卡住」，導演協助他去覺察身體上是否哪裡感覺緊繃，當此種緊繃感存在於身體某處而難以行動化表示時，導演就會用此技術，建議主角可否將該感覺移動到身體其他較具表達性的部位上。如，讓胃部的憤怒感移動到拳頭；或讓心中的恐懼感移動到眼睛（Goldman & Morrison, 1984）。

Multiple double　多重替身　使用兩個以上的輔角來呈現主角自我的各個部分。如：未來的我、現在的我與過去的我；好的與不好的自我；像是 Eric Berne 用父母、成人及兒童來描述不同的自我狀態；或是 Fritz Perls 的 Topdog 與 Underdog 的說法（Z. Moreno, 1959）。

Multiple ego　多重自我　主角使用數個空椅或是在不同的位置來代表自我的不同部分，如象徵良知和誘惑。藉由輔角的扮演或主角自己進入被分別呈現於不同空間位置的角色中，彼此進行會心互動。此技術特別適用於具體化內在衝突的情境中（Blatner, 1985b, pp. 29-42）。

Multiple protagonists　多重主角　〔參見家族心理劇（family psychodrama）、雙主角劇（double protagonist）〕心理劇可用以催化，如家庭成員或小團體成員，數人之間真誠地會心，並產生具創造力的問題解決方式。在一九三〇年代，Moreno 稱此做法為「聯合治療」（conjoint therapy）（多為家族治療的前置階段）。行動式系統取向家族治療的技術十分相近於帶領心理劇團體所使用的技術。

Music, singing, and rhythm　音樂、歌唱與旋律　有各式各樣此類活動與技術可用在暖身或結束階段〔參見舞蹈（dance）〕。

247

Nonverbal techniques　非口語技術　　在心理劇進行中，舞蹈、
　　音樂、默劇、肢體接觸及其他各種非口語溝通方式，由於不
　　用習慣的語言，所以能突破以語言為表達方式的防衛及限制
　　〔參見舞蹈（dance）、音樂（music）與肢體接觸（touch）〕。

Nonverbally coming together　不使用語言的互動　　讓需要的
　　兩人走到舞台的兩邊，要他們用一種新鮮的方式讓彼此熟
　　悉，或去解決某些小小的衝突。接著，讓他們脫去眼鏡和鞋
　　子並走向彼此，當他們走近對方時，可以用各種他們想到的
　　方式去和對方互動，或是自發地回應對方，但是不能說話，
　　其間禁止暴力。當兩人覺得結束了就可停止，之後兩方及團
　　體可以討論他們的接收到的訊息與自己的感覺（Schutz,
　　1971）。

Nonviolence　禁止暴力傷害　　心理劇團體的一項基本規則，
　　並由團體契約所同意的：不可傷害他人的身體。心理劇具有
　　行動性的特徵，有時會以口語或肢體動作來表達感受，也包
　　括訴諸暴力的想像。導演與團體成員本身須對引導這些感覺
　　以象徵性的活動來表達負有責任，如以憤怒棒（用特殊泡
　　綿、橡膠製成的棒子）搥打在較厚的墊子、枕頭上；導演在
　　這些動作進行前，先讓參與者脫去眼鏡、鞋子或首飾，以清
　　楚平靜的口吻告知大家，將進行的行動不會傷害到任何人。
　　像慢動作（slow motion）這個行動技術，就在反映出願意去
　　承擔主角強烈的情緒，但也同時保護團體中所有人免於受傷。

Personification　擬人化　　任何事物或抽象的概念或特質，可
　　以描繪一個人物角色的方式呈現，就好像「它」是活的，有
　　思想和感覺一般。主角的書桌可以說說它多常被使用，或主

角是如何使用它的。另一個改變的做法是：「如果……能說 248
話……」如主角家裡客廳的沙發或是他的寵物等等，這些角
色帶出了主角的投射。此外，也可以幻想，如頭痛、痠痛的
手臂、體內的腫瘤或是身體的其他部分，都各具其意圖或感
覺。另一個有趣的角色假想是，「一般他人」（generalized
other）會有什麼評價或批判。

Photograph warm-up　相片暖身　　導演邀請團體成員去回憶在
他們過去生活中感覺重要的某張相片，這是一種投射測試；
接著，團體中的某個成員可以出來當主角，將他所回憶的相
片以「雕塑」（sculpture）或行動式社會關係圖的方式呈現。
就像處理夢境一般，在相片內容中的人或物賦予其幻想中的
聲音，此做法將可引導進入某些議題的更深入探索。

Planned psychodrama　計畫過的心理劇　　有各種不同層次的
計畫：只單純地安排一場心理劇的階段歷程，是最常見的模
式；另一種層次是對將要發展的心理劇其間某些元素做實際
的計畫。如治療者可能會同意，並取得整個團體及當事人本
身的同意，在他下一場心理劇做某一特定主題，而此種做法
在當事人陳述其創傷性事件時特別需要，可讓主角了解他將
會受到某些保護，並避免二度傷害。另一種特定的安排是當
事人、治療者或導演可以先決定某些細節，如以哪一幕做開
始景，或選擇某些較信任的成員做輔角。雖然劇中的某些元
素經過事先安排，但在演出時仍有許多供自發揮灑的地方。
對於較脆弱的當事人而言，事先安排後續追蹤的歷程，確認
他能擁有支持系統（如個別治療者），並得以處理後續產生
的感覺，較震撼經驗後的殘餘感受或情感的宣洩。

Props　道具　　一些適當的道具可促進心理劇的進展，如小椅子、小桌子、墊子、毯子、枕頭、憤怒棒〔又叫會心棒（encounter bats 或 batacas）〕、搖椅、柔軟的繩子（可以綑綁的繩結，象徵一份過度涉入糾纏的關係）、堅固而可以站上去的東西等等。道具可幫助維持在非口語互動的狀態；使演出順利；及協助主角暖身，但道具亦非絕對必需的（參見電話、玩偶、燈光等等）。

Protagonist　主角　　參見第一章。

249　Psychodrama à deux　單人心理劇　　又稱獨角戲。心理劇的模式可被應用於一對一的治療中，治療者可扮演導演、替身及其他輔角的角色（一些完形學派的治療師也這麼做；Vander May, 1981; Casson, 1997）。

Psychodramatic shock　心理劇的震撼　　主角在無預警下，被置於充滿情感負荷的情境中，然而，當一個團體被充分暖身後，這是必要的做法。但導演會在有助於主角去處理痛苦情境的時機下，解釋此技術，如戰爭創傷經驗、被提出離婚要求時、收到死訊或精神病性症狀的復發（如幻覺或妄想）。當然，使用此技術需要充分的專業能力及良好的判斷；對主角而言，需要有充分的時間讓他去疏通與修復（working through），進而達到整合。此技術是一種「內爆治療」（implosive therapy）及「去制約」（deconditioning），藉由重複再度呈現創傷情景，直到其失去負向增強影響力。如，在一位女士的心理劇中，她在餐桌上變得十分憤怒，並叫她父親「去死」——而他真的死了！於是此情景被重複地演出，讓她得以把此生命歷程整合（Z. Moreno, 1966）。

Puppets　玩偶　　可用以輔助團體暖身的進行：主角可以藉著玩偶來呈現情境中的某些元素。

Reformed auxiliary ego　改造過的輔角　　在探索過主角呈現的情境，並在宣洩過程中，逐漸發現到因需求未得滿足的痛苦感受之後，提供主角一個情緒修改經驗，此方法往往是很有效果的。如，扮演很嚴厲或很沮喪的父母的輔角，可在指示上去改變為較滋養的、較有效能的、具同理心或支持的父母。讓主角去感受怎樣的行為可以滿足缺憾，並將之納入個人經驗中。

Rehearsed psychodrama　預演的心理劇　　偶爾，有一些創造能力的主角會想呈現與他們生活經驗相關的某些情境；或以此為基礎的某些情景。並在受過專業訓練的催化者的協助下，改編某段文學作品、某齣戲劇的片段，或是他們自己自編自導自演地呈現某場劇（或某些相當簡短的諷刺小品）。這些題材可使用心理劇的方式來加以處理或進一步探索。雖然，自一九四〇年代起，Moreno就使用了一小部分的排演與安排的做法，但一般仍較強調即興創作的方式。戲劇治療師（drama therapists）有時會運用一種個人表演藝術來作為治療 250 的媒介，在這些做法間仍有創意整合的空間。

Remote control　遙控　　導演給與主角一個隱形的（實物的）遙控裝置，像是一個按鈕的道具，並讓主角喊出指令，如「安靜」、「暫停」、「倒轉」、「快轉」或「音量大（小）聲」等等，相似於將下列技術予以綜合應用，如，胡言亂語（gibberish）、喊停（cutting the action）、再現（replay）、未來景（future projection）和大聲複述（amplification）等（Combs, 1993）。

Replay　再現／重演　　改變情境再演一遍，目的是讓主角經驗到更公開的討論、較快樂的結局、較有效的人際互動方式，或是減低對某害怕情境或相似結果的反應等等。場景、參與的人、主角的行為或是其他人的行為都可被改變，雖然最好是一次只改變一項。

Role naming　角色命名　　給舞台上呈現的角色命名，將有助心理劇進行（參見第十七章）。

Role playing　角色扮演　　參見第二十章。

Role presentation　角色呈現　　主角能在心理劇中呈現任何角色，甚至是無生命物，也可以擬人的方式來描述其感受。因此，家中的一張書桌能告訴其主人它被忽略的感受；一張沙發能說出它所感受到夫妻情人間的親密。同樣地，寵物、夢中的人物、未出生的孩子、天上的審判者等等，在心理劇中都能在心理上真實的存在。

Role reversal　角色交換　　在一互動情節中，主角與其對角交換角色。主角在心理劇中角色交換，是一種跳脫自我中心慣性限制的方式。角色交換可以適時地讓主角去同理其他人的觀點，並且適用於開始布景及為輔角暖身的時候。透過主角去扮演其他人在某情境中的行為舉止，也給與輔角扮演上非口語的指引，讓呈現出來的互動更接近主角的主觀經驗。此技術亦稱改變角色（changing parts）或轉換角色（switching roles）（Carlson-Sabelli, 1989）。

Role taking　角色取得　　個人具體表達某一特定角色（多是其生活中未經驗過的）的行動，可以只呈現某一小部分，或是廣泛的定義。當個人經歷許多自發角色取得的歷程，可稱之

251

為角色創造（role creativity）（但在社會心理學中，角色創造這個名詞較類似於角色交換的意義）。

Role training　**角色訓練**　參見第二十章。

Sculpture　**雕塑**　是行動式社會關係圖的一種類型（參見第十九章）。

Self-presentation　**自我陳述**　主角在舞台上呈現出他的家、工作場所或其他地方，伴隨著一段簡短的描述此處與主角相關的人，即其社會原子（social atom）。主角使用各種基礎的戲劇性技術，來呈現出這些人在做些什麼、說什麼或沒說什麼，表達出主角主觀感受現象觀的（phenomenological）及心理劇（psychodramatic）的世界。

Self-realization　**自我實現**　主角演出其生活大致的樣貌，包括過去和現在，而特別呈現出一個與事件有關、可實現的、所想要的或有希望的未來景，它是一個短簡的、好壞處並現的設想情況。

Shared secrets　**分享祕密**　每個團體成員在一張紙上寫下一個祕密，把它放入一個容器中混合，然後每個人輪流從中抽一張（不要抽到自己的），把它像是自己的祕密般仔細地跟大家說。此技術較適合在人數小於九人的團體進行，適合當成暖身活動，可增加團體凝聚力及發展同理心（Yalom, 1995, pp. 6-6，註腳）。

Sharing　**分享**　在心理劇演出後進行的階段（參見第一章）。

Silent auxiliary　**沈默的輔角**　像默劇一樣，以肢體動作而非語言來進行的活動。一個改變的做法是「沈默的替身」（silent double）。有時，這個角色對主角而言是最理想的支持者；

也可以讓無法想到要說什麼的成員參與。

Situation tests　情境測驗　導演提供一個特定的情境，邀請團體成員來試試看他們會如何因應。另一個做法是讓一個人先暫時到團體外，其他的成員協助布置一個景；當他再回到團體時，就當該情景中的主角。

Slow motion　慢動作　讓舞台上演出者把動作放慢下來，就好像在水中移動或被膠黏住一樣，藉此把行動增強、讓其平靜下來，或使其能被體驗、觀察或發展得更完整。相反地，有些事件則適合加快速度呈現或跟上潮流。

Sociodrama　社會劇　參見第二十章。

Sociometry　社會計量　Mereno 評估一個團體中人際關係，特定面向的方法（參見第十八、十九章）。

Sociometric audience　觀眾的社會計量　讓每個團體成員去認同在一個更大的社會文化系統中的某個角色，雖然未上舞台扮演，但仍呈現出社會計量的歷程，使大家能經驗到此系統中某股潛在的力量。就如舞台上呈現的是雇員與老闆的互動，而觀眾可以去想像當他們身為這個領域中的某個角色時，會是什麼樣子，如公司律師、工會代表、工作同事或一個顧客等等（Torrance, 1987）。

Soliloquy　獨白　主角與觀眾分享一些通常是藏而不宣或壓抑下來的感受與想法，有點像電影中的「旁白」（voice over）。主角在一些情境中（適合進行獨白的情境，如走路回家時；發生很多事後，自己放鬆休息時；為將要發生的事情做準備時）以口語描述其內在意識流動的過程，可能包含有：給自己建議／忠告或鼓勵、在回憶往事或令人憤恨的

事，或是自責等等的內容。此技術的其他做法：讓主角對其替身做獨白，就好像兩個人走在一塊似的；讓主角對著一個輔角（如，寵物）獨白；或者，把主角的內在對話拉出來變成與空椅或輔角做會心（encounter），並可讓輔角扮演一位智者或未來的自己（Z. Moreno, 1959）。

Spectrogram　光譜圖　參見第十八章。

Stage　舞台　參見第一章。

Status nascendi　關鍵時刻　此乃Moreno的形容詞，描述當要做重要決定及重大事件將要發生時，所有聚集在一起的動力性因素的情境。由於此關鍵時刻對主角而言，最具有重新創造性的力量，為達此目的，導演須催化心理劇向此關鍵處發展。在主角做出一些重大轉變或下決定之前，導演的一個有用的引導是：「請你告訴我們，在什麼時刻，事情開始變得不同了？」關鍵時刻多在一場心理劇的第三或第四幕發生。

Substitute role　代替角色　有時主角不願在心理劇中去描述他們自己，但願意去扮演其他人，其實往往與他們的處境有關。例如，一位焦慮憂鬱的中年婦女同意扮演她的母親──多年前經營一家寄宿舍；在這個角色裡，主角在舞台上顯得自在，甚至是享受地在扮演她的母親，直到第三幕，主角提到其中一個寄宿者有複雜的男女關係──雜交（promiscuous）。而這其實是主角自己的經歷：年輕時，她曾未婚懷孕而去墮胎；如今她已年屆中年，卻愈來愈擔心她現在的家人一旦發現她的過去，必定會不再愛她。當這些都呈現在心理劇，並藉由角色交換及觀眾的回饋後，即幫助她明瞭一切，也確信自己仍擁有家人的愛（Parrish, 1953）。

Surplus reality　附加現實　　參見第九章。

Symbolic distance　象徵性的距離　　當主角扮演一個與自己現實生活相當不同的角色後，導演引導他慢慢地走回其現實角色的技術。與兒童工作時，此技術的一個改變用法是採用故事書中的角色，如，一對治療中沒有特別關係的男孩與女孩，對將要出院感到焦慮，讓他們即興地去扮演改編童話故事「糖果屋」中的兄妹（Hansel & Gretel），如何面對他們所處的環境；藉此他們可以投射出更貼切的未來景（Parrish, 1953）。

Symbolic realization　象徵性的實現　　當呈現象徵性的情節時，如，主角覺得被問題壓得喘不過氣，導演就讓一、兩個輔角伏掛在他的背上；當主角覺得被孤立或是被困住了，就讓輔角圍成小圈圈，讓主角去經驗「闖入」（breaking-in）或「突圍」（breaking-out）。

Telephone　電話　　這個道具可以激發許多的互動，特別對青少年而言。實際上電話是不會撥通的，而各式的情境都可呈現（如只是放著而未接或假想在講電話），只要拿出一或兩支電話，過一會兒，用隱藏的錄音機播放一段電話鈴聲就可以引導出生活中的一些互動（Emunah, 1985）。

Touching　肢體接觸　　在心理劇的演出中，會有各種不同程度的肢體接觸──把手臂搭在肩上、握手（the quality of a handshake）、推或拉等等。這些非口語溝通型態具有有效的激發性，而被清楚明確且謹慎地使用，或是具增強的用意。

Unplanned psychodrama　未計畫的心理劇　　參見情境心理劇（In situ）。

Videotaped psychodrama　錄影的心理劇　　包括參與一場心理

254

劇的演出，並把它錄影下來，觀看錄影過程，然後將需要再深入處理的角色再演一次（從前 Moreno 也會錄音、錄影，幫助病患去聽到或看到自己的聲音與影像，以那樣的經驗作為進一步探索的暖身）（Heilveil, 1983; Lee, 1981）。

Voluntary double　**自願的替身**　在導演的鼓勵或允許下，當身為觀眾的成員認為他們能深度地認同主角，並能催化出具創造力的歷程下，暗示導演，以作為替身方式加入演出（須經主角同意）。自願的替身仍停留在行動演出的階段，直到導演不需要時才去角，或是很快地在他貢獻（提供建議演出）完後就淡出（Torrance, 1978; Sachnoff, 1991）。

Warm-up　**暖身**　有許多技術可用來發展團體凝聚力、聚焦團體目標任務；創造出特殊的團體氣氛與團體定向；或找出團體主題等。藉由暖身，個體也可被協助進入自己的或他人的某個心理世界或情緒探索，並且益於導演運用本文所列各類技術（Weiner & Sacks, 1969; Blatner, 1996, pp. 62-63）。

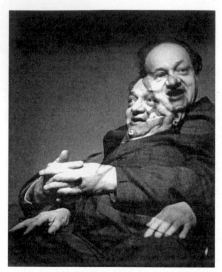

Moreno 成為自己的替身，1960，Eva Korn 拍攝

各章參考書目

序

Bischof, Ledford J. (1966). Are we climbing Jacob's ladder? *Group Psychotherapy, 19*(1–2), 10–15.

Blatner, Adam. (1992). Theoretical principles underlying creative arts therapies. *The Arts in Psychotherapy, 18,* 405–409.

Danielsson, Claire, & Eveson, Susanna. (1997). The community educator—A call for a new profession. *International Journal of Action Methods, 50*(1), 4–16.

Goleman, Daniel. (1995). *Emotional Intelligence.* New York: Bantam.

Jaynes, Julian W. (1976). *The origin of consciousness in the breakdown of the bicameral mind.* Boston: Houghton Mifflin.

Moreno, J. L. (1934). *Who shall survive? A new approach to the problem of human interrelations.* Washington, DC: Nervous & Mental Disease Publishing.

Wheeler, John A. (1981). Quoted in John P. Wiley, Jr. Phenomena, comment, and notes. *Smithsonian,* P. 26.

1 基本元素：概要

Extensive discussions of several of these components are noted not only in my *Acting-In* but also in other books, such as:

Karp, Marcia, Holmes, Paul, & Bradshaw-Tauvon, Kate. (1998) and *Handbook of Psychodrama*. London & New York: Routledge. (abbreviated as HP) in the references below:

Bradshaw-Tauvon, Kate. (1998). The protagonist. (Chapter 6, HP)

Bannister, Anne. (1998). The group. (Chapter 7, HP)

Casson, John. (1998). The stage. (Chapter 5, HP)

Holmes, Paul. (1998). The auxiliary ego. (Chapter 8, HP)

Karp, Marcia. (1998). The director: Cognition in action. (Chapter 9, HP)

Karp, Marcia. (1996). An introduction to psychodrama. *The International Forum of Group Psychotherapy, 5*(2), 8–11.

Taylor, Susie. The warm-up. (1998). (Chapter 4, HP)

Ruscombe-King, Gillie. (1998). The sharing. (Chapter 10, HP)

Jefferies, Jinnie. (1998). The processing (Chapter 11, HP)

2 歷史 I：Moreno 和其初期形式

Anderson, Walt. (1974). J. L. Moreno and the origins of psychodrama. In I. A. Greenberg (Ed.), *Psychodrama: Theory and therapy*. New York: Behavioral Publications.

Berne, Eric. (1970). Book review. *American Journal of Psychiatry, 126*(10), 15–20.

Blatner, Adam. (1996). Moreno's *idée fixe. Journal of Group Psychotherapy, Psychodrama & Sociometry, 48*(4), 155–158.

Borgatta, Edgar F., Boguslaw, Robert, & Haskell, Martin R. (1975). On the work of Jacob L. Moreno. *Sociometry, 38*(1), 148–161.

Bratescu, Gheorgh. (1975). The date and birthplace of J. L. Moreno. *Group Psychotherapy and Psychodrama, 28,* 2–4. (Author's note: This birthdate is three years earlier than previously reported statements.)

Casson, John. (1997). Dramatherapy history in headlines. *Dramatherapy, 19*(2), 10–13.

Chace, Marian. (1945). Rhythm in movement as used in St. Elizabeth's Hospital. *Sociometry, 8,* 481–483.

Corsini, Raymond J., & Putzey, J. J. (1956). Bibliography on group psychotherapy. *Group Psychotherapy, 9*(3), 177–249.

Favazza, Armand R. & Faheem, Ahmed D. (1983). Indigenous healing groups. In H. I. Kaplan & B. J. Sadock (Eds.), *Comprehensive group psychotherapy* (2nd ed.). Baltimore: Williams & Wilkins.

Fryba, M. (1972). Psychodrama elements in psychosis treatment by shamans of Sri Lanka. In M. Pines & L. Rafaelsen (Eds.), *The individual and the group: Boundaries and interrelations: Vol. 2. Practice* (pp. 333–339). New York: Plenum.

Gottschalk, Louis, & Pattison, E. Mansell. (1969). Psychiatric perspectives on T-groups and the laboratory method: An overview. *American Journal of Psychiatry, 126*(6), 824.

Hare, A. Paul, & Hare, June R. (1996). *J. L. Moreno.* Thousand Oaks, CA: Sage.

Harmeling, P. C. (1950). Therapeutic theatre of Alaska Eskimos. Group *Psychotherapy, 3*(1–2), 74–75.

Haworth, Peter. (1998). The historical background of psychodrama (Chapter 2, pp.15–27.) In Marcia Karp, Paul Holmes, & Kate Bradshaw-Tauvon (Eds.) *Handbook of Psychodrama.* London: Routledge.

Held, R. L. (1982). *Endless innovations: Frederick Kreisler's theory and scenic design* (pp. 33–36). Ann Arbor, MI: UMI Research Press.

Johnson, Paul E. (1959). Interpersonal psychology of religion—Moreno and Buber. *Group Psychotherapy, 12,* 211–217.

Jones, Phil. (1996). *Drama as therapy: Theatre as living* (pp. 54–64). New York: Routledge.

Lindzey, Gardner, & Byrne, D. (1968). Measurement of social choice and interpersonal attraction. In G. Lindzey & E. Aronson (Eds.), *Handbook of Social Psychology, Vol. 2.* (2nd ed.). Reading, MA: Addison-Wesley.

Marineau, Rene F. (1989). *Jacob Levi Moreno, 1889–1974.* (A

Biography) New York: Routledge. (Author's note: A 1990 edition in French published in Quebec has even more information and photos.)

Maslow, Abraham H. (1968, August 2). Letter to the editor. *Life,* p. 15.

Meiers, Joseph. (1945). Origins and development of group psychotherapy— Historical survey. *Sociometry, 8,* 499–530.

Mezurecky, Andrew J. (1974). Psychodramatics—The genealogy of a clinical modality. *Group Psychotherapy and Psychodrama, 27,* 37–41.

Moreno, J. L. (1946). *Psychodrama (Vol. 1).* Beacon, NY: Beacon House.

Moreno, J. L. (1947). *The Theater of spontaneity.* Beacon, NY: Beacon House.

Moreno, J. L. (1958). The I-Thou theme, contemporary psychotherapy, and psychodrama. *Pastoral Psychology, 9*(85), 53–58. (With response from Martin Buber)

Moreno, J. L. (1970). The Viennese origins of the encounter movement. *Group Psychotherapy, 22*(1–2), 7–16.

Moreno, J. L. (1971a). Influence of the Theater of Spontaneity upon the modern drama. *Handbook of International Sociometry, 6,* 84–90.

Moreno, J. L. (1971b). *The words of the Father.* Beacon, NY: Beacon House.

Moreno, J. L. (1972). The religion of God-Father. In Paul E. Johnson (Ed.), *Healer of the mind: A psychiatrist's search for faith* (pp. 197–215). Nashville, TN: Abingdon.

Moreno, J. L. (1989). The autobiography of J. L. Moreno, M.D. (Abridged). *Journal of Group Psychotherapy, Psychodrama & Sociometry, 42*(1–2), 15–125.

Moreno, Jonathan D. (1989). Editor's introduction & foreword for the Autobiography of J. L. Moreno, *Journal of Group Psychotherapy, Psychodrama & Sociometry, 42*(1), 3–14.

Moreno, Zerka T. (1973). Origins of the group psychotherapy movement. *Handbook of International Sociometry, 7,* 5–13.

Porter, Ray. (1998). *The greatest benefit to mankind: A medical history of humanity* (p. 496). New York: W. W. Norton.

Renouvier, Pierre. (1958). The group psychotherapy movement and J. L. Moreno, its pioneer and founder. *Group Psychotherapy, 11*(1), 69–86.

Sacks,James M. (1977). Reminiscence of J. L. Moreno. *Group, 1*(3), 194–200.

Scheiffele, Eberhard. (1995). *The theatre of truth: Psychodrama, spontaneity & improvisation: The theatrical theories and influences of Jacob Levy Moreno.* (Doctoral Dissertation: University of California, Berkeley.)

Scheidlinger, Saul. (1993). History of group psychotherapy. In H. I. Kaplan & B. J. Sadock (Eds.), *Comprehensive group psychotherapy (3rd ed.)* Baltimore: Williams & Wilkins.

Schutz, Will. (1971). *Here comes everybody: Body-mind and encounter culture.* New York: Harper & Row.

Shepard, Martin. (1975). *Fritz.* New York: Bantam.

Toeman, Zerka. (1949). History of the sociometric movement in headlines. *Sociometry, 12,* 255—259.

Treadwell, Thomas, & Treadwell, Jean. (1972). The pioneer of the group encounter movement. *Group Psychotherapy and Psychodrama, 25,* 16–26.

Whitaker, Carl. (1987). Foreword. In Jonathan Fox (Ed.), *The essential Moreno.* New York: Springer.

Yablonsky, Lewis. (1975). Psychodrama lives! *Human Behavior, 4*(2), 25–29.

3 歷史 II：蓬勃發展的心理劇

Ancelin Schützenberger, Anne. (1998). History of psychodrama in Western Europe. *Psicodrama: Revista da Sociedade Portuguesa de Psicodrama, 5,* 7–24.

Anzieu, Didier. (1960). Aspects of analytic psychodrama applied to children. *International Journal of Sociometry and Sociatry, 2*(1), 42–47.

Blatner, Adam. (1997). Psychodrama: The state of the art. *The Arts in Psychotherapy, 24*(1), 23–30.

Buchanan, Dale Richard. (1981). Forty-one years of psychodrama at Saint Elizabeths Hospital. *Journal of Group Psychotherapy, Psychodrama & Sociometry, 34,* 134–147.

Fox, Jonathan. (1981). Playback Theater: The community sees itself. In Gertrud Schattner & Richard Courtney (Eds.), *Drama in Therapy* (Vol. 2) (pp. 295–308). New York: Drama Book Specialists.

Jung, Carl G. (1948). Foreword. In Esther G. Harding, *Psychic energy: Its source and its transformation* (p. xi). New York: Pantheon Books.

Kleinman, Susan. (Fall, 1997). NCATA news. *Psychodrama Network News,* 9.

Marineau, René F. (1989). *Jacob Levi Moreno, 1889–1974 (A Biography).* New York: Routledge.

Mashino, Hajime (1988). Psychodrama in Japan. *Journal of Group Psychotherapy, Psychodrama & Sociometry, 41*(2), 59–62. (Author's note: Also in this issue are articles about the history and status of psychodrama in England, Australia, Israel, Taiwan, and Italy.)

Moreno, Zerka T. (1966). Evolution and dynamics of the Group Psychotherapy Movement. In J. L. Moreno et al. (Eds.), *The international handbook of group psychotherapy* (pp. 27–128). New York: Philosophical Library.

Nolte, John. (April, 1991). The three psychodrama organizations. notes the federation, *Psychodrama Network News,* 6–8.

4　歷史 III：阻礙心理劇被認可的原因

Alexander, Franz G. & Selesnick, Sheldon T. (1966). *The History of Psychiatry.* New York: Basic Books.

Berger, Milton. (1990). J. L. Moreno's autobiography: More than meets the eye. *Journal of Group Psychotherapy, Psychodrama & Sociometry, 42*(4), 213–221.

Bettelheim, Bruno. (1983). *Freud and man's soul.* New York: Alfred A. Knopf.

Blatner, H. A. (1968). Comments on some commonly-held reservations about psychodrama. *Group Psychotherapy, 21*(1), 20–25.

Bromberg, Walter. (1957). Evolution of group psychotherapy. Group Psychotherapy, 10(2), 111–113.

Dolnick, Edward (1998). *Madness on the couch.* New York: Simon & Schuster.

Hale, Nathan G. (1997). *The rise and crisis of psychoanalysis in the United States: Freud and the Americans, 1917–1985.* New York: Oxford University Press.

Hudgins, M. Katherine & Drucker, Karen. (1998). The containing double as part of the therapeutic spiral model for treating trauma survivors. *Interna-*

tional Journal of Action Methods, 51(2), 63–74.

Mendelson, Peter D. (1977). Sociometry as a life philosophy. *Group Psycho-therapy, Psychodrama, and Sociometry, 30,* 70–85.

Moreno, Jonathan. (1975). Notes on the concept of role playing. *Group Psy-chotherapy, 28,* 105–107.

Murray, Neville. (1976). Psychodrama—post Moreno. In Arlene R. Wolberg, Lewis R. Wolberg, & Marvin L. Aronson (Eds.), *Group Psychotherapy—1976* (pp. 16–20). New York: Stratton Intercontinental Book Corp.

Polansky, Norman A. (1971). Ego functions in psychodrama (Chapter 11), in *Ego psychology and communication: Theory for the interview.* New York: Atherton.

Power, Joseph P. (1975). Moreno and the God controversy. *Group Psychother-apy, 28,* 164–167.

Treadwell, Thomas, & Treadwell, Jean. (1972). The pioneer of the group encounter movement. *Group Psychotherapy and Psychodrama, 25,* 16–26.

5　一般哲學和理論性的考量

Anderson, Walter Truett. (1990). *Reality isn't what it used to be.* San Francisco: Harper & Row.

Anderson, Walter Truett (Ed.). (1995). *The truth about the truth: De-confusing and re-constructing the postmodern world.* New York: Jeremy P. Tarcher/ Putnam.

Ansbacher, Heinz L. & Ansbacher, Rowena R. (1956). *The individual psychol-ogy of Alfred Adler.* New York: Basic Books.

Berger, P. & Luckmann, T. (1966). *The social construction of reality.* Garden City, NY: Doubleday.

Blatner, Adam. (1997). The implications of postmodernism for psychotherapy. *Individual Psychology, 53*(4), 476–482.

Griffin, David Ray. (Ed.) (1988). *Spirituality and society: Postmodern visions.* Albany: State University of New York Press. (also several other more recent books in this series edited by Griffin; especially note his introduc-tion to the series)

Hoyt, Michal F. (1994, 1996). *Constructive therapies, Vol. 1, and Vol 2.* New York, Guilford.

Kellermann, Peter Felix. (1991). An essay on the metascience of psychodrama. *Journal of Group Psychotherapy, Psychodrama & Sociometry, 44*(1), 19–32.

Lifton, Robert Jay. (1993). *The protean self: Human resilience in an age of fragmentation*. New York: BasicBooks/HarperCollins.

Moreno, J. L. (1956). The dilemma of existentialism, Daseinsanalyse and the psychodrama. *International Journal of Sociometry, 1*(1), 55–63. (Also in *Psychodrama, Vol. 2*)

Moreno, J. L. (1972). *Psychodrama, Vol. 1* (4th ed.). Beacon, NY: Beacon House.

Neimeyer, Robert A. (1993) An appraisal of constructivist psychotherapies. *Journal of Consulting and Clinical Psychology, 61*(2), 221–234.

Neimeyer, Robert A. & Mahoney, Michael J. (Eds.) (1995). *Constructivism in psychotherapy*. Washington, D.C.: American Psychological Association.

Parry, Alan & Doan, Robert E. (1994). *Story re-visions: Narrative therapy in the postmodern world*. New York: Guilford.

Sarbin, T. (Ed.)(1986). *Narrative psychology: The storied nature of human conduct*. New York: Praeger.

Smith, Huston. (1989). *Beyond the postmodern mind*. Wheaton, IL: Theosophical Publishing.

Vaihinger, H. (1935). *The philosophy of "as if."* London: Routledge and Kegan Paul.

Watzlawick, P. (Ed.) (1984). *The invented reality: How do we know what we believe we know: contributions to constructivism*. New York: W.W. Norton.

Wilber, Ken. (1997). *The eye of spirit: An integral vision for a world gone slightly mad*. Boston: Shambhala.

6　Moreno 的神學

Berdyaev, Nicolai A. (1954). *The meaning of the creative act* (D. A. Lowrie, Trans.). New York: Harper & Bros. (Original work published in 1911)

Blatner, Adam. (1985). Moreno's "process philosophy." *Journal of Group Psychotherapy, Psychodrama and Sociometry, 38*(3), 133–136.

Blatner, Adam. (1998). The implications of Process Philosophy for Psychiatry. Presented at the International Whitehead Conference, Claremont, California.

Blatner, Adam, & Blatner, Allee. (1997). *The art of play: Helping adults reclaim imagination and spontaneity*. Philadelphia: Brunner/Mazel-Taylor & Francis.

Blatner, Adam & Blatner, Allee (1988). The metaphysics of creativity as reflected in Moreno's "metapraxie" and the mystical tradition. *Journal of Group Psychotherapy, Psychodrama & Sociometry, 48*(4), 155–163).

Fowler, James W. (1981). *Stages of faith: The psychology of human development and the quest for meaning*. New York: HarperCollins.

Frankl, Viktor. (1978). *The unheard cry for meaning*. New York: Simon &

Schuster.

Griffin, David Ray; Cobb, John B., Jr.; Ford, Marcus P.; Gunter, Pete A. Y.; & Ochs, Peter. (1993). *Founders of constructive postmodern philosophy: Peirce, James, Bergson, Whitehead, and Hartshorne*. Albany: State University of New York Press.

Kazantsakis, Nikos. (1960). The saviors of God. New York: Simon & Schuster.

Kraus, Christopher. (1984). Psychodrama for fallen gods: A review of Morenian theology. *Journal of Group Psychotherapy, Psychodrama and Sociometry, 37*(2), 47–64.

Lindqvist, Martti. (1994). Religion and the spirit. In P. Holmes, M. Karp, & M. Watson (Eds.), *Psychodrama since Moreno*. New York & London: Routledge.

May, Rollo. (1991). *The cry for myth*. New York: W. W. Norton.

Moreno, J. L. (1934). *Who shall survive?* Washington, DC: Nervous & Mental Disease Publishing Co.

Moreno, J. L. (1971). *The words of the Father*. Beacon, NY: Beacon House.

Moreno, J. L. (1972). The religion of God-Father. In Paul E. Johnson (Ed.), *Healer of the mind: A psychiatrist's search for faith* (pp. 197–215). Nashville, TN: Abingdon.

Schafer, Roy. (1976). *A new language for psychoanalysis*. New Haven: Yale University Press.

Wuthnow, Robert. (1998). *After heaven: Spirituality in America since the 1950s*. Berkeley: University of California Press.

7 創造力

Cushman, Philip. (1995). *Constructing the self, constructing America: A cultural history of psychotherapy*. Reading, MA: Addison-Wesley.

Jacoby, Russel. (1983). *The repression of psychoanalysis*. New York: Basic Books.

Moreno, J. L. (1946). *Psychodrama* (Vol. 1). Beacon, NY: Beacon House.

Moreno, J. L. (1971). *The words of the Father*. Beacon, NY: Beacon House.

Runco, Mark, & Pritzker, Steven. (1999). *Encyclopedia of creativity*. San Diego: Academic Press.

Wallach, Michael A., & Wallach, Lise. (1983). *Psychology's sanction for selfishness: The error of egoism in theory and therapy*. San Francisco: W. H. Freeman.

8 自發性

Aulicino, John. (1954). A critique of Moreno's spontaneity theory. *Group Psychotherapy, 7*(2), 148–158.

Blatner, Adam, & Blatner, Allee. (1997). *The art of play: Helping adults reclaim imagination and spontaneity*. Philadelphia: Brunner/Mazel-Taylor & Francis.

Carter, Phil. (1994). Towards a definition of spontaneity. *Australian and New Zealand Psychodrama Association Journal, 3*, 39–40.

Csikszentmihalyi, Mihaly. (1990). *Flow: The psychology of optimal experience*. New York: Harper & Row.

Kipper, David A. (1967). Spontaneity and the warming-up process in a new light. *Group Psychotherapy, 20*, 62–73.

Meyer, Adolf. (1941). Spontaneity. *Sociometry, 4*(2), 150–167.

Moreno, J. L. (1941). The philosophy of the moment and the spontaneity theater. *Sociometry, 4*(2), 205–226.

Moreno, J. L. (1953). *Who shall survive?* New York: Beacon House.

Moreno, J. L. (Ed.) (1960). *The sociometry reader*. Glencoe, IL: The Free Press.

Moreno, J. L. (1983) *The theatre of spontaneity (3rd Ed.)*. Ambler, PA: Beacon House.

Moreno, J. L., & Moreno, Florence B. (1944). The spontaneity theory of child development. *Sociometry, 7*(2), 89–128.

Pirsig, Robert M. (1974). *Zen and the art of motorcycle maintenance: An inquiry into values*. New York: Bantam.

Yablonsky, Lewis. (1972). *Robopaths*. Indianapolis, IN: Bobbs-Merrill.

9 扮演、想像與附加現實

Ackerman, Diane. (1999). *Deep play*. New York: Random House.

Ansbacher, Heinz L. & Ansbacher, Rowena R. (1956). The individual psychology of Alfred Adler. New York: Basic Books.

Blatner, Adam. (1996). Moreno's *idée fixe. Journal of Group Psychotherapy, Psychodrama & Sociometry, 48*(4), 155–158.

Blatner, Adam. (1997). The implications of postmodernism for psychotherapy. *Individual Psychology, 53*(4), 476–482.

Blatner, Adam, & Blatner, Allee. (1997). *The art of play: Helping adults reclaim imagination and spontaneity*. Philadelphia: Brunner/Mazel-Taylor & Francis. (This has extensive references.)

Blomkvist, Leif-Dag, & Rützel, Thomas. (1994). Surplus reality and beyond. In P. Holmes, M. Karp & M. Watson (Eds.), *Psychodrama since Moreno*. London: Routledge.

Brown, Catherine C. & Gottfried, Allen W. (Eds.). (1985). *Play interactions: The role of toys and parental involvement in children's development*. Skillman, NJ: Johnson & Johnson Baby Products Company, Pediatric Round Table Series.

Drews, Robert (1960). Psychodrama in private practice. In B. Stovkis (Ed.), *Topical problems of psychotherapy*. New York & Basel: S. Karger.

Fox, Matthew. (1991). *Creation spirituality*. San Francisco: HarperSanFrancisco.

Huizinga, Johann.(1955). *Homo ludens: A study of the play element in culture*. Boston: Beacon Press.

Jennings, Sue. (1999). *Introduction to developmental playtherapy: Playing and health*. London & Philadelphia: Jessica Kingsley-Taylor & Francis.

May, Rollo. (1991). *The cry for myth*. New York: W. W. Norton.

Montagu, Ashley. (1981). *Growing young*. New York: McGraw-Hill.

Moore, Thomas. (1996). *The re-enchantment of everyday life*. New York: Harper & Row.

Moreno, J.L. (1947). *The Theater of Spontaneity*. Beacon, NY: Beacon House.

Moreno, Zerka T. (1993). Ethical anger. *British Psychodrama Association Journal, 8*(1), 19–24.

Nathanson, Donald. (1992). *Shame and pride: Affect, sex, and the birth of the self*. New York: Norton.

Pearson, Ethel S. (1995). *By force of fantasy*. New York: Basic Books

Pruyser, Paul W. (1983). *The play of the imagination: Towards a psychoanalysis of culture*. New York: International Universities Press.

Reekie, Don. (1992). *Watch yourself: Becoming effective in personal relationships through psychodrama*. Australian and New Zealand Psychodrama Association Board of Examines: Thesis.

Terr, Lenore. (1999). *Beyond love and work: Wy adults need to play*. New York: Scribner.

Tomkins, Silvan. (1991). *Affect/Imagery/Consciousness*. Vol. 3. New York: Springer.

Watkins, Mary. (1986). *Invisible guests: The development of imaginal dialogue*. Hillsdale, NJ: Erlbaum/The Analytic Press.

Winnicott, Donald W. (1971). *Playing and reality*. London: Tavistock.

10 表達與行動

Baars, Bernard J. (1997). *In the theater of consciousness: The workspace of the mind*. New York: Oxford University Press.

Battegay, Raymond. (1990). New perspectives on acting-out. *Journal of Group Psychotherapy, Psychodrama & Sociometry, 42*(4), 204–212.

Blatner, Adam. (1999). Psychodramatic methods in psychotherapy (Chapter 6), in D. Wiener (Ed.), *Beyond talk therapy: Using movement and expressive techniques in clinical practice*. Washington, DC. American Psychological Association Press.

Blatner, Adam, & Blatner, Allee. (1997). *The Art of Play*. Philadelphia: Brunner/Mazel-Taylor & Francis.

Locke, John L. (1998). *The de-voicing of society: Why we don't talk to each other anymore*. New York: Simon & Schuster.

Rexford, Eveoleen N. (Ed.) (1978). *A developmental approach to problems of acting out*. New York: International Universities Press.

Sacks, James M. (1981). Drama therapy with the acting out patient. In, G. Schattner & R. Courtney (Eds.), *Drama in therapy*, Vol. 2, *Adults*,. New York: Drama Book Specialists.

Sacks, James M. (1997). On aspects of the transference. Paper given at the ASGPP Conference.

11 宣洩

Bemak, Fred, & Young, Mark E. (1998). Role of catharsis in group psychotherapy. *International Journal of Action Methods, 50*(4), 166–184.

Blatner, A. (1985). The dynamics of catharsis. *Journal of Group Psychotherapy, Psychodrama, & Sociometry, 37*(4), 157–166.

Ginn, Ildri B. (1973). Catharsis: Its occurrence in Aristotle, psychodrama, and psychoanalysis. *Group Psychotherapy & Psychodrama, 26*(2), 7–22.

Jackson, S. W. (1994). Catharsis and abreaction in the history of psychological healing. *Psychiatric Clinics of North America, 17*(3), 471–491.

Janov, Arthur. (1971). *The anatomy of mental illness: The scientific basis of Primal Therapy*. New York: G. P. Putnam's Sons.

Jefferies, Jinnie. (1998). The processing (Chapter 11 pp. 189–202). In M. Karp, P. Holmes, & K. Bradshaw-Tauvon (Eds.) *Handbook of psychodrama*. London: Routledge.

Kellermann, Peter Felix. (1984). The place of catharsis in psychodrama. *Journal of Group Psychotherapy, Psychodrama & Sociometry, 37*(1), 1–13.

Kellermann, Peter Felix. (1992). Catharsis (Chapter 6). *Focus on psychodrama: The therapeutic aspects of psychodrama.* London: Jessica Kingsley.

Moreno, J. L. (1940). Mental catharsis and the psychodrama. *Sociometry, 3*(1), 220–238.

Moreno, J. L. (@1950). Personal communication to Eya Fechin Branham, who passed it along to me.

Moreno, Zerka T. (1990). Note on some forms of resistance to psychodrama. *Journal of Group Psychotherapy, Psychodrama & Sociometry, 43*(1), 43–44.

Nichols, Mark P. & Efran, J. S. (1985). Catharsis in psychotherapy: A new perspective. *Psychotherapy, 22*(1), 46–58.

Scheff, Thomas J. (1979). *Catharsis in healing, ritual, and drama.* Berkeley: University of California Press.

Yalom, Irvin. (1995). *The theory and practice of group psychotherapy (4th Ed).* New York: Basic Books.

12 技巧的學習

Assagioli, Roberto. (1965). *Psychosynthesis.* New York: Hobbs, Dorman & Co.

Blatner, Adam. (1985). Celebrations and rituals. *The Art of Play.* (1st ed.). San Marcos, TX: Author.

Blatner, Adam. (1992). Mental "hookworm": Mental hygiene and modern business. *Kentucky Hospitals, 9*(1), 18–21.

Blatner, A. (1995). Drama in education as mental hygiene: A child psychiatrist's perspective. *Youth Theatre Journal, 9,* 90–96.

Goleman, Daniel. (1995). *Emotional intelligence.* New York: Bantam.

Roberts, Janine. (1999). Beyond Words: The Power of Rituals. In Daniel J. Wiener (Ed.), *Beyond talk therapy.* Washington, DC: American Psychological Association.

Wall, Kathleen, & Ferguson, Gary. (1998). *Rites of passage: Celebrating life changes.* Hillsboro OR: Beyond Words Inc.

Wilber, Ken. (1998). *The eye of spirit: An integral vision for a world gons slightly mad.* Boston: Shambhala.

13 與其他治療學派的整合

Arkowitz, Hal. (1997). Integrative theories of psychotherapy. P. L. Wachtel & S. B. Messer (Eds.), *Theories of psychotherapy: Origins and Evolution.* Washington, D.C.: American Psychological Association.

Aronson, Marvin L. (1990). Integrating Moreno's psychodrama and psychoanalytic group therapy. *Journal of Group Psychotherapy, Psychodrama & Sociometry, 42*(4), 199–203.

Barragar-Dunne, Pamela. (1997). *Double stick tape: Poetry, drama, and narrative in therapy for adolescents.* Los Angeles: Drama Therapy Institute/ Possibilities Press.

Beck, Aaron T., & Weishaar, Marjorie E. (1995). Cognitive therapy. In, R. J. Corsini & D. Wedding, *Current psychotherapies* (5th ed.). (pp. 229–261) Itasca, IL: F. E. Peacock.

Blanck, Gertrude, & Blanck, Rubin. (1979). *Ego psychology II.* New York: Columbia University Press.

Blatner, Adam. (1987). Preface. In Morris R. Morrison (Ed.), *Poetry as therapy.* New York: Human Sciences Press.

Blatner, Adam. (1994). Psychodramatic methods in family therapy. *Family play therapy,* C. E. Schaefer & M. Watson. Northvale, NJ: Jason Aronson.

Blatner, Adam. (1995). Role dynamics: A user-friendly "language" for psychotherapy integration. Presentation at the Society for the Exploration of Psychotherapy Integration (SEPI) Annual Conference, Washington, D.C.

Buckley, Ineke. (1989). The hidden agenda: Reflections on transference in the psychodrama group. *Journal of the British Psychodrama Association, 4*(2), 51–62.

Cabral, R. J. (1987). Role playing as a group intervention. *Small Group Behavior, 18,* 470–482.

Carlson-Sabelli, Linnea; Sabelli, Hector; and Hale, Ann. (1994). Sociometry and sociodynamics. (pp. 145–185). P. Holmes, M. Karp & M. Watson (Eds.), *Psychodrama since Moreno.* London & New York: Routledge.

Cashdan, Sheldon. (1988). *Object relations therapy: Using the relationship.* New York: W.W. Norton.

Corey, Gerald & Corey, Marianne. (2000). *Theory and practice of group counseling.* Pacific Grove, CA: Brooks/Cole.

Corsini, Raymond J. (Ed.) (2000). *Handbook of innovative psychotherapies* (2nd ed.). New York: Wiley/Interscience.

Duhl, Bunny. (1983). Sculpture and the theater of the mind (Chapter 10, pp. 213–266). *From the inside out and other metaphors.* Boston: Author.

Dolnick, Edward. (1998). *Madness on the couch.* New York: Simon & Schuster.

Farmer, Chris. (1996). *Psychodrama and systemic therapy*. London: Karnac Books/Taylor & Francis.

Feder, Elaine, & Feder, Bernard. (1981). *The expressive arts therapies*. Englewood Cliffs, NJ: Prentice-Hall.

Ford, Donald H. & Urban, Hugh B. (1998). *Contemporary models of psychotherapy: A comparative analysis*. New York: Wiley.

Geller, Jesse D. (1978). The body, expressive movement, and physical contact. Jerome L. Singer & Kenneth S. Pope (Eds.), *The power of human imagination: New methods in psychotherapy* (pp. 347–378). New York: Plenum.

Greenberg, Ira, and Bassin, Alexander. (1976). Reality therapy and psychodrama. A. Bassin, T. Bratter, and R. Rachin (Eds.), *The reality therapy reader* (pp. 231–240). New York: Harper & Row.

Guntrip, Harry. (1957). *Psychotherapy and religion*. New York: Harper & Brothers.

Hamer, Neil. (1990). Group-analytic psychodrama. *Group Analysis, 23,* 245–254.

Hayden-Seman, Joyce. (1998). *Action modality couples therapy*. Northvale, NJ: Jason Aronson.

Hillman, James. (1983). *Archetypal psychology: A brief account*. Dallas, TX: Spring Publications.

Holmes, Paul. (1992). *The inner world outside: Object relations theory and psychodrama*. New York: Routledge.

Hug, Ed. (1997). Current trends in psychodrama: Eclectic and analytic dimensions. *The Arts in Psychotherapy, 24*(1), 31–35.

Jacobs, Allan. (1977). Psychodrama and TA. (Chapter 14, pp.239–249). In M. James (Ed.), *Techniques in Transactional Analysis*. Reading, MA: Addison-Wesley.

Johnson, David Read. (1999). *Essays on the creative arts therapies*. Springfield, IL: Charles C. Thomas.

Kipper, David A. (1982). Behavior simulation: A model for the study of the simulation aspect of psychodrama. *Journal of Group Psychotherapy, Psychodrama & Sociometry, 35,* 1–17.

Kipper, David A. (1997). Classical and contemporary psychodrama: A multifaceted action oriented psychotherapy. *International Journal of Action Methods, 50*(3), 99–107.

Kottler, Jeffrey A. (1994). *Advanced group leadership*. Pacific Grove, CA: Brooks/Cole.

Linehan, Marsha. (1987). Dialectical behavioral therapy: A cognitive behavioral approach to parasuicide. *Journal of Personality Disorders, 1,* 328–333.

McNiff, Shaun. (1981). *The arts and psychotherapy*. Springfield, IL: Charles C. Thomas.

Moreno, J. L. & Moreno, Z. T. (1959). *Psychodrama* (Vol. 2). Beacon, NY: Beacon House.

Nicholas, Mary W. (1984). *Change in the context of group therapy*. New York: Brunner/Mazel.

Norcross, John O. & Goldfried, Marvin R. (1992). *Handbook of psychotherapy integration*. New York: Basic Books.

Olsson, Peter A. (1989). Psychodrama and group therapy approaches to alexithymia. D. A. Halperin (Ed.), *Group psychodynamics: New paradigms and new perspectives*. Chicago: Year Book Medical Publishers.

Perls, Fritz. (1973). Shuttling, psychodrama, and confusion. *The Gestalt approach*. Palo Alto, CA: Science and Behavior Books.

Perrott, Louis A. (1986). Using psychodramatic techniques in structural family therapy. *Contemporary Family Therapy, 8* (4), 279–290.

Pesso, Albert. (1969). *Movement in psychotherapy*. New York: New York University Press.

Pesso, A., & Crandall, J. (Eds.). (1991). *Moving psychotherapy*. Cambridge, MA: Brookline.

Peterson, Jean, & Files, Leigh. (1989). The marriage of art therapy and psychodrama. H. Wadeson, J. Durkin, & D. Perach (Eds.), *Advances in art therapy*. New York: Wiley.

Powell, Andrew. (1986). Object relations in the psychodramatic group. *Group Analysis, 19,* 125–138.

Remer, Rory. (1997). Chaos theory and the Hollander psychodrama curve: Trusting the process. *International Journal of Action Methods, 50*(2), 51–70.

Robbins, Arthur. (1980). *Expressive therapy*. New York: Human Sciences Press.

Shorr, Joseph E. (1994). *Psychotherapy through imagery*. Santa Barbara, CA: Fithian Press.

Starr, Adaline. (1973). *Sociometry of the family*. Harold H. Mosak (Ed.), Alfred Adler: His influence on psychology today (pp. 95–105). Park Ridge, NJ: Noyes Press.

Swink, David F. & Buchanan, Dale R. (1984). The effects of sociodramatic goal-oriented role play and non-goal-oriented role play on locus of control. *Journal of Clinical Psychology, 40*(5), 1178–1183.

Tooley, Kay. (1973). Playing it right. *Journal of the American Academy of Child Psychiatry, 12*(4), 615–631.

Verhofstdadt-Denève, Leni. (1988). The phenomenal-dialectic personality model: A frame of reference for the psychodramatist. *Journal of Group Psychotherapy, Psychodrama & Sociometry, 41*(1), 3–20.

Verhofstdadt-Denève, Leni. (1999). Theory and practice of action and drama techniques: Developmental psychotherapy from an existential-dialectical viewpoint. London/Philadelphia: Jessica Kingsley-Taylor & Francis.

Watkins, Mary. (1986). *Invisible guests: The development of imaginal dialogue.* Hillsdale, NJ: Erlbaum/The Analytic Press.

Wilson, G. Terence. (1995). Behavior therapy. R. J. Corsini & D. Wedding, *Current psychotherapies* (5th ed.). (pp. 197–228) Itasca, IL: F. E. Peacock.

Worell, J., & Remer, P. (1992). Feminist perspectives in therapy: An empowerment model for women. New York: Wiley.

Zahourek, Rothlyn. (1998). Imagery. *Alternative Health Practitioner, 4*(3), 203–231.

14 治療因子

Bandura, Albert. (1971). *Social learning theory.* New York: General Learning Press.

Bellak, L., Hurvich, H., & Gediman, H. K. (1973). *Ego functions in schizophrenics, neurotics, and normals: A systematic study of conceptual, diagnostic, and therapeutic aspects.* New York: Wiley.

Blanck, Gertrude, & Blanck, Rubin. (1979). *Ego psychology II.* New York: Columbia University Press.

Blatner, A. (1985). The eclectic context of psychodrama (Chapter 5), *Foundations of psychodrama* (1st ed.) San Marcos, TX: Author. (Author's Note: This chapter did not appear in the 3rd edition by Springer Publishing Company in 1988.)

Blatner, Adam. (1993). The art of case presentation. *Resident & Staff Physician, 39*(2), 97–103.

Bloch, Sidney & Crouch, Eric. (1985). *Therapeutic factors in group psychotherapy.* Oxford, England: Oxford University Press.

Corsini, Raymond J. and Rosenberg, B. (1955). Mechanisms of group psychotherapy: Processes and dynamics. *Journal of Abnormal and Social Psychology, 51,* 406–411.

Ehrenwald, Jan. (1976). *The evolution of psychotherapy.* New York: Jason Aronson.

Ford, Donald H. & Urban, Hugh B. (1998). *Contemporary models of psychotherapy: A comparative analysis.* New York: Wiley.

Kellermann, Peter F. (1985). Participants' perceptions of therapeutic factors in psychodrama. *Journal of Group Psychotherapy, Psychodrama, and Sociometry, 38*(3), 123–132.

Kellermann, Peter F. (1996). Interpersonal conflict management in group psychotherapy: An integrative perspective. *Group Analysis, 29,* 257–275.

Kubie, Lawrence S. (1958). *Neurotic distortion of the creative process.* Lawrence, KS: University of Kansas Press.

Linehan, Marsha. (1987). Dialectical behavioral therapy: A cognitive behavioral approach to parasuicide. *Journal of Personality Disorders, 1,* 328–333.

Moreno, J. L. & Moreno, Z. T. (1959). *Psychodrama* (Vol. 2). Beacon, NY: Beacon House.

Slavson, S. R. (1955). Group psychotherapies. J. McCary (Ed.), *Six approaches to psychotherapy.* New York: The Dryden Press.

Yalom, Irvin D. (1983). *Inpatient group psychotherapy.* New York: Basic Books.

Yalom, Irvin D. (1975). *The theory and practice of group psychotherapy* (1st ed.) (Revised, and in 1995, 4th ed.) New York: Basic Books/Harper/Collins.

Yankelovitch, Daniel, & Barrett, William. (1970). *Ego and Instinct.* New York: Random House.

15 應用角色理論 |：一般性考量

Ackerman, Nathan W. (1951). Social role and total personality. *American Journal of Orthopsychiatry, 21,* 1–7.

Ackerman, Nathan W. (1958). Social role and personality. *The psychodynamics of family life* (pp.52–67). New York: Basic Books.

Bateson, Gregory. (1980). *Mind and nature: A necessary unity.* New York: Bantam.

Berger, Peter. (1990). Society as drama. D. Brissett & C. Edgley (Eds.). *Life as theater: A dramaturgical sourcebook.*(2nd ed.). New York: Aldine de Gruyter.

Biddle, Bruce J. (1979). *Role Theory—Expectations, Identities, and Behaviors.* New York: Academic Press. (Author's note: Probably the best and most recent scholarly review of social role theory, including extensive references.)

Blatner, Adam. (1985). *Role development.* San Marcos, TX: Author.

Blatner, Adam. (1989). Letter to the Editor: "Integrating the Psychotherapies." *American Journal of Psychiatry, 146*(9), 1234.

Blatner, Adam. (1991). Role dynamics: An integrative theory of psychology. *Journal of Group Psychotherapy, Psychodrama & Sociometry, 44*(1), 33–40.

Blatner, Adam, & Blatner, Allee. (1997). *The art of play: Helping adults reclaim imagination and spontaneity* (2nd ed.). Philadelphia: Brunner/Mazel-Taylor & Francis.

Clayton, M. (1994). Role theory and its application in clinical practice. P. Holmes, M. Karp & M. Watson (eds.), *Psychodrama Since Moreno.* London & New York: Routledge.

Hare, A. Paul. (1985). *Social interaction as drama: Applications from conflict resolution*. Beverly Hills, CA: Sage Publications.

Lakoff, George, & Johnson, Mark. (1980). *Metaphors we live by*. Chicago: University of Chicago Press.

Landy, Robert. (1983). The use of distancing in drama therapy. *The Arts in Psychotherapy, 10*, 175–185.

Landy, R. (1990). The concept of role in drama therapy. *The Arts in Psychotherapy, 17*, 223–230.

Landy, Robert. (1993). *Persona & performance: The meaning of role in drama, therapy, and everyday life*. New York: Guildford.

Lawlor, G.W. (1947). Role therapy. *Sociatry, 1*(1), 51–55.

Linton, Ralph. (1936). *The study of man*. New York: Appleton-Century.

Mead, G.H. (1934). *Mind, self, and society*. Chicago: University of Chicago Press.

Moreno, J. L. (1923). *Das Stegreiftheatre*. (The Theatre of Spontaneity). Potsdam, Germany: Gustav Kiepenheuer Verlag, 1923.

Moreno, J. L. (1960). *The sociometry reader*. Glencoe, IL: The Free Press.

Moreno, J. L. (1961). The role concept, a bridge between psychiatry and sociology. *American Journal of Psychiatry, 118*, 518–523.

Neiman, L.V. & Hughes, J. (1951). The problem of concept of role. *Social Forces, 30*, 141–149.

Newcomb, Theodore M. (1942). Community roles in attitude formation. *American Sociological Review, 7*, 621–630.

Parsons, Talcott. (1937). *The structure of social action*. New York: McGraw-Hill.

Perlman, Helen Harris. (1968). *Persona: Social role and personality*. Chicago: University of Chicago Press. (helen harris)

Sarbin, Theodore R. (1943). The concept of role-taking. *Sociometry, 6*(3), 273–285.

Sarbin, Theodore. (1954). Role theory. G. Lindzey (Ed.), *Handbook of social psychology, Vol.1*. Cambridge, MA: Addison-Wesley.

Sarbin, T.R. & Allen, V.L. (1968). Role theory. G. Lindzey & E. Aronson (Eds.), *Handbook of social psychology* (2nd Ed.) (Vol. 1, pp. 488–567). Reading, MA: Addison-Wesley.

Sarbin, T. (Ed.) (1986). *Narrative psychology*. New York: Praeger.

Spiegel, John P. (1971). Social roles (part 2). *Transactions: The interplay between individual, family, and society*. New York: Science House.

Wiener, Daniel. (1999). Personal communication, regarding inner guiding roles.

Yablonsky, Lewis. (1953). An operational theory of roles. *Sociometry, 16*(4), 349–354.

16 應用角色理論 II：動力概念

Beahrs, John O. (1982). *Unity and multiplicity: Multi-level consciousness of self.* New York: Brunner/Mazel.

Bellak, Leopold. (1975). *Overload: The new human condition.* New York: Human Sciences Press.

Frick, W.B. (1993). Subpersonalities: Who conducts the orchestra? *Journal of Humanistic Psychology, 33*(2), 122–128.

Gillett, Richard. (1992). *Change your mind, change your world: A practical guide.* New York: Simon & Schuster/Fireside.

Hardy, Jean. (1987). Subpersonalities and the possibility of synthesis. *A psychology with a soul: Psychosynthesis in evolutionary context.* London & New York: Routledge & Kegan Paul.

Moreno, J. L. (1934). *Who Shall Survive? A new approach to the problem of human interrelations.* Washington, D.C.: Nervous & Mental Disease Publishing.

Rowan, J. (1990). *Subpersonalities: The people inside us.* London: Routledge.

Rowan, John & Cooper, Mick (Eds.). (1999). the plural self: Multiplicity in everyday life. London: Sage.

Samuels, Andrew. (1989). *The plural psyche.* New York: Routledge.

Sarbin, T.R. (1943). The concept of role-taking. *Sociometry, 6*(3), 273–285.

Schwartz, Richard C. (1995). *Internal family systems therapy.* New York: Guilford.

Sorokin, Pitirim A. (1947). *Society, culture and personality: Their structure & dynamics.* New York: Harper & Row.

Swenson, Richard A. (1998). *The overload syndrome: Learning to live within your limits.* Colorado Springs: NavPress.

Turner, Ralph H. (1962). Role taking: Process versus conformity. A. Rose (Ed.), *Human behavior and social processes* (pp 20–40). Boston: Houghton Mifflin.

Vargiu, James G. (1974). Subpersonalities. *Psychosynthesis Workbook, 1*(1), 9–47.

Watanabe, S. (1986). Cast of characters work: Systematically exploring the naturally organized personality. *Contemporary Family Therapy, 8,* 75–83.

Watkins, John G. & Watkins, Helen H. (1981). Ego state therapy. R.J. Corsini (Ed.), Handbook of innovative therapies (pp. 252–270). New York: Wiley-Interscience.

17 應用角色理論 III：特定技術

Ancelin-Schützenberger, Anne. (1998). *The ancestor syndrome*. London: Routledge.

Buchanan, Dale R. (1984). Moreno's social atom: A diagnostic and treatment tool for exploring interpersonal relationships. *The Arts in Psychotherapy, 11,* 155–164.

Clayton, Lynette. (1982). The use of the cultural atom to record personality change in individual psychotherapy. *Journal of Group Psychotherapy, Psychodrama & Sociometry, 35*(3), 111–117.

Clayton, Max. (1993). *Living pictures of the self: Applications of role theory in professional practice and daily living.* Caulfield, Australia: ICA Centre.

DeBono, Edward. (1985). *Six thinking hats.* London: Penguin.

Edwards, Jay. (1996). Examining the clinical utility of the Moreno social atom projective test. *Journal of Group Psychotherapy, Psychodrama & Sociometry, 49*(2), 51–75.

Hale, Ann E. (1975). The role diagram expanded. *Group Psychotherapy and Psychodrama, 28,* 77–104.

Moreno, J. L. (1953). *Who shall survive?* New York: Beacon Press.

Moreno, J. L. (1947). Organization of the social atom. *Sociometry, 10*(4), 287–293. (First published as a monograph in 1936).

Sorokin, Pitirim A. (1958). A critique of "social atom" terminology (pp. 1155–1158). J. S. Roucek (Ed.), *Contemporary Sociology*. New York: Philosophical Library.

Treadwell, Thomas; Collins, Lisa; & Stein, Stephen. (1992). The Moreno social atom test (revised). *Journal of Group Psychotherapy, Psychodrama & Sociometry, 45*(3), 122–124.

Williams, Antony. (1995). *Visual and active supervision.* New York: W. W. Norton.

Wolinsky, Stephen. (1993). The dark side of the inner child: The next step. Norfolk, CT: Bramble Books.

18 社會計量 I：一般考量

Bannister, Anne. (1998). The group. (Chapter 7, pp. 111–127). M. Karp, P. Holmes, & K. Bradshaw-Tauvon (Eds.), *Handbook of psychodrama*. London: Routledge.

Barbour, Alton. (1994). A reexamination of the tele effect. *Journal of Group Psychotherapy, Psychodrama & Sociometry, 47*(3), 114–125.

Blatner, Adam. (1994). Tele: The dynamics of interpersonal preference. P. Holmes, M. Karp, & M. Watson (Eds.), *Psychodrama since Moreno*. London: Tavistock/Routledge.

Bukowski, William M. & Cillessen, Antonius H. (Eds.). (1998). *Sociometry*. New Directions in Child Development, #80. San Francisco: Jossey-Bass. (Author's note: mainly academic articles about children, hardly anything about Moreno).

Corey, Gerald & Corey, Marianne. (2000). *Theory and practice of group counseling*. Pacific Grove, CA: Brooks/Cole.

Ettin, M. F. (1992). *Foundations and applications of group psychotherapy: A sphere of influence*. Boston: Allyn & Bacon.

Fink, Abel K. (1963). The democratic essence of psychodrama. *Group Psychotherapy, 16*(3), 156–160.

Forester-Miller, Holly & Kottler, Jeffrey A. (1995). *Issues and challenges for group practitioners*. Denver: Love Publishing.

Forte, Azure & Propper, Herb. (1999). Dialogue: Sociometry-Psychodrama? *Psychodrama Network News,* Summer 1999.

Gladding, Samuel T. (1999). *Group work: A counseling specialty*. New York: Merrill/Macmillan.

Greenson, Ralph R., & Wexler, Milton. (1969). The non-transference relationship in the psychoanalytic situation. *International Journal of Psychoanalysis, 50,* 27–40

Evans, K. M. (1962). *Sociometry and education*. London: Routledge and Kegan Paul.

Gronlund, Norman E. (1959). *Sociometry in the classroom*. New York: Harper & Bros.

Guldner, Claude, & Stone-Winestock, Penny. (199). The use of sociometry in teaching at the university level. *Journal of Group Psychotherapy, Psychodrama & Sociometry, 47*(4), 177–185.

Hale, Ann E. (1974). Warm-up to a sociometric exploration. *Group Psychotherapy and Psychodrama, 27,* 157–172.

Hale, Ann E. (1985). *Conducting clinical sociometric explorations: A manual for psychodramatists and sociometrists*. Roanoke, VA: Author.

Hare, A. Paul. (1992). Moreno's sociometric study at the Hudson School for Girls. *Journal of Group Psychotherapy, Psychodrama & Sociometry, 45*(1), 24–39.

Jennings, Helen Hall. (1950). *Leadership and isolation* (2nd ed.). New York: Longmans, Green.

Jennings, Helen Hall. (1959). *Sociometry in group relations: A manual for teachers* (2nd ed.). Washington, D.C.: American Council on Education.

Kosemihal, N. S. (1959). Sociometry and cybernetics. *Group Psychotherapy, 12,* 102–109.

Kumar V. Krishna, & Treadwell, Thomas. (1985). *Practical sociometry for psychodramatists*. West Chester, PA: Authors.

Lindsey, Gardner, & Borgatta, Edgar E (1954). Sociometric measurement. G. Lindsey (Ed.), *Handbook of social psychology* (Chapter 11). Cambridge, MA: Addison-Wesley.

Lippitt, Ronald, Bradford, Leland P., & Benne, Kenneth D. (1947). Sociodramatic clarification of leader and group roles, as a starting point for effective group functioning. *Sociatry, 1*(1), 82–91. (Author' note: Several other articles by these early pioneers of the T-group may be found around this time in early issues of Moreno's journals.)

Mendelson, Peter D. (1977). Sociometry as a life philosophy. *Group Psychotherapy, Psychodrama, and Sociometry, 30,* 70–85.

Montagu, Ashley. (1982). The decay of sport values. J. Partington, T. Orlick, & S. S. Salmela (Eds.), *Sport in perspective* (pp. 170–176). Ottawa: Sport in Perspective.

Moreno, J. L. (1933). Psychological organization of groups in the community. *Handbook of mental deficiency* (pp 5–35). Boston: Association for Mental Deficiency.

Moreno, J. L. (1934). *Who shall survive? A new approach to the problem of human interrelations.* Washington, D.C.: Nervous and Mental Disease Publishing Co. (See Moreno, 1953b, below.)

Moreno, J. L. (1937). Interpersonal therapy and the psychopathology of interpersonal relations. *Sociometry, 1*(1), 9–76.

Moreno, J. L. (1953a). Kurt Lewin and the question of paternity. *Group Psychotherapy, 5*(1–2), 1–4.

Moreno, J. L. (1953b). *Who shall survive? Foundations of sociometry, group psychotherapy and sociodrama* (2nd ed.). Beacon, NY: Beacon House. (Revised and expanded version of 1934 1st ed.)

Moreno, J. L. (1955). Contributions of sociometry to research methodology in sociology. (pp. 99–107). A. Paul Hare, Edgar F. Borgatta, & Robert F. Bales (Eds.), *Small groups: Studies in social interaction.*

Moreno, J. L. (1972). *Psychodrama, Vol. 1.* (4th ed.) New York: Beacon House.

Moreno, J. L. (with Moreno, Z. T.) (1959). *Psychodrama, Vol 2.* Beacon, NY: Beacon House.

Neri, Claudio. (1998). *Group.* London & Philadelphia: Jessica Kingsley.

Northway, Mary L. (1967) *A primer of sociometry* (2nd ed.). Toronto: University of Toronto Press.

Zuretti, Monica. (1994). The co-unconscious. P. Holmes, M. Karp & M. Watson (Eds.), *Psychodrama since Moreno.* London: Routledge.

19　社會計量 II：方法

Barclay, James R. (1990). Sociometry, temperament & school psychology. T. R. Kratochwill, S. N. Elliott, & M. Getlinger (Eds.), *Advances in school psychology, Vol 8.* Louisville: Louisville Education Agency.

Blatner, Adam. (1996). *Acting-In.* New York: Springer.

Bradshaw-Tauvon, Kate. (1998). The protagonist. (Chapter 6, pp. 91–108). M. Karp, P. Holmes, & K. Bradshaw-Tauvon (Eds.), *Handbook of psychodrama.* London: Routledge.

Carney, T. F. (1976). Sociometrics: Measuring your group life space (pp. 122–146). *No limits to growth.* Winnipeg, Canada: Author.

Carlson-Sabelli, Linnea; Sabelli, Hector C., Patel, M., & Holm, K. (1992). The union of opposites in sociometry: An empirical application of process theory. *Journal of Group Psychotherapy, Psychodrama & Sociometry, 44,* 147–171.

Constantine, Larry L. (1978). Family Sculpture and relationship mapping techniques. *Journal of Marriage and Family Counseling,* (April), 13–23.

Duffy, Trudy. (1997). Teaching the stages of group development: The classsoom becomes a sculpture gallery. *Journal of Teaching in Social Work, 15*(1/2), 147–160.

Duhl, Bunny. (1983). Sculpture and the theater of the mind (Chapter 10, pp. 213–266). *From the inside out and other metaphors.* Boston: Author.

Duhl, Bunny S. (1999). Action metaphor: Bringing what's inside out. Daniel J. Wiener (Ed.), *Beyond talk therapy.* Washington, D.C.: American Psychological Association.

Duhl, Fred J., Kantor, David, & Duhl, Bunny S. (1973). Learning, space and action in family therapy: A primer of sculpture. D. A. Bloch (Ed.), *Techniques of family psychotherapy: A primer* (pp. 47–63). New York: Grune & Stratton.

Hale, Ann E. (1987). New developments in sociometry. *Journal of Group Psychotherapy, Psychodrama & Sociometry, 40,* 119–123.

Hollander, Carl E. (1978). *An introduction to sociogram construction.* Denver: Snow Lion Press.

Holmes, Paul. (1998). The auxiliary ego. (Chapter 8) M. Karp, P. Holmes, & K. Bradshaw-Tauvon (Eds.) *Handbook of psychodrama.* London: Routledge.

Jones, Diana. (1996). *Psychodrama at work.* (Thesis). Wellington, New Zealand: Author.

Kole, D. (1967). The spectrogram in psychodrama. *Group Psychotherapy, 20*(1–2), 53–61.

Passariello, Neil M., & Newnes, Craig. (1988). The clinical application of a sociometric test in a therapeutic community: A case study. *Journal of Group Psychotherapy, Psychodrama & Sociometry, 40*(4), 169–184.

Remer, Rory. (1995). Using strong sociometry as an interpersonal feedback tool. *Journal of Group Psychotherapy, Psychodrama & Sociometry, 48*(2), 69–83.

Seabourne, Barbara. (1963). The action sociogram. *Group Psychotherapy, 16*(3), 145–155.

Seeman, M. (1946). Near sociometric tests. *Sociometry, 9*(2–3), ?

Sherman, Robert; & Fredman, Norman. (1986). Sociometric techniques. *Handbook of structured techniques in marriage and family therapy.* New York: Brunner/Mazel.

Treadwell, Thomas W., Kumar, V. K., Stein, Steven A., & Prosnick, Kevin. (1998). Sociometry: Tools for research and practice. *International Journal of Action Methods, 51*(1), 23–40. (Originally, in 1997, *Journal for Specialists in Group Work, 22*(1), 52–65.)

Wegscheider-Cruse, Sharon; Higby, Kathy; Klontz, Ted; & Rainey, Ann. (1994). *Family reconstruction: The living theater model.* Los Altos, CA: Science & Behavior Books.

Williams, Antony. (1998). Psychodrama and family therapy—What's in a name? *International Journal of Action Methods, 50*(4), 139–165.

20 相關方法

Blatner, Adam. (1994). Foreword, to Emunah's 1994 book (q.v.)

Blatner, A. (1995). Drama in education as mental hygiene: A child psychiatrist's perspective. *Youth Theatre Journal, 9,* 90–96.

Blatner, A. (1996). Warm-ups: References. *Acting-In* (3rd Ed.). New York: Springer.

Blatner, A. & Blatner, A. (1997). *The Art of Play: Helping adults reclaim imagination and spontaneity.* Philadelphia: Brunner/Mazel-Taylor & Francis.

Boal, Augusto. (1995). The rainbow of desire: The Boal method of theatre and therapy. London: Routledge.

Boal, Augusto. (1985). *Theatre of the oppressed.* New York: Theatre Communications Group.

Casson, John. (1996). The healing drama colloquium. *Dramatherapy, 18*(2), 20–25.

Clifford, Sara, & Herrmann, Anna. (1999). *Making a leap: Theatre of empowerment—a practical handbook for creative drama work with young people.* London: Jessica Kingsley.

Cossa, Mario; Fleischmann-Ember, Sally S.; Gover, Lauren; & Hazelwood, Jennifer L. (1996). *Acting out: The workbook*. Philadelphia: Accelerated Development/Taylor & Francis.

Courtney, Richard. (1990). *Drama and intelligence: A cognitive theory*. Montreal: McGill-Queen's University Press.

Courtney, Richard. (1995). *Drama and feeling: An aesthetic theory*. Montreal: McGill-Queen's University Press.

Corsini, Raymond J. (1967). *Role playing in psychotherapy*. Chicago: Aldine. (Has annotated bibliography.)

Emunah, Renée. (1994). Acting for real: Drama therapy process, technique and Performance. New York: Brunner/Mazel.

Emunah, Renée. (1997). Drama therapy and psychodrama: An integrated model. *International Journal of Action Methods, 50*(3), 108–134.

Etcheverry, R., Siporin, M., & Toseland, R. W. (1986). The uses and abuses of role-playing (pp. 116–130). P. H. Glasser & N. S. Mayadas (Eds.), *Group workers at work: Theory and practice in the '80s*. Totowa, NJ: Rowman & Littlefield.

Feldhendler, Daniel. (1994). Augusto Boal & Jacob L. Moreno: Theatre and therapy. Mady Schutzman & Jan Cohen-Cruz (Eds.), *Playing Boal: Theatre, therapy, activism*. London: Routledge.

Flowers, John V. & Booraem, Curtis D. (1980). Simulation and role play methods. F. H. Kanfer & A. P. Goldstein, *Helping people change: A textbook of methods (2nd ed.)*. Elmsford, NY: Pergamon.

Fox, Jonathan. (1996). A step in the right direction (A response to Kedem-Tahar and Kellermann's comparison of psychodrama and drama therapy). *The Arts in Psychotherapy, 23*(3), 197–198.

Fox, Jonathan. (1992). Defining theater for the nonscripted domain. *The Arts in Psychotherapy, 19,* 201–207.

Fox, Jonathan. (1994). *Acts of service: Spontaneity, commitment, tradition in the nonscripted theatre*. New Paltz, NY: Tusitala.

Fox, Jonathan, & Dauber, Heinrich. (1999). *Gathering voices: Essays on playback theatre*. New Paltz, NY: Tustitala.

Fine, Nic & Mabeth, Fiona (1994). *Playing with fire: Training for the creative use of conflict*. Leicester: Youth Work Press.

Gersie, Alida. (1995). Dramatic approaches to brief therapy. Bristol, PA: Jessica Kingsley.

Heathcote, Dorothy, & Bolton, Gavin. (1995). *Drama for learning: Dorothy Heathcote's mantle of the expert approach to education*. Portsmouth, NH: Heinemann.

Jennings, S. (1998). *Introduction to dramatherapy: Theatre and healing—Ariadne's ball of thread*. London: Jessica Kingsley.

Johnson, David Read. (1984). The field of drama therapy. *Journal of Mental Imagery, 7*(1), 105–109.

Johnstone, Keith. (1979). *Impro: Improvisation and the theatre.* London: Faber & Faber.

Johnstone, Keith. (1994). *Theatresports for teachers: A resource tool for teaching improvisation and Theatresports.* Calgary, Alberta, Canada: Loose Moose Theatre Co.

Kellermann, Peter F. (1998). Sociodrama. *Group Analysis, 31,* 179–195.

Landy, Robert J. (1994). *Drama therapy: Concepts, theories, and practices (2nd ed.)* Springfield, IL: Charles C. Thomas.

Landy, Robert J. (1997). Drama therapy—The state of the art. *The Arts in Psychotherapy, 24*(1), 5–15.

Langley, Dorothy. (1995). The relationship between dramatherapy and psychodrama. *Dramatherapy, 17*(1–2).

Martin-Smith, Alistair. (1996). British conceptions of drama in education—the Fifties to the Nineties. *National Association for Drama-in-Education (NADIE) Journal, 20*(1), 57–76.

McNiff, Shaun. (1988). The shaman within. *The Arts in Psychotherapy, 15*(4), 285–291.

Mickey, Thomas J. (1995). *Sociodrama: An interpretive theory for the practice of improved public relations.* Lanham, MD: University Press of America.

Miller, Donell. (1998). *Doers of the Word: How stories come to life through Bibliodrama.* Redlands, CA: Author.

Minkin, Rosalie. (1999). Sociodrama. (Personal Communication.)

Moreno, Joseph. (1988). The music therapist: Creative arts therapist and contemporary shaman. *The Arts in Psychotherapy, 15*(4), 271–280.

Nerin, W. F. (1986). *Family reconstruction: Long day's journey into light.* New York: W. W. Norton.

Neville, Bernie (1989). The search for spontaneity (Chapter 7, pp. 193–227). *Educating Psyche: Emotion, imagination, and the unconscious in learning.* North Blackburn (Vic.), Australia: CollinsDove.

Pearson-Davis, Susan. (1989). Drama in the curriculum for troubled young people. *Journal of Group Psychotherapy, Psychodrama & Sociometry, 41*(4), 161–174.

Pitzele, P. (1995). *Our fathers' wells: A personal encounter with the myths of Genesis.* San Francisco: HarperSanFrancisco.

Pitzele, P. (1998). *Scripture windows: Toward a practice of bibliodrama.* Los Angeles: Alef Design Group.

Shaftel, Fannie R. & Shaftel, George. (1982). *Role playing in the curriculum* (2nd ed.). Englewood Cliffs, NJ: Prentice-Hall.

Salas, Jo. (1994). Playback Theatre: Children find their stories. B. James (Ed.), *Handbook for treatment of attachment-trauma problems in children.* New York: Lexington.

Salas, Jo. (1996). *Improvising real life: Personal story in Playback Theatre (2nd ed.)*. New Paltz, NY: Tusitala.

Seabourne, Barbara. (1985). Role training. *Practical aspects of psychodrama*. St. Louis: Author. (Originally published 1966. See Bibliography.)

Snow, Stephen. (1996). Fruit of the same tree: A response to Kedem-Tahar and Kellermann's comparison of psychodrama and drama therapy. *The Arts in Psychotherapy, 23*(3), 199–205.

Spolin, Viola. (1985). Theater games for rehearsal: A director's handbook of improvisation for the teacher. Evanston, IL: Northwestern University Press. Paperback reprint 1995.

Stein, Steven A; Ingersoll, R. E., & Treadwell, Thomas W. (1995). Sociodrama and professional/ethical conflicts. *Journal of Group Psychotherapy, Psychodrama & Sociometry, 48*(1), 31–41.

Sternberg, Pat. (1998). *Theatre for conflict resolution: In the classroom and beyond*. Portsmouth, NH: Heinemann.

Sternberg, Pat, & Garcia, Antonina. (1989). *Sociodrama: Who's in your shoes?* Westport, CT: Praeger.

Swink, David F. (1993). Role-play your way to learning. *Training and Development, 47*(5), 91–97.

Torrance, E. Paul. (1975). Sociodrama as a creative problem solving approach to studying the future. *Journal of Creative Behavior, 9,* 182–195.

Warren, Bernie (Ed.). (1995). *Creating a theatre in your classroom*. North York, Ontario, Canada: Captus Press, Inc.

Wiener, Daniel. (1994). *Rehearsals for Growth: Theater improvisation for psychotherapists*. New York: Norton.

Wiener, Ron. (1997). *Creative Training: Sociodrama & Team-Building*. London & Philadelphia: Jessica Kingsley/Taylor & Francis.

Winner, Lucy. (1998). Adolescence and activism: Theatre for survival. Jill Mac Dougall & P. Stanley Yoder (Eds.), *Contaminating theatre: intersections of theatre, therapy, and public health*. Evanston, IL: Northwestern University Press.

Wirth, Jeff. (1994). *Interactive acting: Acting, improvisation, and interacting for audience participatory theatre*. Fall Creek, OR: Fall Creek Press.

Zeleny, Leslie D. (1956). The sociodrama as an aid in teaching international relations and world history. *International Journal of Sociometry 1*(1), 29–33.

21 使用心理劇技術的原則

Barbour, Alton. (Spring, 1993). The psychodrama director's guide: Security in the pocket. *Center for Experiential Healing Newsletter.*

Blatner, Adam. (1996). References on warming up, pp. 60–63. *Acting-in: Practical applications of psychodramatic methods.* New York: Springer.

Carlson-Sabelli, Linnea, & Sabelli, Hector C. (1984). Reality, perception, and the role reversal. *Journal of Group Psychotherapy, Psychodrama & Sociometry, 36*(4), 162–174

Corsini, Raymond J. (1967). *Role playing in psychotherapy.* Chicago: Aldine Press.

Costonis, Maureen Needham. (Ed.). (1978). *Therapy in motion.* Urbana, IL: University of Illinois Press.

Emunah, Renée. (1994). *Acting for real: Drama therapy, process, technique, and performance.* Philadelphia: Brunner/Mazel-Taylor & Francis.

Espenak, Liljan. (1981). *Dance therapy: Theory and applications.* Springfield, IL: Charles C. Thomas.

Garfield, Sandra. (1999). Transference in psychoanalytic psychodramatic group psychotherapy. Unpublished paper.

Moreno, Zerka T. (1965). Psychodramatic rules, techniques, and adjunctive methods. *Group Psychotherapy, 18,* 73–86. (Also in Moreno & Moreno, *Psychodrama,* Vol. III, p. 233, 1969)

McCaslin, Nellie. (1984). *Creative dramatics in the classroom.* New York: David McKay Co.

Morris, Kenneth T., & Cinnamon, Kenneth M. (1974). *A handbook of verbal group exercises.* Springfield, IL: Charles C. Thomas.

Morris, Kenneth T., & Cinnamon, Kenneth M. (1975). *A handbook of nonverbal group exercises.* Springfield, IL: Charles C. Thomas.

Ortman, Harriet. (1966). How psychodrama fosters creativity. *Group Psychotherapy, 19*(3–4), 201–213.

Pfeiffer,J. W., &Jones, J. E. (1969–1974). *A handbook of structured experiences for human relations training* (Vols. 1–5 and Reference Guide). La Jolla, CA: University Associates.

Pfeiffer, J. W., & Jones, J. E. (1972–1975). *Annual handbooks for group facilitators.* La Jolla, CA: University Associates.

Polsky, Milton. (1980). *Let's improvise.* Englewood Cliffs, NJ: Prentice-Hall.

Sachnoff, Elaine A. (1996). *The warm up book.* Evanston, IL: Author.

Saretsky, Ted. (1977). *Active techniques in group psychotherapy.* New York: Jason Aronson.

Shaffer, Amy. (1995). When the screen is not blank: Transference to the psychodrama director in theory and clinical practice. *Journal of Group Psychotherapy, Psychodrama & Sociometry, 48*(1), 9–20.

Shapiro, J. L. (1978). *Methods of group psychotherapy and encounter: A tradition of innovation.* Itasca, IL: F. E. Peacock.

Sherman, Robert, & Fredman, Norman. (1986). *Handbook of structured techniques in marriage and family therapy.* New York: Brunner/Mazel.

Spolin, Viola. (1963). *Improvisations for the theater.* Evanston, IL: Northwestern University Press.

Timmins, Lois. (1972). *Understanding through communication: Structured experiments in self-exploration.* Springfield, IL: Charles C. Thomas. (Author's note: Mainly verbal techniques.)

Yalom, Irvin D. (1995). *The theory and practice of group psychotherapy* (4th ed.) New York: Basic Books/Harper/Collins.

附錄　心理劇專有名詞及技術摘要

Barbour, Alton. (1992). Purpose and strategy behind the magic shop. *Journal of Group Psychotherapy, Psychodrama & Sociometry, 45*(3), 91–101.

Blatner, Adam. (1996). *Acting-in: Practical applications of psychodramatic methods.* New York: Springer.

Blatner, Adam. (1985a). The principles of grief work. *Creating Your Living* (pp. 61–72). San Marcos, TX: Author.

Blatner, Adam. (1985b). Psychodramatic approaches to personal growth. *Creating Your Living* (pp. 29–42). San Marcos, TX: Author.

Blatner, Adam. (1994a). Psychodramatic methods in family therapy. C. E. Schaefer & M. Watson (Eds.), *Family play therapy.* Northvale, NJ: Jason Aronson.

Carlson-Sabelli, Linnea. (1989). Role-reversal. A conceptual analysis. *Journal of Group Psychotherapy, Psychodrama & Sociometry, 41*(4), 139–152.

Casson, John. (1997). Psychodrama in individual psychotherapy. *The British Journal of Psychodrama and Sociodrama, 12*(1–2), 3–20.

Combs, Linda. (1993). Psychodrama by remote control. *Journal of Group Psychotherapy, Psychodrama & Sociometry, 46*(2), 75–76.

Corsini, Raymond J. (1953). The "behind your back" technique in psychodrama. *Group Psychotherapy, 6,* 102–109.

Emunah, Renee. (1983). Drama therapy with adult psychiatric patients. *The Arts in Psychotherapy, 10,* 77–84.

Emunah, Renee. (1985). Drama therapy and adolescent resistance. *The Arts in Psychotherapy, 12,* 71–79.

Enneis, James M. (1952). Establishing a psychodrama program. *Group Psycho-*

therapy, 5(2), 111—119.

Feinberg, Henry. (1959). The ego building technique. *Group Psychotherapy, 12*(3–4), 230–235.

Goldman, Elaine, & Morrison, Delcy Schram. (1984). *Psychodrama: Experience and process.* Phoenix, AZ: Eldemar.

Greenberg, Ira A. (Ed.). (1977). *Group hypnotherapy and hypnodrama.* Chicago: Nelson-Hall.

Heilveil, Ira. (1983). *Video in mental health practice: An activities handbook.* New York: Springer Publishing Co.

Hillman, James. (1979). *Dreams and the underworld.* New York: Harper & Row.

Kipper, David. (1986). *Psychotherapy through clinical role playing.* New York: Brunner/Mazel.

Landy, Robert. (1985). The image of the mask: Implications for theatre and therapy. *Journal of Mental Imagery, 9*(4), 43–56.

Lee, Richard H. (1981). Video as adjunct to psychodrama and role playing. Jerry L. Fryrear & Bob Fleshman (Eds.), *Videotherapy in mental health* (pp. 121–145). Springfield, IL: Charles C. Thomas.

Leutz, Gretel. (1986). The psychodramatic treatment of dreams. *Group Analysis, 19,* 139–146.

Leveton, Eva. (1991). The use of doubling to counter resistance in family and individual treatment. *The Arts in Psychotherapy, 18*(3), 241–249.

Levy, Fran (Ed.) (1995). *Dance and other expressive art therapies: When words are not enough.* New York: Routledge.

Lippitt, Rosemary. (1958). Auxiliary chair technique. *Group Psychotherapy, 11*(1–2), 8–23.

Lousada, Olivia. (1998). The three-layered cake, butter with everything (Chapter 12). M. Karp, P. Holmes, & K. Bradshaw-Tauvon (Eds.) *Handbook of psychodrama.* London: Routledge.

Miller, Donnell. (1972). Psychodramatic ways of coping with potentially dangerous situations in psychotic and non-psychotic populations. *Group Psychotherapy and Psychodrama, 25*(1–2), 57–68.

Moreno, J. L. (1958). Rules and techniques of psychodrama. Jules H. Masserman and J. L. Moreno (Eds.). *Progress in psychotherapy* (Vol. 3, pp. 86–132). New York: Grune & Stratton.

Moreno, Zerka T. (1959). A survey of psychodramatic techniques. *Group Psychotherapy, 12,* 5–14.

Moreno, Zerka T. (1966). Psychodramatic rules, techniques, and adjunctive methods. *Group Psychotherapy, 18,* 73–86.

Ossorio, Abel G., & Fine, Leon. (1960). Psychodrama as a catalyst for social change in a mental hospital. J. Masserman & J. L. Moreno (Eds.), *Progress in psychotherapy* (Vol.5)(pp.121–131). New York: Grune & Stratton.

Parrish, Marguerite. (1953). Psychodrama: Description of applications and review of techniques. *Group Psychotherapy, 6*(1–2), 74–77.

Rabson, June S. (1979). *Psychodrama: Theory and method.* Cape Town, South Africa: University of Cape Town, Department of Sociology.

Remer, Rory. (1986). Use of psychodramatic intervention with families: Change on multiple levels. *Journal of Group Psychotherapy, Psychodrama, & Sociometry, 39*(1), 13–30.

Sachnoff, Elaine Ades. (1991). Why and when to use "hit and run" doubling. *Journal of Group Psychotherapy, Psychodrama & Sociometry, 44*(1), 41–43.

Sacks, James M. (1967). The judgment technique in psychodrama. *Group Psychotherapy, 18*(1–2), 69–72.

Sacks, James M. (1970). The reformed auxiliary ego technique: A psychodramatic rekindling of hope. *Group Psychotherapy, 23,* 118–126.

Sacks, James M. (1970). The letter. *Group Psychotherapy and Psychodrama, 27*(3–4), 184–190.

Samuels, Mike, & Samuels, Nancy. (1975). *Seeing with the mind's eye: The history, techniques and uses of visualization.* New York: Random House/ The Bookworks.

Schutz, Will. (1971). *Here comes everybody.* New York: Harper & Row.

Siroka, Robert, & Schloss, Gilbert A. (1968). The death scene in psychodrama. Psychotherapy: Theory, Research, and Practice, 5, 355–361.

Speros, Tom. (1972). The final empty chair. *Group Psychotherapy, 25*(1–2), 32–33.

Torrance, E. Paul. (1978). Sociodrama and the creative process. Frederick Flach (Ed.). *Creative psychiatry* (Geigy Series No. 14). Ardsley, NY: Geigy Pharmaceuticals.

Torrance, E. Paul, & Wright, Jeanne A. (1987). Sociometric audience technique as a device for maximizing creativity in problem solving in large groups. *Creative Child & Adult Quarterly, 12*(3), 147–151.

Treadwell, Thomas; Stein, Steven; & Kumar, V. K. (1988). A review of psychodramatic warm-up techniques for children, adolescents and adults. *Journal of the British Psychodrama Association, 3*(1), 5–18.

Treadwell, Thomas; Stein, Steven; & Kumar, V. K. (1990). A survey of psychodramatic action and closure techniques. *Journal of Group Psychotherapy, Psychodrama & Sociometry, 43*(3), 102–115.

Twitchell-Allen, Doris. (1969). The crib scene: A psychodramatic exercise. *Psychotherapy: Theory, Research, and Practice, 6,* 206–208.

Vander May, James H. (1981). *Psychodrama a deux.* Grand Rapids, MI: Author. 6207 Eastridge Dr, Hudsonville MI 49426.

Weiner, Hannah B., & Sacks, James M. (1969). Warm-up and sum-up. *Group Psychotherapy, 22*(1–2), 85–102.

Weiner, Hannah B., & Sacks, James M. (1981). Return from "Splendid isolation." Richard Courtney & Gertrud Schattner (Eds.), *Drama in therapy* (Vol. 2, pp.129–156). New York: Drama Book Specialists.

Williams, Antony. (1998). Psychodrama and family therapy—what's in a name? *International Journal of Action Methods, 50*(4), 139–165.

Yablonsky, Lewis. (1954). The future-projection technique. *Group Psychotherapy, 7*(3–4), 303–305.

Yalom, Irv. (1995). *Theory and practice of group psychotherapy 4th ed.)* New York: Basic Books.

參考書目

後面的參考書目是希望補足本書中參考的文獻來源。一些特
定主題的書，如 Fox 關於重播劇場（playback theatre）的書，可在
（本文）各篇章中找到這些主題。在過去數十年間，許多專業性
文章陸續被發表，在我的《心靈的演出》這本書及它的前面幾
版，我都致力想提供更新的參考書目，而必須花費相當的努力去
做編訂的工作，像是拿掉一些較陳舊過時的文獻或材料。James
Sacks博士在一九九五年就建立了他和其他學者之前的文獻參考，
並從那時開始更新，使他擁有含括範圍最廣泛的參考文獻。我也
將一些關於戲劇治療（drama therapy 或 dramatherapy，這是英國的
用語）的書目納入，因為儘管戲劇治療和心理劇有些部分仍有差
異，但二者相近度還是很高，故讀者可藉此增加對心理劇基礎理
論的了解。

美國的期刊

大多數關於心理劇的文獻可在 Moreno 發行的期刊中尋得，
但某些期刊已多次更名。

260 　　《社會計量：人際關係期刊》（*Sociometry*：*A Journal of Interpersonal Relation*, Vols. 1-18, 1937-1956）其早期篇卷包括了一些Moreno 的基本觀念，及與心理劇相關活動的文獻，如治療中的表現藝術、家族治療，及其他與社會計量有關的部分。然而在一九五六年，這份期刊轉移給美國社會學協會（American Sociological Association），並成為一份更具學術性的正式社會科學期刊。

　　儘管是斷斷續續地，Moreno 仍繼續發表關於社會計量及其他主題的文章，並發行了《社會計量國際期刊》（*International Journal of Sociometry,* Vols. 1-5, 1956-1968）、《國際社會計量手冊》（*Handbook of International Sociometry,* Vols. 6-8, 1971-1973）。

　　他的第二份主要期刊（在《社會計量》之後創刊的），結果變成了心理劇主要發展的專業性媒介。它一開始的刊名是《社會》（*Sociatry*）〔副標題是：團體與團體間治療期刊（*A Journal of Group and Intergroup Therapy*）〕，第一至三卷是在一九四七至一九五○年出版的，後來刊名變成《團體心理治療》（*Group Psychotherapy,* Vols. 4-22, 1951-1970）和《團體心理治療與心理劇》（*Group Psychotherapy and Psychodrama*, Vols. 23-28, 1970-1975）。Moreno 在一九七四年逝世後，這份期刊被心理劇導演所組成的委員會編輯，並更名為《團體心理治療、心理劇與社會計量》（*Group Psychotherapy, Psychodrama, and Sociometry,* Vols.29-33, 1976-1980）。然後在一九八一年，由Helen Dwight Reid 教育基金會（HELDREF）的專業出版下，刊名變成《團體心理治療、心理劇與社會計量期刊》（*Journal of Group Psychotherapy, Psychodrama, & Sociometry*, Vols. 34+, 1981-1996），為了擴展臨床以外的相關領域，編輯再次更改了刊名為《行動式治療國際化期刊：心

理劇、社會技能訓練與角色扮演》（*The International Journal of Action Methods: Psychodrama, Skills Training and Role Playing*, Vols 50, 1997 to the present），可簡稱為 IJAM。

訂閱或發表文章可寫至下列地址：

The International Journal of Action Methods

HELDRED Publications

1319 Eighteenth Street, NW

Washington, DC 20036-1802

或上網，網址是：www.heldref.org

參考書目

Badaines, Ari. (1988). Psychodrama. J. Rowan & W. Dryden (Eds.). *Innovative therapy in Britain*. Open University Press.

Barragar-Dunne, Pamela. (1992). *The narrative therapist and the arts: Expanding possibilities through drama, movement, puppets, masks and drawings*. Los Angeles: Drama Therapy Institute/ Possibilities Press. 261

Bannister, Anne. (1997). *The healing drama: Psychodrama and drama therapy with abused children*. London: Free Association Books.

Bentley, Eric. (1977). Theatre and therapy. W. Anderson (Ed.). *Therapy and the arts* (pp. 29 50). New York: Harper/Colophon.

Bischof, Ledford. J. (1964). *Interpreting personality theories* (pp. 355–420). New York: Harper & Row.

Bilaniuk, Marie-Therese. (1990). *Bibliography of psychodrama, 1980–1990*. Toronto: Author. (See also Sacks, Bilaniuk, & Gendron, 1995.)

Blatner, Howard A. (Ed.) (1968). *Practical aspects of psychodrama*. Belmont, CA: Author. (Out of print, may be available at some libraries.) (Author's note: In 1977, H. A. Blatner changed his name to A. Blatner, so these items are placed in chronological rather than alphabetical order.)

Blatner, Howard A. (Ed.) (1970). *Psychodrama, role-playing and action methods: Theory and practice*. Thetford, England: Author. (Author's note: This was a revision and expansion of the previous book, also now out of print.)

Blatner, H.A. (1973). *Acting-In*. (1st ed.), blue cover. (Author's note: See Blatner, 1996). New York: Springer.

Blatner, Adam with Blatner, Allee. (1988). *Foundations of psychodrama: History, theory, and practice* (2nd ed.). New York: Springer.

Blatner, Adam. (1995). Psychodramatic methods in psychotherapy. *Psychiatric Times, 12*(5), 20.

Blatner, Adam. (1995). Psychodrama. R. J. Corsini and D. Wedding (Eds.). *Current Psychotherapies* (5th ed.) (pp. 399–408.). Itasca, IL: Peacock. (Also in 4th ed., 1989.)

Blatner, Adam. (1996). *Acting-In: Practical applications of psychodramatic methods* (3rd ed.), red cover. New York: Springer. (Author's note: Also published in the U.K. in 1997 by London: Free Association Books.)

Blatner, Adam. (1997). Psychodrama: The state of the art. *The Arts in Psychotherapy, 24*(1), 23–30.

Blatner, Adam. (1997). On psychodrama: An interview of Adam Blatner. *Individual Psychology, 53*(4), 483–492.

Blatner, Adam. (1999). Psychodrama. D. J. Wiener (Ed.). *Beyond talk therapy.* Washington, D.C.: American Psychological Association Press.

Blatner, Adam. (2000). Psychodrama. R. J. Corsini (Ed.). *Handbook of innovative psychotherapies* (2nd ed.). New York: Wiley.

Blatner, Adam, & Blatner, Allee. (1997). *The Art of Play: Helping adults reclaiming imagination and spontaneity* (2nd ed.), dark blue cover. Philadelphia: Brunner/Mazel-Taylor & Francis. (1st ed., 1988, red hard- and soft-cover, New York: Human Sciences Press.)

Boies, Karen G. (1973). Role playing as a behavior change technique: Review of the empirical literature. I. M. Marks et. al. (Eds.), *Psychotherapy and behavior change, 1972* (pp. 372–379). Chicago: Aldine.

Bouquet, Carlos M. (1982). Theory of the scene. Malcom Pines and Lise Rafaelsen (Eds.), *The individual and the group* (pp. 179–186). New York: Plenum.

Brazier, David. (1991). *A guide to psychodrama.* London: Association for Humanistic Psychology in Britain.

Buchanan, Dale Richard. (1984). Psychodrama. T. B. Karasu (Ed.). *The psychiatric therapies, Part 2: the psychosocial therapies* (pp. 783–799). Washington, D.C.: American Psychiatric Association.

Buchanan, Dale Richard., & Taylor, Jane A. (1986). Jungian typology of professional psychodramatists: Myers-Briggs type indicator analysis of certified psychodramatists. *Psychological Reports, 58,* 391–400.

Clayton, G. Maxwell. (1991). *Directing psychodrama: A training companion.* c/o Psychodrama Institute, P.O. Box 5302, Lambton Quay, Wellington, New Zealand. Other small books available by Dr Clayton:
(1992). *Enhancing life & relationships: Role training.*
(1993). *Living pictures of the self: Role theory.*

262

(1994). *Effective group leadership.*

Cohen, Roberta G., & Lipkin, Gladys B. (1979). Psychodrama. *Therapeutic group work for health professionals* (pp. 179–217). New York: Springer.

Corey, Gerald. (2000). Psychodrama, Chapter 8. (pp. 213–246). *Theory and practice of group counseling* (5th ed.). Pacific Grove, CA: Brooks/Cole. (Author's note: Earlier editions of this widely used textbook also carry good review chapters on psychodrama).

Corsini, Raymond J., and Putzey, L. J. (1956). The historic background of group psychotherapy. *Group Psychotherapy, 9,* 177–249. (Author's note: A 1700-item bibliography including items dating from 1906–1955)

Corsini, Raymond J. (1967). *Role playing in psychotherapy.* Chicago: Aldine. (Author's note: Has annotated bibliography)

Davies, Martin H. (1988). Psychodrama group therapy. Mark Aveline & Windy Dryden (Eds.), *Group therapy in Britain* (pp. 88–114). Milton Keynes, England: Open University Press.

Dayton, Tian. (1994). *The Drama Within: Psychodrama and experiential therapy.* Deerfield Beach, FL: Health Communications Inc.

Duggan, Mary & Grainger, Roger. (1997). *Imagination, identification, and catharsis in theatre and therapy.* London: Jessica Kingsley.

Emunah, Renée. (1994). *Acting for real: Drama therapy process and technique.* New York: Brunner/Mazel.

Fine, Leon J. (1979). Psychodrama. In R. J. Corsini (Ed.). *Current psychotherapies* (2nd ed.) (pp. 428–459). Itasca, IL: Peacock.

Fleshman, Bob, & Fryrear, Jerry. (1981). *The arts in therapy.* Chicago: Nelson Hall. 263

Fox, Jonathan (Ed.). (1987). *The essential Moreno: Writings on psychodrama, group method, and spontaneity.* New York: Springer.

Fuhlrodt, Robert L. (Ed.). (1990). *Psychodrama: Its application to ACOA and substance abuse treatment.* Caldwell, NJ: Author.

Gale, Derek. (1990). *What is psychodrama? A personal and practical guide.* Loughton, England: Gale Centre Publications.

Gendron, Jeanine. (1980). *Moreno: The roots and the branches; and bibliography of psychodrama, 1972–1980.* Beacon, NY: Beacon House.

Gersie, Alida (Ed.). (1995). *Dramatic approaches to brief therapy.* London: Jessica Kingsley.

Gold, Muriel. (1991). *The fictional family in drama, education, and group work.* Springfield, IL: Charles C. Thomas.

Goldman, Elaine Eller, & Morrison, Delcy Schram (1984). *Psychodrama: Experience and process.* Eldemar, 5812 No. 12th St., Phoenix, AZ 85014.

Goldman, Elaine E., Morrison, Delcy S., & Goldman, Mark S. (1987). *Psychodrama: A Training Videotape.* Phoenix, AZ: Eldemar.

Grainger, Roger. (1990). *Drama and healing: The roots of drama therapy*. London: Jessica Kingsley.

Greenberg, Ira A. (1968). *Psychodrama and audience attitude change*. Beverly Hills: Behavioral Studies Press.

Greenberg, Ira A. (Ed.). (1974). *Psychodrama: Theory and therapy*. New York: Behavioral Publications.

Greenberg, Ira A. (Ed.). (1977). *Group hypnotherapy and hypnodrama* (pp. 231–303). Chicago: Nelson-Hall.

Greenberg, Ira A. (1986). Psychodrama. I. L. Kutash & A. Wolf (Eds.). *Psychotherapist's casebook* (pp. 392–412). San Francisco: Jossey-Bass.

Gregoric, Linda, & Gregoric, M. (1981). Sociodrama: Video in social action. J. L. Fryrear & B. Fleshman (Eds.). *Videotherapy in mental health* (pp. 244–256). Springfield, IL: Charles C Thomas.

Haas, Robert B. (1949). *Psychodrama and sociodrama in American education*. Beacon, NY: Beacon House.

Haas, Robert B., & Moreno, Jacob L. (1961). Psychodrama as a projective technique. H. H. Anderson and G. L. Anderson (Eds.) An *introduction to projective techniques* (pp 662–675). Englewood Cliffs, NJ: Prentice-Hall.

Hale, Ann E. (1981; 1985). *Conducting clinical sociometric explorations: A manual for psychodramatists and sociometrists*. Roanoke, VA: Author.

Hare, A. Paul. (1985). *Social interaction as drama*. Beverly Hills: Sage.

Hare, A. Paul. (1986). Bibliography of the work of J. L. Moreno. *Journal of Group Psychotherapy, Psychodrama, and Sociometry, 39*(3), 95–128.

Hare, A. Paul, & Hare, June Rabson. (1996). *J.L. Moreno*. (Part of a series, "Key Figures in Psychotherapy"). London: Sage.

Haskell, Martin R. (1975). *Socioanalysis: Self direction via sociometry and psychodrama*. Long Beach, CA: Role Training Associates.

Haskell, Rochelle J., Pearl, Carl E., & Haskell, Martin R. (1986). A *world in microcosm: Psychodrama and related subjects*. Previously entitled *Sociometry through group interaction psychotherapy*. Long Beach, CA: Role Training Associates.

Hayden-Seman, Joyce. (1998). *Action modality couples therapy*. Northvale, NJ: Jason Aronson.

Heilveil, Ira. (1983). *Video in mental health practice* (pp. 60–67). New York: Springer.

Hoey, Bernadette. (1997). *Who calls the tune: A psychodramatic approach to child therapy*. New York: Routledge.

Holmes, P. (1992). *The inner world outside: Object relations theory and psychodrama*. New York: Routledge.

Holmes, Paul, & Karp, Marcia. (Eds.) (1991). *Psychodrama: Inspiration & technique*. New York: Routledge.

264

Holmes, P., Karp, M., & Watson, M. (Eds.). (1994). *Psychodrama since Moreno: Innovations in theory and practice.* London & New York: Tavistock/Routledge.

Hudgins, M. Katherine. (1996). *The therapeutic spiral model: An experiential approach to trauma.* Also. *Healing Sexual Trauma: An Experiential Practice Approach,* and other monographs (1991–1995). Charlottesville, VA: Center for Experiential Learning Ltd.

Hudgins, M. Katherine. (1998). Experiential psychodrama with sexual trauma. (pp. 328–348). L. S. Greenberg, J. C. Watson, & G. Lietaer (Eds.). *Handbook of experiential psychotherapy.* New York: Guilford.

Hudgins, M. Katherine & Kellermann, Peter Felix (Eds.). (In Press). *Psychodrama and trauma.* London: Jessica Kingsley.

Irwin, E. C., & Portner, E. (Eds.) (1984). *The scope of drama therapy: Proceedings from the first annual drama therapy conference.* New Haven, CT: National Association for Drama Therapy.

Jennings, S. (1973). *Remedial drama.* London: Pitman. (U.S. publication, 1974, and revised 2nd ed., 1982. New York: Theatre Arts Books.)

Jennings, S. (Ed.). (1987). *Dramatherapy: Theory and practice for teachers and clinicians.* London: Routledge; Cambridge, MA: Brookline.

Jennings, S. (1990). *Dramatherapy with families, groups and individuals: Waiting in the wings.* London: Jessica Kingsley.

Jennings, S. (Ed.). (1992). *Dramatherapy: Theory and practice 2.* London: Routledge.

Jennings, Sue., & Minde, A. (1993). *Art therapy and dramatherapy: Masks of the soul.* London: Jessica Kingsley.

Jennings, S. (1994a). *Introduction to dramatherapy.* London: Jessica Kingsley.

Jennings, S. (Ed.). (1995). *Dramatherapy with children and adolescents,* London & New York: Routledge.

Jennings, S. (Ed.). (1997). *Drumatherapy: Theory and practice 3.* London & New York: Routledge.

Jennings, S. (1998). *Introduction to dramatherapy: Theatre and healing— Ariadne's ball of thread.* London: Jessica Kingsley.

Jennings, S., Cattanach, A., Mitchell, S., Meldrum, B., & Chesner, A. (1994). *Handbook of Dramatherapy.* London: Routledge.

Jones, Phil. (1995). *Drama as therapy, theatre as living.* London: Routledge.

Karp, Marcia, Holmes, Paul, & Bradshaw-Tauvon, Kate. (1998). *Handbook of psychodrama.* London & New York: Routledge.

Kipper, David A. (1986). *Psychotherapy through clinical role playing.* New York: Brunner/Mazel.

Kipper, David A. (1990). Clinical role playing: A psychodramatic psychotherapy. J. K. Zeig & M. Munion (Eds.). *What is psychotherapy?* San Francisco: Jossey-Bass. (pp 344–347).

265

Kipper, D. A. (1992). Psychodrama: Group psychotherapy through role playing. *International Journal of Group Psychotherapy, 42*(4), 495–521.

Kellermann, P. F. (1992). *Focus on psychodrama: The therapeutic aspects of psychodrama.* London: Jessica Kingsley.

Kumar, V. K., & Treadwell, T. W. (1985). *Practical sociometry for psychodramatists.* West Chester, PA: Authors.

Landy, R. J. (1993). *Persona and performance: The meaning of role in drama, therapy, and everyday life.* New York: Guilford.

Landy, R. J. (1994). *Drama therapy: Concepts and Practices.* (2nd Ed.) Springfield, IL: Charles C Thomas. (1st ed., 1986).

Landy, Robert J. (1996). *Essays on drama therapy: The double life.* London: Jessica Kingsley.

Langley, D. (1983). *Dramatherapy and psychiatry.* London: Croom Helm.

Leach, James D., Nolte, John, & Larimer, Kätlin. (1999). Psychodrama and trial lawyering. *Trial: Winning Trial Techniques,* April, 40–48.

Lebovici, S. (1974). A combination of psychodrama and psychoanalysis. S. de Schill (Ed.). *The challenge for group psychotherapy: Present and future* (pp. 286–315). New York: International Universities Press.

Lee, Richard H. (1981). Video as adjunct to psychodrama and role playing. J. L. Fryrear & B. Fleshman (Eds.), *Videotherapy in mental health.* Springfield, IL: Charles C Thomas.

Leveton, Eva (1992). *A clinician's guide to psychodrama.* New York: Springer. (Author's note: This is a second edition of her 1977 book titled: *Psychodrama for the timid clinician,* also from Springer.)

Link, A. (1992). *Mirrors from the heart: Emotional identity and expression through drama.* Ontario, Canada: Elora.

Marineau, Rene F. (1989). *Jacob Levi Moreno, 1889–1974.* New York: Routledge. (Author's note: A 1990 edition in French published in Quebec has even more information and photos.)

Martin, R. B. (1991). The assessment of involvement in role playing. *Journal of Clinical Psychology, 47,* 587–596.

McReynolds, P., & DeVoge, S. (1977). Use of improvisational techniques in assessment. P. McReynolds (Ed.). *Advances in psychology: Vol.4. Assessment.* San Francisco: Jossey-Bass.

266 Miller, Donell. (1999). *Catharsis and closure.* Redlands, CA: Author (see below).

—(1998) *Teens connect with psychodrama.*

—(1997) *Changing the past.*

—(1998) *Celebrating Role Transition Through Psychodrama.* (2nd ed.)

—(1996) *The 28 Plot System for Psychodrama.*

—(1997). *The Presence in Psychodrama.*

—(1998). *Doers of the word: introducing bibliodrama.*

—(1997). *Collision Course.* (Using a mystery novel as a vehicle for introducing psychodrama.)

These and others, as well as reprinnts of a number of the original Moreno-published Beacon House books and even some originals still in stock, available from: Beacon Remainders, 1610 Helena Lane, Redlands, CA 92373. (909) 798-2765.

Also other books:

Generic Psychodramas for Students & Teachers. (112 pg.)

Celebrating Role Transition Through Psychodrama. (98 pg.)

The 28 Plot System for Psychodrama. (96 pg.)

The Presence in Psychodrama. (106 pg.)

Backfire. (194 pg.) (A mystery novel which includes a good deal of psychodrama.)

Also, Miller has access to reprints of a number of the original Moreno-published Beacon House books and even some originals still in stock.)

Miller, M. Michael. (1971). *Psychodrama: The self on stage.* Washington, D.C.: The New School of Psychotherapy.

Mitchell, Stephen. (Ed.) (1995). *Dramatherapy: Clinical studies.* London & Bristol, PA: Jessica Kingsley.

Moreno, J. L. (Jacob Levi). The originator of psychodrama was a prolific writer, publishing scores of articles and monographs on the subject, only a few of which we need mention here. A complete listing of his works has been noted by Hare (1986) (q.v.). Moreno also wrote numerous articles on group psychotherapy, sociometry and related subjects. His books and articles have been translated into many languages. You will notice that most of his books were published by Beacon House, which was Moreno's own publishing house, named in honor of his home and sanitarium in Beacon, New York. Until his death, he also supervised the publication of the major journals devoted to psychodrama, sociometry, and group psychotherapy. Some of his better known and more substantial writings are listed here.

Moreno, J. L. (1921). *The Words of the Father.* First published anonymously in Vienna; inspirational poetry and some exposition of Moreno's philosophical-theological ideas. (Also entitled *The psychodrama of God: A new hypothesis of the self.*) Reissued in 1971. Beacon, NY: Beacon House.

Moreno, J. L. (1923). *The theater of spontaneity.* First published in Potsdam with the title, *Das Stegreiftheater,* and translated and published by Beacon House in 1947 and 1973. Reprinted again in 1983.

267   Moreno, J. L. (1934). *Who shall survive? A new approach to the problem of human interrelations*. Washington, D.C.: Nervous & Mental Disease Publishing. In 1953, this was revised and expanded, and the subtitle changed to *Foundations of sociometry, group psychotherapy, and sociodrama*. Beacon, NY: Beacon House. It was republished by the ASGPP in 1993.

Moreno, J. L. (1946). *Psychodrama: Vol. 1*. Beacon, NY: Beacon House. Reprinted numerous times since then. Republished by ASGPP in 1993.

Moreno, J. L. (Ed.). (1946). *Group Psychotherapy: A symposium*. Beacon, NY: Beacon House.

Moreno, J. L. (1951). (Ed.) *Sociometry: Experimental method and the science of society*. Beacon, NY: Beacon House. (Articles by Moreno and many others.)

Moreno, J. L. (1956). *Sociometry and the science of man*. Beacon, NY: Beacon House.

Moreno, J. L. (Ed.). (1956–1960). *Progress in psychotherapy (Vols. 1–5)*. New York: Grune & Stratton. Coedited with Frieda Fromm-Reichmann (Vol. 1), and then Jules Masserman (Vols. 2–5), both of whom were the first names on the books. This series of five books contains a number of important articles on psychodrama by Moreno and others.

Moreno, J. L. (1960). *The sociometry reader*. Glencoe, IL: The Free Press. Coedited with Helen Hall Jennings and others.

Moreno, J. L. (1963). Reflections on my method of group psychotherapy and psychodrama. *CIBA Symposium, 2*(4), 148–157. (Reprinted in 1974 in H. Greenwald [Ed.], *Active Psychotherapy*. New York: Jason Aronson. This book was reissued in 1984.)

Moreno, J.L. (1963). *The Words of the Father*. (Audiocassette, narrated by Moreno himself. ASGPP.)

Moreno, J. L. (1971). Psychodrama. H. I. Kaplan & B. J. Sadock (Eds.), *Comprehensive group psychotherapy* (pp. 460–500). Baltimore: Williams & Wilkins.

Moreno, J. L. (1972). The religion of God-Father. P. E. Johnson (Ed.), *Healer of the mind: A psychiatrist's search for faith* (pp. 197–215). Nashville, TN: Abington.

Moreno, J. L. (1987). *The essential Moreno*. (See Fox, 1987).

Moreno, J. L., & Elefthery, D. G. (1975). An introduction to group psychodrama. George Gazda (Ed.). *Basic approaches to group psychotherapy and group counseling* (2nd. Ed.). Springfield, IL: Charles C Thomas.

Moreno, J. L., Friedemann, A., Battegay, R., & Moreno, Z. (Eds.). (1966). *International handbook of group psychotherapy*. New York: Philosophical Library.

Moreno, J. L., & Kipper, David A. (1968). Group psychodrama and community-centered counseling. G. M. Gazda (Ed.). *Basic approaches to group psychotherapy and group counseling* (1st ed.). Springfield, IL: Charles C. Thomas.

Moreno, J. L., & Moreno, Z. T. (1959). *Psychodrama, Vol. 2*. Beacon, NY: Beacon House.　268

Moreno, J. L., & Moreno, Z. T. (1969). *Psychodrama, Vol. 3*. Beacon, NY: Beacon House.

Moreno, Jacob L., & Zeleny, L. D. (1958). Role theory and sociodrama. J. S. Roucek, *Contemporary Sociology* (pp. 642–654). New York: Philosophical Library.

Moreno, Jonathan D. (Ed.). (1989). The autobiography of J. L. Moreno, M.D.: Part 1. *Journal of Group Psychotherapy, Psychodrama & Sociometry, 42*(1), 3–52; Part 2: *42*(2), 59–125. Abridged, edited by his son, Jonathan.

Moreno, Joseph J. (1999). *Acting your inner music: Music therapy and psychodrama*. St. Louise, MO: MMB Music.

Moreno, Zerka T. (1959). A survey of psychodramatic techniques. *Group Psychotherapy, 12*, 5–14.

Moreno, Zerka T. (1965). Psychodramatic rules, techniques, and adjunctive methods. *Group Psychotherapy, 18*(1–2), 73–86.

Moreno, Zerka T. (1978). Psychodrama. H. Mullan & M. Rosenbaum (Eds.). *Group psychotherapy* (2nd ed., pp. 352–376). New York: Free Press.

Moreno, Zerka T. (1983). Psychodrama. H. I. Kaplan & B. J. Sadock (Eds.), *Comprehensive group psychotherapy* (2nd Ed., pp. 158–166). Baltimore: Williams & Wilkins.

Moreno, Zerka T. (1987). Psychodrama, role theory, and the concept of the social atom. J. Zeig (Ed.). *The evolution of psychotherapy* (pp. 341–358). New York: Brunner/Mazel. Also excerpted in *Journal of Group Psychotherapy, Psychodrama & Sociometry, 42*(3), 1989.

Moreno, Zerka T. (1990). Psychodrama. J. K. Zeig & M. Munion (Eds.). *What is psychotherapy?* San Francisco: Jossey-Bass. (pp 341–343).

Moreno, Zerka T., Blomkvist, Leif-Dag, & Ruetzel, Thomas. (In Press). *Psychodrama, surplus reality, and the art of healing*. London & New York: Routledge.

Murray, Neville. (1976). Psychodrama—post Moreno. A. Wolberg & M. Aronson (Eds.). *Group therapy, 1976—An overview* (pp. 16–20). New York: Stratton Intercontinental Medical Book Corp.

Naar, Ray. (1990). Psychodrama in short-term psychotherapy. R. A. Wells & V. J. Giannetti (Eds.). *Handbook of the brief psychotherapies* (pp 583–600). New York: Plenum.

Olsson, Peter A. (1980). Psychodrama and literature in evaluation and treatment. H. S. Moffic and G. L. Adams (Eds.). *A clinician's manual on mental health care: A multidisciplinary approach* (pp. 130–138). Menlo Park, CA: Addison-Wesley.

Olsson, Peter A., & Barth, Patricia A. (1983). New uses of psychodrama. *Journal of Operational Psychiatry, 14*(2), 95–101.

Pearlman, William D. (1995). *Characters of the sacred: The world of archetypal drama*. Placitas, NM: Duende Press.

Polansky, Norman A. (1982). Ego functions in psychodrama. *Integrated ego psychology* (pp. 270–293). New York: Aldine.

Portner, Elaine. (Ed.). (1986). *Drama therapy in print: A bibliography*. New Haven, CT: National Association for Drama Therapy.

Røine, Eva. (1997). *Psychodrama: Group psychotherapy as experimental theatre—playing the leading role in your own life*. London & Bristol, PA: Jessica Kingsley.

Sacks, James M. (1974). The psychodramatic approach. D. S. Milman & G. D. Goldman (Eds.) *Group process today: Evaluation and perspectives* (pp. 137–145). Springfield, IL: Charles C Thomas.

Sacks, James M. (1981). Drama therapy with the acting-out patient. G. Schattner & R. Courtney (Eds.). *Drama in therapy. Vol. 2: Adults* (pp. 35–56). New York: Drama Book Specialists.

Sacks, James M. (1988). Psychodramatic techniques in work with borderline patients. N. Slavinska-Holy (Ed.). *Borderline and narcissistic patients in therapy*. Madison, CT: International Universities Press.

Sacks, James M. (1990). Psychodrama. I. L. Kutash & A. Wolf (Eds.). *The group psychotherapist's handbook: Contemporary theory & technique* (pp 211–230). New York: Columbia University Press.

Sacks, James M. (1993). Psychodrama. H. I. Kaplan & B. J. Sadock (Eds.). *Comprehensive group psychotherapy* (3rd Ed., pp. 214–228). Baltimore: Williams & Wilkins.

Sacks, James. M., Bilaniuk, Marie-Therese. & Gendron, Jeanine M. (1995, 1999). *Bibliography of psychodrama: Inception to date*. Now over 4,000 items, this is available on either MacIntosh or IBM-compatible computer diskette. Available from James M. Sacks, Ph.D., 4 Selma Boulevard, Randolph, NJ 07869–3406, for $35, including postage ($38 for international postage).

    See also references to Bilaniuk, Gendron, and Greer & Sacks above. Includes also citations from the international professional literature, plus relevant articles from drama therapy and clinical role playing.

Schattner, Gertrud, & Courtney, Richard. (Eds.) (1981). *Drama in therapy Vol. 1: Children; Vol. 2: Adults*. New York: Drama Book Specialists. Excellent anthology with many relevant articles.

Seabourne, Barbara. (1985). *Practical aspects of psychodrama*. St Louis: Author. Papers first privately produced in 1960s and included in Blatner's 1968 and 1970 books (q.v.). St Louis, MO: Author.

269

Siroka, Robert W., Siroka, Ellen, & Schloss, Gilbert (Eds.) (1971). *Sensitivity training and group encounter—An introduction.* New York: Grosset & Dunlap. Includes a section on psychodrama.

Starr, Adaline. (1977). *Rehearsal for living: Psychodrama.* Chicago: Nelson-Hall.

Stietzel, Lynn D., & Hughey, Andrew R. (1994). *Empowerment through spontaneity: A taste of psychodrama.* San Jose, CA: Associates for Community Interaction.

Sternberg, Pat, & Garcia, Antonina. (1989). *Sociodrama: Who's in your shoes?* Westport, CT: Praeger. (2nd ed. in press)

Tomasulo Daniel J. (1998). *Action methods in group psychotherapy: Practical aspects.* Philadelphia: Taylor & Francis/Accelerated Development.

Torrance, E. Paul, Murdock, Mary, & Fletcher, David. (1995). *Role playing:* 270 *Creative problem solving in action.* Clubview, South Africa: Benedic Books.

Treadwell, Thomas. W. (Ed.). (1974). *Confrontation and training via the group process—The action techniques.* New York: Simon & Schuster.

Warner, G. Douglas. (1978–1986). *Psychodrama training tips.* Vols. 1 & 2. Published by author, but now out of print.

Weiner, Hanna B. (1975). Living experiences with death—A journeyman's view through psychodrama. *Omega, 6*(3), 251–274.

Weiner, Hanna B. (1981). Return from splendid isolation. G. Schattner & R. Courtney (Eds.). *Drama in therapy* (pp. 129–156). New York: Drama Book Specialists.

Wilder, Rosilyn. (1996). *Come, step into my life: Life drama with youth and elders.* Charlottesville, VA: New Plays Inc.

Williams, Antony. (1989). *The passionate technique: Strategic psychodrama with individuals, families, and groups.* New York: Tavistock/Routledge.

Williams, Antony. (1991). *Forbidden agendas: Strategic action in groups.* New York: Tavistock/Routledge.

Williams, Antony. (1995). *Visual & active supervision.* New York: Norton.

Yablonsky, Lewis. (1972). Psychodrama and role training. L. N. Solomon & B. Berzon (Eds.). *New perspectives on encounter groups* (pp. 255–265). San Francisco: Jossey-Bass.

Yablonsky, Lewis. (1992). *Psychodrama: Resolving emotional problems through role-playing.* New York: Brunner/Mazel. This major book in the field was first published by Basic Books in 1976, then in 1981 by Gardner Press, and again in 1992 by Brunner/Mazel.

Yardley-Matwiejczuk, Krysia. (1997). *Role play: theory and practice.* London: Sage.

其他語系的參考書目

這只是一部分的參考書目，主要是最新出版或較被廣泛使用的書，但 Moreno 的譯版並未包含在以下列表中。可理解的是，在國際心理劇社群中，Moreno 的作品是基本的參考書。而其他還有一些作者，如 Holmes 和 Karp、Kellermann、Fox、Blatner、Leutz、Leveton、Kipper 與 Ancelin-Schutzenberger 等，也有各種語言的譯本。

巴西（葡萄牙語）

Aguiar, Moses. (Ed.) (1989). *O Psicodramaturgo J.L. Moreno (1889–1989).* (A celebration of the centennial of Moreno's birth). Casa do Psicologo, Revista Brasiliera de Psicodrama.

Aguiar, Moyses. (1998). *Teatro espontaneo e psicodrama* (Spontaneous theater and psychodrama). Sao Paulo: Agora.

Almeida, Wilson Castello de (Ed.).(1999). *Grupos: A proposta do psicodrama* (Groups: The proposal of psychodrama). São Paulo: Ágora.

Fonseca, Jose. (1999). *Psicodrama da loucura: Correlações entre Buber e Moreno* (The Psychodrama of madness: Correlations between Buber and Moreno) (5th ed.). São Paulo: Ágora.

Goncalves, Camila Salles; Wolff, Jose Roberto, & Almeida, Wilson Castello de. (1998). *Licoes de psicodrama* (Lessons of psychodrama) (4th ed.) São Paulo: Ágora.

Massaro, Geraldo. (1996). *Esboco para uma teoria da cena: Propostas de acao para diferentes dinamicas* (An outline of the theory of scene: Action proposals for distinct dynamics). São Paulo: Ágora.

Monteiro, Regina F., (Ed.). (1998). *Tecnicas fundamentais do psicodrama* (Fundamental techniques of psychodrama) (2nd ed.) São Paulo: Ágora.

Perazzo, Sergio. (1994). *Ainda e sempre psicodrama* (Always psychodrama). São Paulo: Ágora.

Zuretti, Monica & Mennegazzo, Carlos (1995). *Diccionario de psicodrama.* (Psychodrama dictionary). São Paulo: Ágora.

271

芬蘭

Nieminen, Seija & Saarenheimo, Marja. (1981). Morenolainen psykodraama. Helsinki, Finland: Psykologien kustannus Oy.

Niemistö, Raimo. (1998). Ryhmän luovuus ja kehitysehdot (Creativity of the group and its development). Lahti, Finland: Helsingin yliopiston Lahden tutkimus-ja koulutuskeskus.

Lindqvist, Martti. (1992). Unelma rohkeasta elämästä (A dream about a brave life). helsinki, Finland: Otava.

Vuorinen, Ilpo. (1993). Tuhat tapaa opettaa (Thousand ways to teach). Naantali, Finland: Resurssi.

法國

Ancelin Schutzenberger Anne (1997).-*Le jeu de role: Introduction au psychodrame.* (7th ed.). Paris: ,ESF (Editions Sociales Francaises). (1st ed, 1981?)

Ancelin Schutzenberger Anne (1998).*The ancestor syndrome: Transgenerational psychotherapy and the hidden links in the family tree* (1998).-London and New York, Routledge. (Translated by Anne Trager from the French, *Aie, mes Aieux!* (Oh, my ancestors!): *Liens transgenerationnels, secrets de famille, syndrome d'anniversaire, transmission des traumatismes et pratique du genosociogramme,* Paris: DDB, 1993; enlarged edit.1998).

Lemoine, G., & Lemoine, P. (1972). *Le psychodrame.* Paris: Laffont.

德國（與奧地利）

Aichinger, Alfons & Holl, Walter. (1997). *Psychodrama-Gruppentherapie mit Kindern.* Mainz: Gruenewald

Barz, Ellionora. (1997). *Selbstbegegnung in Spiel (Einfurung in das Psychodrama).* Zurich-Moscow.

Bosselmann, Rainer; Gellert, Manfred; & Lüffe-Leonhardt Eva. (Eds.) (1993). *Variationen des Psychodramas Ein Praxisbuch—Nicht nur fuer Psychodramatiker.* Meezen: Limmer.

Brenner, Inge, et al. (1996). *Das pädagogische Rollenspiel in der betrieblichen Praxis.* Hamburg: Windmuehle.

Buer, Ferdinand (Ed.) (1989). *Morenos therapeutische Philosophie: Die Grundideen von Psychodrama und Soziometrie.* Opladen: Leske & Budrich (anthology).

Erlacher-Farkas, Barbara & Jorda, Christian (Eds.) (1996). *Monodrama: Heilende Begegnung Vom Psychodrama zur Einzeltherapie* Wien: Springer.

Leutz, Gretel A. (1974, 1986). *Psychodrama: Theorie und Praxis.* Berlin: Springer-Verlag.

Leutz, Gretel A. (1986). *Das klassische Psychodrama nach J. L. Moreno.* Berlin: Springer.

272

Leutz, Gretel A. & Petzold, Hilarion (Eds.). (1970). *Zetischrift fur praktische psychologie, 5*(8). (Special issue on psychodrama; in German).

Leutz, Gretel A. & Oberborbeck, K. (Eds.). (1980). *Psychodrama. Gruppenpsychotherapie und Gruppendynamik, 19*(3–4). (Entire issue.) German.

Petzold, Hilarion. (1978). *Angewandtes Psychodrama in Therapie, Pädagogik und Theater*. Paderborn: Junfermann.

Petzold, Hilarion, & Mathias, U. (1982). *Rollenentwicklung und Identitat*. (Role Development and Identity—German) Paderborn: Junfermann.

Petzold, Hilarion (Ed.). (1985). *Dramatische therapie*. (German) Stuttgart: Hippokrates Verlag.

Springer, Roland. (1995). *Grundlagen einer Psychodramapädagogik*. Köln: inScenario.

Zeintlinger-Hochreiter, Karoline. (1996). *Kompendium der Psychodrama-Therapie Analyse, Präzisierung und Reformulierung der Aussagen zur psychodramatischen Therapie nach J.L. Moreno*. Köln: inScenario.

Journal: *Psychodrama: Zeitschrift für Theorie und Praxis von Psychodrama, Soziometrie und Rollenspiel*. (This about 160 page journal comes out twice a year and subscriptions are about 25 Euros/ year.). From: c/o Ulf Klein, inScenario Verlag GmbH, Sandstrasse 41 [Rgb.], D-80335 Muenchen, Germany. (This is also a general book service for books in German and other European languages!)

匈牙利

Erdelyi, Ildiko. (1987). A pszichodrama önismereti és terapias alkalmazasa. Budapest: Akademiai Kiado.

273
以色列（希伯來語）

Artzi, Einya. (1991) *Psichodrama: Ma? Da!* (Psychodrama: What? You should know!). Tel-Aviv: Dvir Publ.

Naharin, Eliav. (1985). *Bama bimkom sapa: Psichodrama* (A Stage Instead of a Couch: Psychodrama). Tel-Aviv: Cherikover Press.

義大利

Boria, Giovanni. (1983). *Tele: Manuale di psicodramma classico*. Milano: Franco Angeli.

Boria, Giovanni. (1997). *Lo psicodramma classico*. Milano: FrancoAngeli Editore.

DeLeonardis, Paola. (1994). *Lo scarto del cavallo: Lo psicodramma come intervento sui piccoli gruppi*. Milano: FrancoAngeli Editore.

Psicodramma classico. (Quarterly journal) dell Associazione Italiana Psicodrammatisti Moreniani. Vol. 1, No. 1, March, 1999. Address: via Cola Montano n. 18, 20159 Milano, Italy.

Il sorriso del Camaleonte—International Review of Jungian Psychodrama, Wilma Scategni & Wanda Druettta (Eds). c/o Wilma Scategni: Via B. Drovetti 14, 10138 Torino, Italy.

韓國

Hun Jin Choi. (1998). *Psychodrama in the psychiatric ward.* Taejon: Korean Institute for Psychodrama.

Hun Jin Choi. (1999). *Psychodrama.* Taejon: Korean Institute for Psychodrama.

Yoon Mi Choi. (1996). *Psychodrama.* Seoul: Joong Ang Jeok Sung.

葡萄牙

Amaral Dias (1993) *Palcos do imaginário* (Stages of imagination). Coimbra, Portugal: Psicologia Clínica.

Pio-Abreu, J. L. (1992). *O modelo do psicodrama Moreniano* (The model of the Morenian psychodrama). Coimbra: Psiquiatria Clínica.

Psicodrama: Revista da Sociedade Portuguesa de Psicodrama, begun in 1994: Director: António Roma Torres, Rua dos Bragas, 54—1ºDtº, 4050 Porto, Portugal.

Rojas-Bermudez, J. G. (1970). *Introducio ao psicodrama* (Introduction to psychodrama). Sao Paulo: Editora Mestre Jou.

Soeiro, Alfredo C. (1995). *Psicodrama e psicoterapia.* Sao Paulo: Editora Natura.

Soeiro, A. C. (1999) *Realidade emocional: Ajudando o homem a conquistar a realidade desejada* (Emotional reality—helping the man to achieve the desired reality), São Paulo: SENAC.

Vieira, Fernando. (1999). *(Des)dramatizar na doença mental: Psicodrama e psicopatologia* (Dedramatizing on mental illness—psychodrama and psychopathology), Lisboa: Sílabo.   274

西班牙

Bustos, Dalmiro. (1974). *Psicoterapia psicodramatica.* Buenos Aires: Paidos.

Espina Barrio, J. A. (1995). *Psicodrama: Origen y desarrollo.* Salamanca: Amarú.

Garrido Martin, E. (1978). *Jacob Levi Moreno, Psic. del Encuentro Madrid.* Atenas Edit.

Herranz, Teodor. (1999). *Psicoterapia psicodramática individual.* Bilbao, Colombia: Desclée de Brouwer.

Herranz, Teodor. (In Press). *Manual de psicodrama: Teoría, técnica y clínica.* Madrid: Olalla.

Lopez, E. y Población, P. (1997). *La escultura y otras técnicas psicodramáticas aplicadas en psicoterapia.* Barcelona: Paidós.

Menegazzo, C.M (1981). *Magia, mito y psicodrama.* Buenos Aires: Paidós.

Pavlovsy, Eduardo et al. (1979). *Psicodrama, cuando y por que dramatizar.* Madrid: Fundamentos.

Población, Pablo. (1997). *Teoría y práctica del juego en psicoterapia*. Madrid: Fundamentos.

Ramirez, J. A. (1997). *Psicodrama. Teoría y práctica*. Bilbao: Desclée de Brouwer.

Zuretti, Monica. (1995). *El hombre y los grupos: Sociopsicodrama*. Buenos Aires: Lumen.

Psicodrama y Psicoterapia Grupal. (Journal of the SAP–Argentine Society for Psychodrama)

北歐

Berglind, Hans (Ed.). (1998). *Skapande Ögonblick: Psykodrama och sociodrama*. (Creative moments). Stockholm: Cura.

Roine, Eva. (1992). *Psykodrama—om å spille hovedrollen i sitt eget liv*. Oslo: Atremis forlag. (See English translation, published in 1997, in General Bibliography.)

土耳其

Altinay, Deniz., (1998). *Psikodrama 300 Isinma Oyunu, Temel Teknikler, Yardimci Teknikler ve Temel Stratejiler*.(Psychodrama 300 Warm-up Games, Basic Techniques, Helping Techniques and Basic Strategies). Istanbul, Turkiye. Sistem Yayincilik (Publisher).

Altinay, Deniz., (1999). *Psikodrama El Kitabi*.(Hand book of Psychodrama), (add:David Kipper's "Changing Character of Psychodrama" as a chapter). Istanbul, Turkiye: Sistem Yayincilik. (in Press.)

Dökmen, Üstün. (1996) *Sosyometri ve Psikodrama*.(Sociometry and Psychodrama). Istanbul, Turkiye: Sistem Yayincilik.

索引

C

F

G

P

W

Warming-up, 暖身 5, 6, 86-87, 122, 146-147, 206-207, 228

Warm-ups, 各種暖身活動 87, 208, 229-231, 237, 254

    choosing partners, 選擇夥伴式 208

    dyads, interviewing, 兩兩一組會談式 208

    photograph, 用照片做暖身 171

    protagonist choice, 選主角時 209

Weiner, Hannah, 心理劇的先驅為第一階段（1940 年代到 1950 年代） 28, 270

Whitehead, Alfred North, 哲學家 66, 81, 129

Who Shall Survive? 《誰該生存？》 xv, xx, 19-20, 196, 266

Williams, Antony, 179, 270

Winnicott, Donald W., 兒童精神分析師 90, 183

Words of the Father, 《父親的談話》 17-18, 67, 188, 266

Working-through, 疏通與修復 114

Y

Yablonsky, Lewis, 為第一階段（1940 年代到 1950 年代）心理劇的先驅 28, 82, 242, 270

Yalom, Irvin, 團體心理治療學者 111, 116, 140, 144, 231, 251

Z

Zen and the Art of Motorcycle Maintenance, "quality," as spontaneity, 《禪與摩托車維修藝術》，「特性」如同自發性 87

國家圖書館出版品預行編目（CIP）資料

心理劇導論：歷史、理論與實務／Adam Blatner 著.
　張貴傑等譯. --初版. -- 臺北市：心理，2004（民 93）
　　面；　公分. --（心理治療系列；22052）
　含索引
　譯自：Foundations of psychodrama: history,
　　　　theory, and practice
　ISBN 978-957-702-742-9（平裝）

1. 藝術療法

418.986　　　　　　　　　　　　　93020786

心理治療系列 22058

心理劇導論：歷史、理論與實務

作　　者：Adam Blatner
總 校 閱：張貴傑
譯　　者：張貴傑、孫丕琳、李文心、陳靜美、陳俊光
　　　　　林慈玥、曾立芳、梁淑娟、吳月霞、林瑞華
總 編 輯：林敬堯
發 行 人：洪有義
出 版 者：心理出版社股份有限公司
地　　址：231026 新北市新店區光明街 288 號 7 樓
電　　話：(02) 29150566
傳　　真：(02) 29152928
郵撥帳號：19293172　心理出版社股份有限公司
網　　址：https://www.psy.com.tw
電子信箱：psychoco@ms15.hinet.net
排 版 者：辰皓國際出版製作有限公司
印 刷 者：祥勝印刷有限公司
初版一刷：2004 年 12 月
初版十三刷：2024 年 3 月
I S B N：978-957-702-742-9
定　　價：新台幣 450 元